下消化道

内镜诊断图谱

编著 （日）松本 主之
主译 谢 威 祝建红
主审 龚 伟 黄思霖
黄智铭

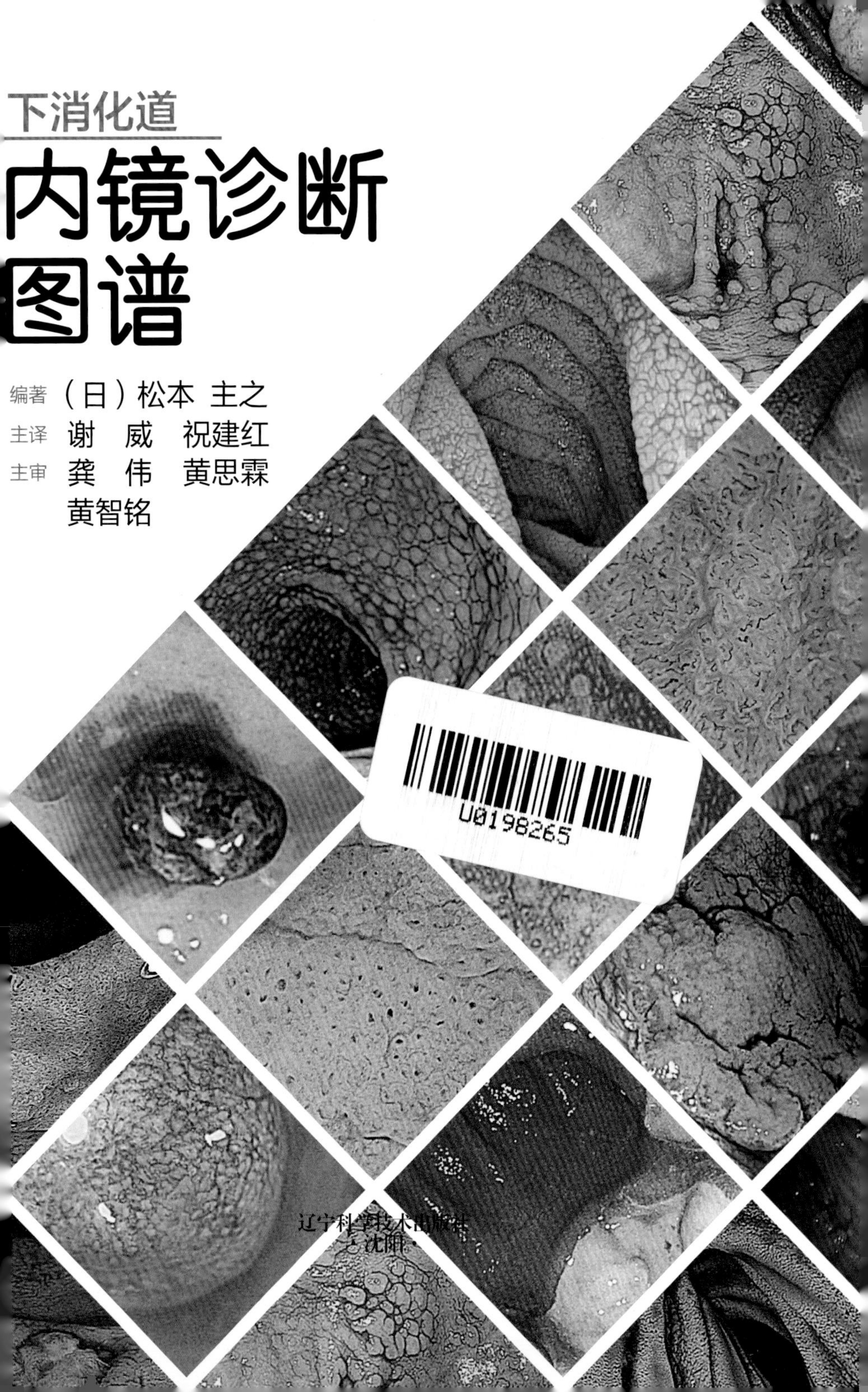

辽宁科学技术出版社
·沈阳·

执笔者一览（按五十音顺序）

赤坂 理三郎	岩手医科大学内科学讲座消化内科消化道领域	小泽 俊文	综合犬山中央医院消化内科
饭岛 英树	大阪大学大学院教授·消化内科学	小野 尚子	北海道大学大学院讲师·消化内科
五十岚 正广	癌研有明医院下消化道内科顾问	角田 洋一	东北大学医院消化内科
池上 幸治	松山红十字医院胃肠中心副部长	胜木 伸一	小樽掖济会医院副院长
石桥 英树	福冈大学讲师·消化内科	川崎 启祐	岩手医科大学特聘讲师·内科学讲座消化内科消化道领域
石原 俊治	岛根大学教授·内科学讲座第二	金城 福则	浦添综合医院消化病中心顾问
石村 典久	岛根大学讲师·内科学讲座第二	草野 昌男	草野家庭内科诊所院长
矶本 一	鸟取大学教授·消化肾脏内科	草场 喜雄	久留米大学内科学讲座消化内科部门
稻场 勇平	市立旭川医院消化内科诊疗部长	藏原 晃一	松山红十字医院胃肠中心所长
井原 勇太郎	九州大学大学院病态机能内科	小泉 浩一	癌·感染病中心都立驹込医院消化内科部长
入口 阳介	东京都癌检诊中心副所长	小林 广幸	福冈山王医院副院长/消化中心负责人
梅野 淳嗣	九州大学大学院病态机能内科	齐藤 裕辅	市立旭川医院院长
浦冈 俊夫	群马大学大学院教授·消化·肝脏内科	樱庭 裕丈	弘前大学大学院医学研究科副教授·消化血液内科学讲座
卜部 祐司	广岛大学医院未来医疗中心诊疗讲师	佐藤 邦彦	岩手医科大学特聘讲师·内科学讲座消化内科消化道领域
漆久保 顺	岩手医科大学特聘讲师·内科学讲座消化内科消化道领域	佐野村 诚	北摄综合医院消化内科主任部长
江崎 干宏	佐贺大学教授·内科学讲座消化内科	盐谷 昭子	川崎医科大学教授·消化内科
远藤 克哉	东北医科药科大学消化内科	杉山 隆治	市立旭川医院消化内科医长
大泉 弘子	开成医院内科	清水 诚治	大阪铁道医院消化内科·统括副院长
大内 彬弘	久留米大学内科学讲座消化内科部门	高雄 晓成	癌·感染病中心都立驹込医院消化内科
大川 清孝	大阪市立十三市民医院顾问/淀川基督教医院·消化内科顾问	田中 信治	广岛大学大学院教授·内镜医学
大谷 一郎	吴市医师会医院内科主任医长	田中 贵英	九州大学大学院病态机能内科
冈 志郎	广岛大学附属医院消化·代谢内科诊疗副教授	田中 宽人	群马大学大学院消化·肝脏内科
冈田 裕之	冈山大学大学院教授·消化·肝脏内科	田边 聪	北里大学新世纪医疗开发中心
冈本 由贵	广岛大学医院内镜诊疗科	垂石 正树	市立旭川医院消化内科诊疗部长

垂水 研一　竹马外科・胃肠科・肛门科医院副院长

千野 晶子　癌研有明医院・下消化道内科副部长

壶井 章克　广岛大学医院・消化・代谢内科

鹤田 修　圣玛利亚医院消化内科

鸟谷 洋右　岩手医科大学特聘讲师・内科学讲座消化内科消化道领域

鸟巢 刚弘　九州大学大学院讲师・病态机能内科

长坂 光夫　藤田医科大学讲师・消化道内科 I

长田 修一郎　长田医院・副院长・消化内科部长

永田 务　久留米大学内科学讲座消化内科部门

中根 智幸　久留米大学内科学讲座消化内科部门

中村 昌太郎　岩手医科大学副教授・内科学讲座消化内科消化道领域

中村 正直　名古屋大学医学部附属医院・消化内科讲师

长谷川 隆　博爱医院消化内科/鸟取大学消化・肾内科

原田 馨太　冈山大学医院消化内科

久部 高司　福冈大学筑紫医院副教授・消化内科

久松 理一　杏林大学教授・消化内科

平井 郁仁　福冈大学教授・消化内科

福田 真作　弘前大学长/弘前大学大学院医学研究科教授・消化血液内科学讲座

福永 秀平　久留米大学内科学讲座消化内科部门

藤冈 审　九州大学医院光学医疗诊疗部

渕上 忠史　门司掖济会医院胃肠内科部长

本庶 元　近畿大学消化内科

松井 佐织　淀川基督教医院消化内科副部长

松田 可奈　北见红十字医院消化内科副部长

松田 圭二　帝京大学副教授・外科

松田 大助　荒川外科肛门诊所副院长

松田 知己　仙台厚生医院消化内科科长

松野 雄一　九州大学大学院病态机能内科学

松本 主之　岩手医科大学教授・内科学讲座消化内科消化道领域

松本 启志　川崎医科大学副教授・消化内科

三上 荣　三上医院院长

水野 浩志　渡边医院消化内科部长

森山 智彦　九州大学医院国际医疗部副教授

梁井 俊一　岩手医科大学讲师・内科学讲座消化内科消化道领域

矢野 智则　自治医科大学副教授・内科学讲座消化内科学

山下 贤　广岛大学医院内镜诊疗科

译者名单

主译

谢　威　温州医科大学附属第一医院消化内科
祝建红　苏州大学附属第二医院消化内科

主审

龚　伟　南方医科大学附属深圳医院消化内科
黄思霖　深圳大学附属华南医院消化内科
黄智铭　温州医科大学附属第一医院消化内科

参译人员（排名不分先后）

牧其尔　日本札幌东德洲会病院消化内科
石　莎　山东省聊城市人民医院消化内科
徐勤伟　上海同济大学附属东方医院内镜中心
戴　洋　张家港第三人民医院内镜中心
占　强　无锡人民医院消化科
孙　琦　南京大学医学院附属鼓楼医院病理科
张德庆　苏州大学附属第一医院消化内科
胡　晓　四川省人民医院消化科
陈振煜　南方医科大学附属南方医院消化科
包崇举　南方医科大学深圳医院消化科
陈海华　山西医科大学第一医院消化内科
钱鸣杰　苏州大学附属第二医院消化科
刘国伟　常州壹心门诊部
艾新波　暨南大学附属珠海医院消化内科
张　黎　上海同济大学附属东方医院病理科
陆宏娜　宁波李惠利医院消化科
张学松　宁波李惠利医院消化科
刘　强　苏州大学附属第一医院消化科
伏亦伟　泰州人民医院内镜中心
肖　讯　四川省人民医院消化科
唐　文　苏州大学附属第二医院消化科
杨开颜　温州医科大学附属第一医院病理科
薛海波　温州医科大学附属第一医院消化内科
吴文治　温州医科大学附属第一医院消化内科
黄庆科　温州医科大学附属第一医院消化内科
陈向荣　温州医科大学附属第一医院消化内科
陈　超　温州医科大学附属第一医院消化内科
胡孙宽　温州医科大学附属第一医院消化内科

译者序

小时候特别钟情于一款名为《精灵宝可梦》的游戏。游戏中最引人入胜的要素便是捕获各种各样的“宝可梦”，而游戏中的“宝可梦图鉴（一种精灵图谱）”则以图片 + 文字描述的方式记录着每一只“宝可梦”的详细特点，翻阅图鉴，就可以对每一只陌生的“宝可梦”了如指掌。

多年后当我接触到内镜时，突然发现消化道内形形色色的病变如同“宝可梦”一般，而身旁若常备的内镜图谱就如同“宝可梦图鉴”一样，里面详细记录着不同疾病各自的背景、内镜特点及诊断技巧。查看图谱，许多初次见面的病灶犹如“老朋友”般亲切，内镜诊断工作也变得事半功倍且妙趣横生。

近十年来，随着内镜设备快速更迭以及消化道疾病研究的逐步深入，消化内镜诊断方面的知识更新异常迅猛，各种新理念及术语层出不穷。不少消化道内镜图谱因知识点相对陈旧而被淹没在时代的浪潮中；另外，相比市面上琳琅满目的早癌相关书籍，系统的消化道图谱则相对稀少。作为最新的消化道内镜诊断荟萃，《内镜诊断图谱》系列在日本一经问世便广受好评，时隔半年便引入国内。因机缘巧合，辽宁科学技术出版社编辑询问我有无翻译本系列丛书的意向。我认真研读书中内容后，发现相比以往经典的内镜图谱丛书，本系列在知识点上做了大量更新，更加侧重诊断技巧与鉴别诊断；同时书中附有大量崭新且高清的白光内镜、染色内镜、放大内镜图片及影像或病理图片，从多个维度呈现一个立体的疾病；书籍在编排上逻辑更加严谨，书本小巧且易于携带，实战性极强。于是我便毫不犹豫地一口应允下来。

当然知识大量更新也给翻译工作带来了不少痛苦。由于书籍涉及的知识面极广，部分概念为日本学者首创，在国内目前现有的书籍资料中都难以寻觅，对于一些陌生术语的翻译，有时甚至需要查阅大量日语文献来厘清其含义。此外，如何组织语言以贴合国内读者的阅读习惯并且能准确传达原文之意也极其“烧脑”，所幸在各位老师的帮助下翻译工作得以顺利完成。但因水平有限，难免会有部分内容存在理解及翻译上的偏差，还望各位同道老师不吝指正。

最后，我要感谢祝建红、杨开颜、牧其尔等老师在翻译工作中给予我的悉心指导和启发，也要感谢出版社的郭敬斌老师在出版工作上给予的大力支持。

内镜诊断工作是一场充满魅力且热血沸腾的大冒险，相信在这套丛书的辅助下，各位同道将来一定能成为消化内镜界的“宝可梦大师”！

谢威

2021 年冬 于林寒涧肃的温州

原书序

在消化道领域的临床研究和诊疗中，内镜已成为必不可少的设备。尤其在内镜诊断领域，除白光观察之外，染色内镜、电子染色内镜、放大内镜、超放大内镜等图像增强内镜检查也被广泛应用于日常诊疗中。基于这样的现状，为了让年轻医生们领悟消化道内镜诊断的精华，我们开展了《内镜诊断图谱》的编写工作。在此系列中，本书主要汇编了下消化道相关内容。

虽然小肠和大肠同属下消化道，但两者的诊断体系大相径庭。首先从疾病谱角度来讲，发生于小肠的恶性肿瘤较少，通常遇到的都是炎症性疾病；而对于大肠疾病，内镜的主要目的是为了对包含大肠癌在内的肿瘤性疾病进行诊断和治疗。另外，从内镜设备来讲，与小肠疾病需要分析胶囊内镜这种“随机拍摄到的图像”相比，大肠疾病的诊断则更强调详细分析各种图像增强内镜检查的结果。考虑到下消化道疾病的多样性，我们委托各位执笔的老师对小肠、大肠疾病的内镜所见进行通俗易懂的解说。

本书将小肠、大肠疾病中的内镜静止图像与对应的病理组织表现进行汇总对比。相信对参与内镜诊疗的诸位同道一定大有裨益。特别是对于处于轮转的医生、专科培训阶段的医生以及专科医生来说，本书提供的重要信息能使他们建立起“刚拍过的内镜图像”与对应的病理学机制之间的联系。如果各位同道能将本书随身携带，在日常诊疗中参考本书并践行“消化内镜学”，我将不胜荣幸。

近年来，人工智能（AI）诊断在内镜医学领域的研究中引起了广泛热烈的讨论。基于计算机的深度学习进而构筑内镜诊断的算法，建立灵敏度、特异度较高的内镜诊断学，其中部分技术已应用于消化道内镜领域。但即使将来 AI 诊断普及，其诊断的正确与否仍需要具备高水准诊断能力的内镜医生进行最终裁定。因此从这一点来讲，本书也能为各位从事内镜工作的读者提供帮助。

最后，谨向为本书提供精美图像及倾情撰写的诸位老师，以及一直协助本书编写工作的医学书院的能藤久臣先生、片山智博先生表示由衷的感谢！

松本 主之

2020 年 7 月

目录

小肠 1

小肠

小肠憩室

- 小肠憩室多为假性憩室，由黏膜及黏膜下层从血管通过的肌层缺损部外凸而产生。十二指肠憩室的发病率为 2%～5%，空肠憩室的发病率为 1%～2%。
- 肠内容物淤滞于憩室内，引起小肠内细菌异常增殖（small intestinal bowel bacterial overgrowth；SIBO），导致吸收障碍、溃疡、糜烂，从而成为低蛋白血症、贫血、消化道出血、肠气囊肿病的原因（**a～d**）。
- 当发生憩室炎时，除可能产生脓肿或瘘管之外，也可能与周围组织粘连进而导致肠梗阻或肠扭转（**e，f**）。
- 造成 SIBO 恶化的主要原因有胃全切术、幽门螺杆菌（*Helicobacter pylori; H.p*）的感染、药物等所致的胃酸屏障消失、消化道动力障碍等。
- 治疗方法有根除幽门螺杆菌治疗、停用胃酸抑制剂恢复胃酸屏障、应用消化道动力药、应用益生菌制剂等。对于难治性病例也可选择外科治疗。

内镜所见及诊断技巧

- 十二指肠憩室好发于十二指肠乳头附近，空肠憩室好发于近端空肠。
- 肠腔处于空虚状态下进行的 CT 检查有时只能看到憩室内贮留的食物残渣和气体等表现，而服用阴性造影剂充盈肠腔的 CT 造影对诊断更有帮助。
- 胶囊内镜无法通过注气等充盈肠腔，故很难检出憩室。但它可发现 SIBO 伴随的溃疡、糜烂和出血。
- 胶囊内镜也有嵌顿、滞留于憩室的风险。
- 即使是气囊小肠镜，在肠腔空虚时也难以发现憩室，而通过注气或注水充盈肠腔可使憩室易于被发现。
- 利用气囊小肠镜造影时，在吸除多余气体后再注入造影剂可获得高质量的图像。
- 对憩室内持续出血进行内镜下止血治疗，可采用注入透明胶体以保证良好视野的内镜下凝胶浸渍技术（gel immersion endoscopy）。

（矢野 智则）

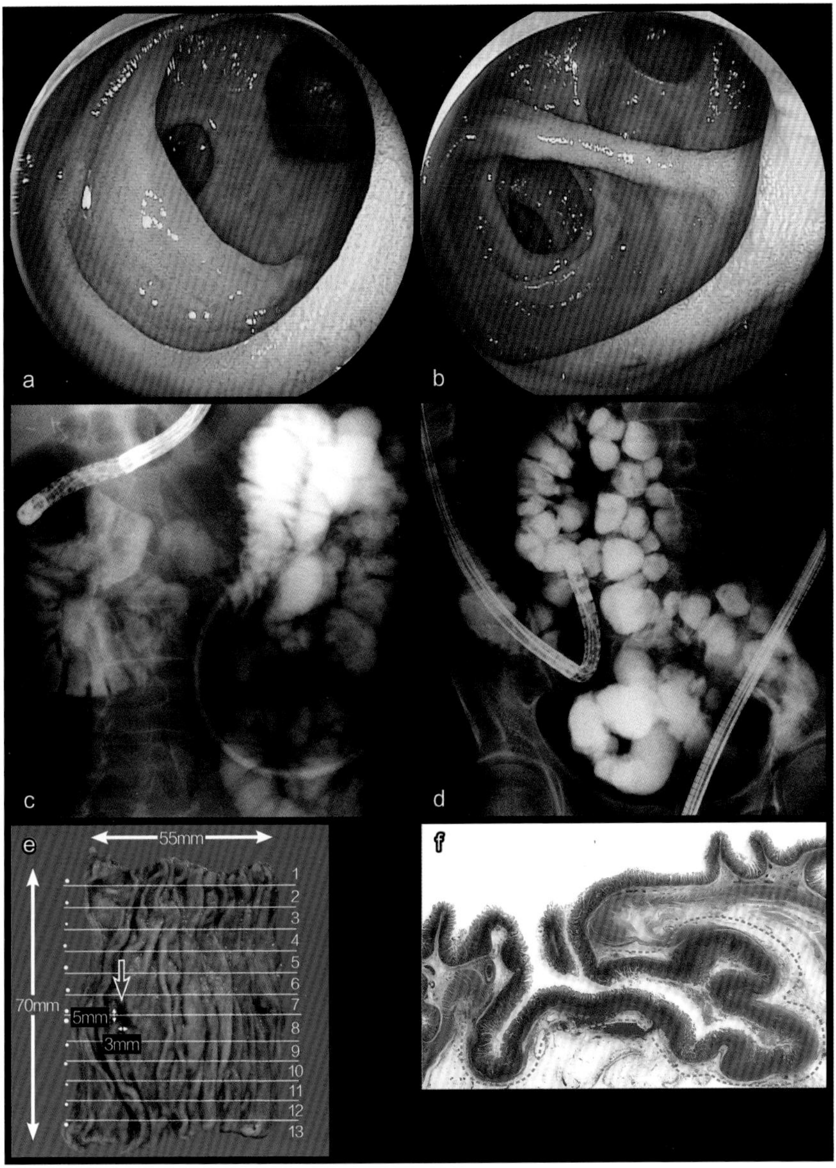

【70 余岁男性。低蛋白血症。根除 *H.p* 后症状改善】

a： 小肠镜所见。十二指肠到近端空肠可见多发憩室。

b： 憩室多发区域可见绒毛萎缩、糜烂。

c： 小肠 X 线造影所见。经十二指肠降部的小肠造影。

d： 经回肠末端的小肠造影。

【50 余岁男性。无开腹手术史，反复性肠梗阻。腹腔镜辅助下施行小肠部分切除术】

e： 引起肠梗阻部位的手术标本。↓处可见憩室开口。

f： 病理组织学可见几乎没有肌层结构的假性憩室（-----）。

Meckel 憩室

小肠 ▶ 6 页

- Meckel 憩室是胚胎期卵黄管的肠管侧在出生后因退化不全而产生的真性憩室。
- 通常发生于回盲瓣口侧 30 ~ 100cm 的回肠系膜附着缘对侧。
- Meckel 憩室是最常见的消化道先天性异常，发病者约占人口的 2%，多数无症状，但有 2% ~ 4% 可出现腹痛、消化道出血、肠梗阻等表现。好发于 50 岁以下人群，男性多发，男女比为 2：1。
- 约半数 Meckel 憩室伴有异位胃黏膜、异位胰腺，或两者兼有。
- ^{99m}Tc 显像是一种针对异位胃黏膜的显像手段，在没有异位胃黏膜或异位胃黏膜成分较少时，该检查难以发现 Meckel 憩室。
- Meckel 憩室内或边缘也可发生恶性肿瘤。
- 伴有症状时可进行手术切除，但偶然发现的无症状病例无须手术。

内镜所见及诊断技巧

- 由于胶囊内镜无法注气，故难以检出 Meckel 憩室，容易出现假阴性。
- 胶囊内镜有时只能发现憩室开口部的溃疡和血性肠液。
- 气囊小肠镜进镜过程中，若遇到找不到管腔而无法继续进镜的情况，则可能误入憩室。此时只需稍微退镜，就能辨认出憩室入口和正常的肠腔。
- 有些憩室长度可能超过 10cm，有些中间还存在膜样狭窄。
- 气囊小肠镜进镜时由于肠腔空虚，很难发现憩室；而退镜时边注气边观察，因此容易发现。
- 肠系膜对侧缘，一般就是在 Peyer 斑同侧，或是在内镜进镜构筑成同心圆状结构的曲线外侧。
- 因 Meckel 憩室周边发生的粘连等原因，导致气囊小肠镜难以操作的情况并不少见。对于插入困难或退镜过程中镜身突然滑脱的部位，需要仔细加以观察。
- 由于不伴有溃疡的 Meckel 憩室难以确定为出血灶，故需要寻找是否有其他病变。

（矢野 智则）

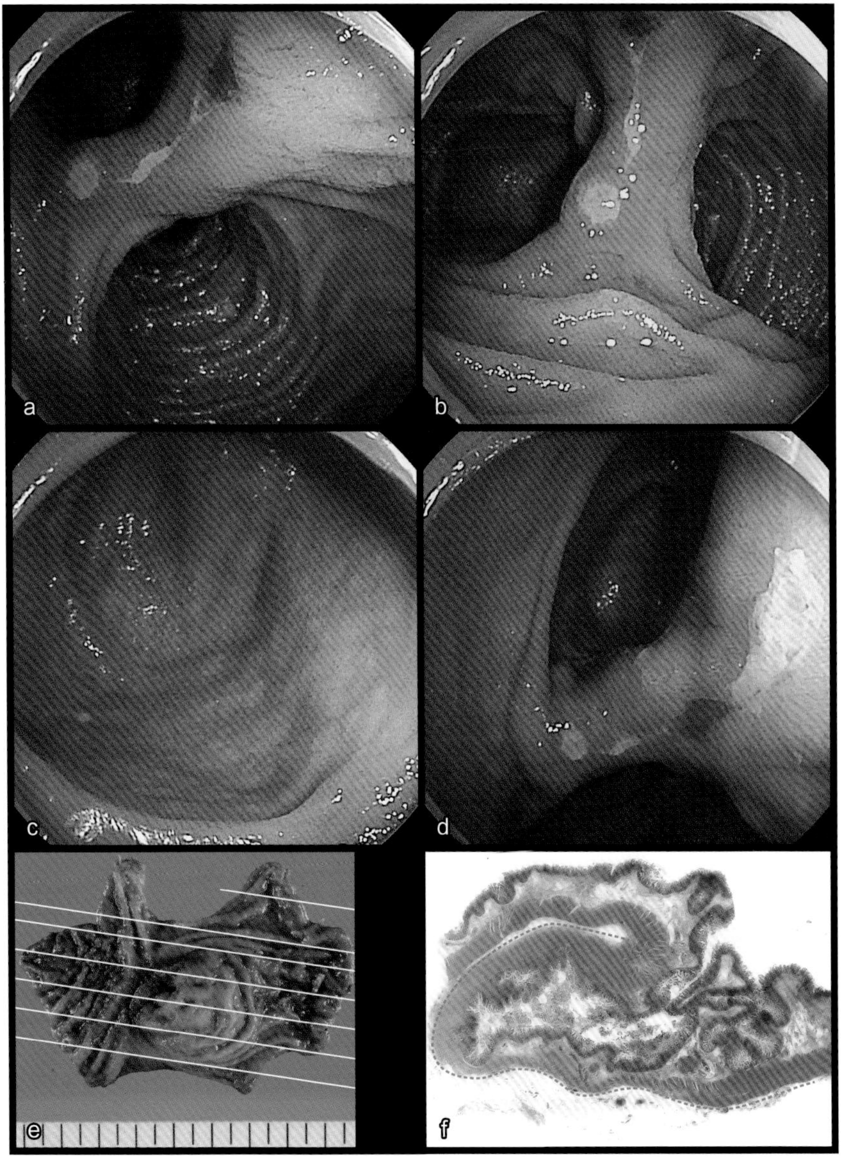

【30 余岁男性。Meckel 憩室。因反复小肠出血，行经肛双气囊小肠镜检查】

a： 距回盲瓣口侧 100cm 处可见一憩室。

b： 憩室入口处可见溃疡。

c： 憩室内未见 Kerckring 皱襞。

d： 溃疡底一部分可见血凝块附着。

e： 腹腔镜下回肠部分切除术的手术标本。

f： 病理下可见具有正常肌层结构的真性憩室（-----），未见异位组织。

Meckel 憩室内翻症，肠重复畸形

小肠 ▶ 4 页
大肠 ▶ 64 页

- Meckel 憩室内翻症（inverted Meckel's diverticulum）是指 Meckel 憩室内翻进入正常肠管的疾病，相对较少见。症状多为腹痛以及出血引起的贫血。内翻造成浆膜侧的血运障碍以及肠道的蠕动刺激可导致溃疡形成。有些憩室内翻可自然恢复，但也有合并肠套叠、肠梗阻的情况。
- 肠重复畸形可发生于从舌根到肛门的整个消化道，是相对罕见的先天性疾病。它被平滑肌层包绕，内面覆盖消化道黏膜，与正常肠道相连并共用肌层。形态上可分为球状型和管状型。此外，根据是否与消化道相通，可细分为连通型和非连通型。非连通型会导致肠梗阻和肠套叠，连通型则会因肠液和异位胃黏膜分泌的胃液形成溃疡，成为消化道出血和腹痛的原因。

内镜所见及诊断技巧

- Meckel 憩室通常见于回盲瓣口侧 100cm 以内的肠系膜附着缘对侧。Meckel 憩室内翻症的内镜表现为基底窄而中央宽大的棍棒状结构，被覆正常黏膜，活动性良好。前端可见黏膜脱落（**a**），起始部可见环状褶皱（**b**）。由于胶囊内镜下较难发现，故临床上怀疑 Meckel 憩室可能时，应积极行双气囊小肠镜检查。
- 肠重复畸形可见于全消化道，但多见于回肠末端，呈现肠管内延伸的细长黏膜下肿瘤（SMT）样外观（**d, e**），有时需与 Meckel 憩室内翻症相鉴别。Meckel 憩室多存在于肠系膜附着缘对侧，肠重复畸形多存在于肠系膜附着侧。

参考文献

Yamada T (ed). Textbook of Gastroenterology. Wiley-Blackwell, Oxford, pp1093-1096, 2009.

（大谷 一郎，冈 志郎）

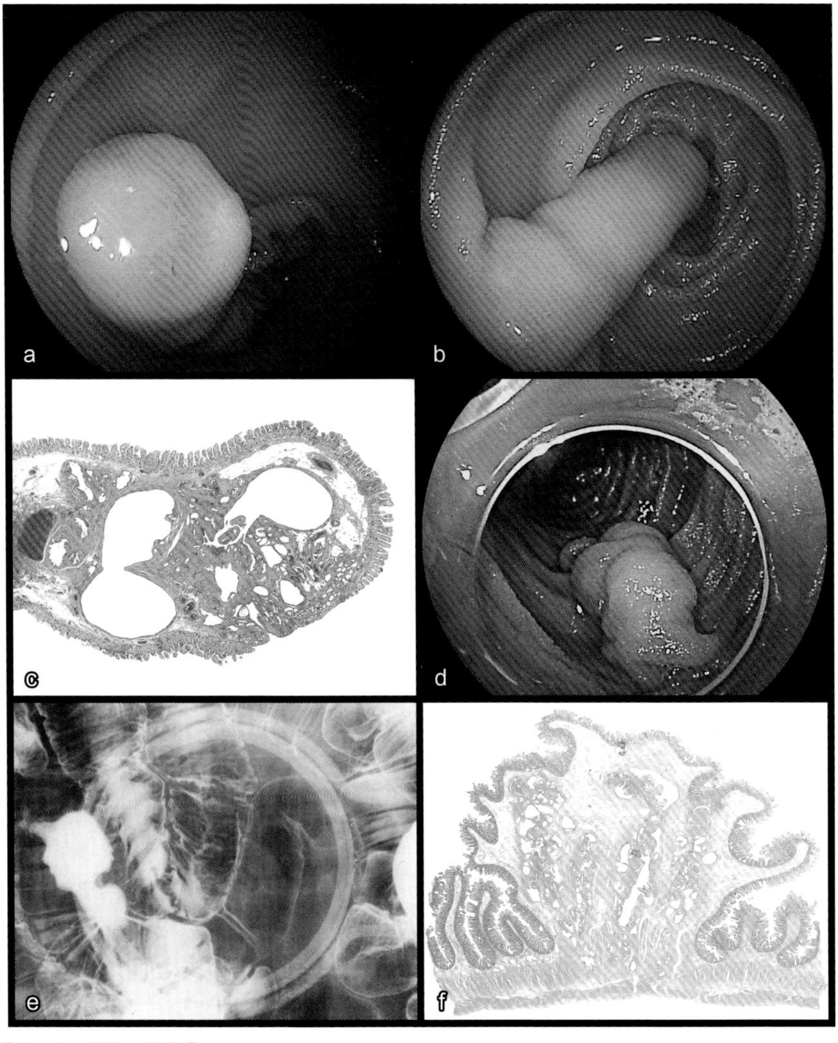

【Meckel 憩室内翻症】

a：双气囊小肠镜所见。前端可见黏膜脱落。

b：双气囊小肠镜所见。被覆正常黏膜的棍棒状黏膜下隆起，起始部可见环状皱襞。

c：病理组织所见。小肠黏膜的一部分可见胃小凹上皮。

【肠重复畸形】

d：双气囊小肠镜所见。肠系膜附着侧可见管状黏膜下隆起。

e：X 线造影所见。深部小肠可见长径约 20mm 的毛虫状隆起型病变。压迫后可见变形，一部分呈黏膜下肿瘤样隆起。

f：病理组织所见。与正常肠管共享肌层，黏膜下可见内面衬有消化道黏膜的管状结构。

Whipple 病

十二 ▶ ㊤ 191 页

- Whipple 病是由革兰阳性杆菌惠普尔养障体（*T.whipplei*）的机会性感染所致的全身性感染性疾病。
- 病原体经口感染导致包括十二指肠在内的小肠黏膜发生显著的吸收障碍，临床上主要表现为腹泻和体重减轻。
- 可出现关节炎、腹腔内淋巴结肿大、中枢神经系统障碍（脑膜炎等）、眼部症状（眼肌麻痹，葡萄膜炎等）、肝脾肿大、胸膜炎等多种临床症状。
- 十二指肠到小肠呈现特征性黏膜病变，可经内镜下活检做出诊断。虽然临床上常通过内镜易观察到的十二指肠病变得出诊断，不过小肠内见到与十二指肠同样的表现也是诊断要点。
- 虽然本病极其罕见，日本国内仅报道 13 例（截至 2018 年），但延误诊断可能会造成致命性后果，故属于消化道内镜诊断中非常重要的一种疾病。

内镜所见及诊断技巧

- Whipple 病发生于小肠（含十二指肠），尤其好发于十二指肠降部~空肠。
- 内镜下特征性表现为黏膜水肿伴弥漫性白色绒毛（**a ~ d**）。
- 内镜下小肠呈现出弥漫白色绒毛的疾病还有淋巴管扩张症、粪类圆线虫病、AA 型淀粉样变性等。仅凭内镜所见难以鉴别，还必须依靠病理诊断鉴别。
- 小肠（包括十二指肠）病变的病理组织学特点：黏膜固有层见大量泡沫状巨噬细胞聚集，并伴有脂肪滴（**e**）。这种泡沫状巨噬细胞的 PAS（periodic acid-schiff）染色阳性（**f**）。
- 表现为 PAS 染色阳性巨噬细胞聚集的疾病还有非结核分枝杆菌病和组织胞浆菌病（histoplasmosis）等。但本病 Ziehl-Neelsen 染色阴性、Grocott 染色阳性，并且可见脂肪滴，可与上述疾病鉴别。
- 本病确诊有赖于活检组织的 PCR 及电镜证明 *T.whipplei* 的存在。
- 有慢性腹泻和体重减少等表现的病例中，若内镜检查发现十二指肠和空肠、回肠有弥漫性白色绒毛改变，需考虑本病的可能。

（藏原 晃一）

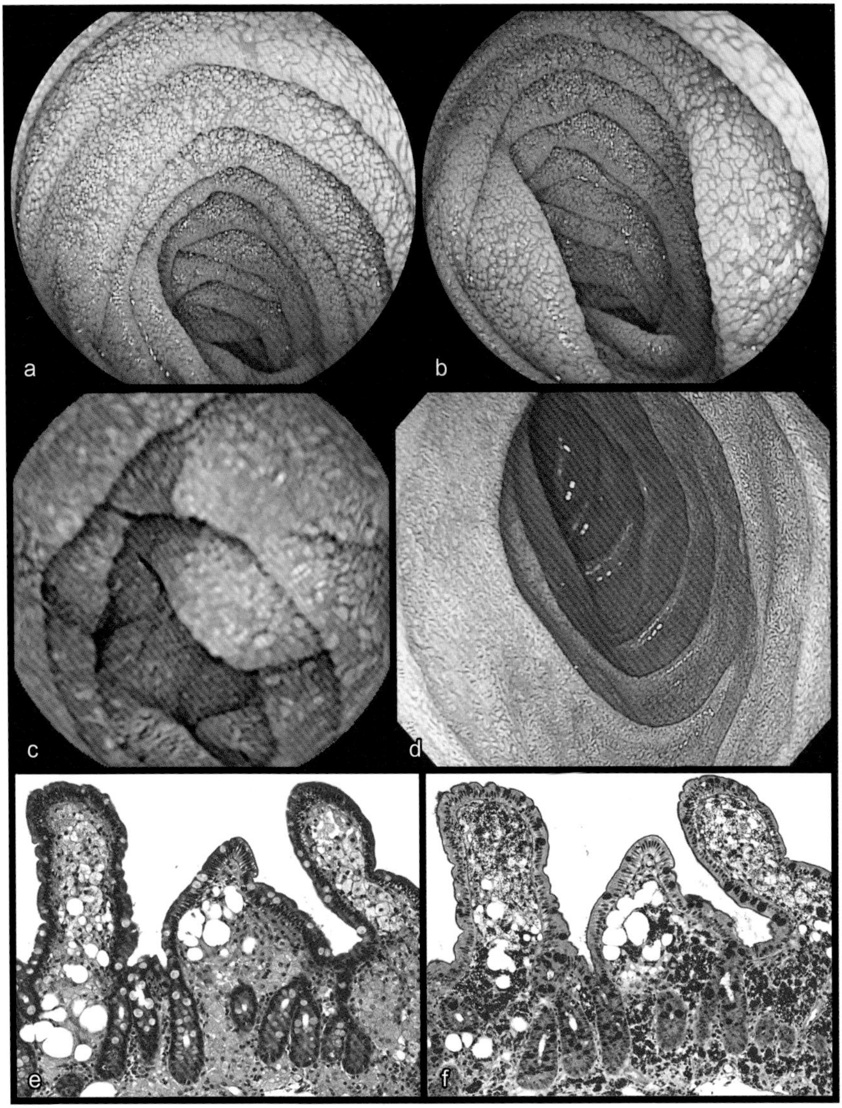

【50 余岁男性。Whipple 病】

a, b： 双气囊小肠镜所见。空肠中可见弥漫性白色绒毛。黏膜面呈环周性轻度水肿。

c： 胶囊小肠内镜所见（小肠上段）。轻度水肿的背景黏膜中可见环周性、弥漫性白色绒毛。

d： 上消化道内镜所见。十二指肠降部可见弥漫性白色绒毛。黏膜表面轻度水肿。空肠也可见类似表现。

e： 活检组织所见（空肠，HE 染色）。黏膜固有层内可见泡沫细胞聚集，并伴有脂肪滴。

f： 活检组织所见（空肠，PAS 染色）。可见 PAS 染色强阳性的泡沫状巨噬细胞。

粪类圆线虫病，等孢子虫病

十二 ▶ ㊤ 193 页

- 粪类圆线虫病是由粪类圆线虫（*Strongyloides stercoralis*）经皮入侵人体引起的一种寄生虫感染性疾病。等孢子虫病是由贝氏囊等孢虫（*Isospora belli*）经口感染引起的一种原虫感染病。据推测，在以日本冲绳县为中心的西南诸岛出生及居住的人群中约有 3 万人感染粪类圆线虫病。
- 日本国内有关等孢子虫病的报道非常罕见，即使在医学杂志网站可搜索到的病例数也不足 50 例（1972 年至今）。日本国立感染病研究所的资料中也未将其列为重点防治原虫。
- 两种病原体均主要寄生于十二指肠及小肠上段，但有时也可累及整个小肠及大肠。
- 两种疾病的主要症状均为腹泻。由于同属机会性感染性疾病，故在获得性免疫缺陷综合征（acquired immunodeficiency syndrome；AIDS）、抗 HTLV-1（human T-cell leukemia virus Type 1）抗体阳性、接受类固醇激素治疗及癌症化疗等免疫功能低下的人群中可能出现重症感染。
- 粪类圆线虫病除了导致消化道感染外，还可出现细菌性肺炎、细菌性脑膜炎、败血症等致命性的播散性粪类圆线虫病例。等孢子虫病也有肠道外感染的报道。
- 当免疫功能低下的患者主诉腹泻等消化道症状时，需要考虑到粪类圆线虫病和等孢子虫病等机会性感染性疾病，在检查时需格外关注。

内镜所见及诊断技巧

- 小肠、大肠中仅炎症性疾病就有不少需要与这两种疾病相鉴别。
- 重症粪类圆线虫病，不仅可在粪便、胃、十二指肠液中检出粪类圆线虫，在痰标本、胸水、腹水、脑脊液等标本中也可检出病原体。
- 如怀疑有这两种疾病的可能，首先应进行粪便和十二指肠液的微生物学检查。
- 十二指肠内镜下可见皱襞肿大、浑浊等黏膜水肿表现，也可见黏液附着及糜烂或溃疡形成（**a，c**）。十二指肠镜检查时收集的肠液的微生物学检查和活检组织的病理学检查对诊断至关重要（**b**）。
- 对无症状的粪类圆线虫感染者行结肠镜检查时，若发现主要位于深部结肠的白色隆起（**d，e**），并且收集到的肠液中检出粪类圆线虫幼虫或活检病理组织中发现明显的嗜酸性粒细胞浸润（**f**），则非常有助于早期诊断。

（金城 福则）

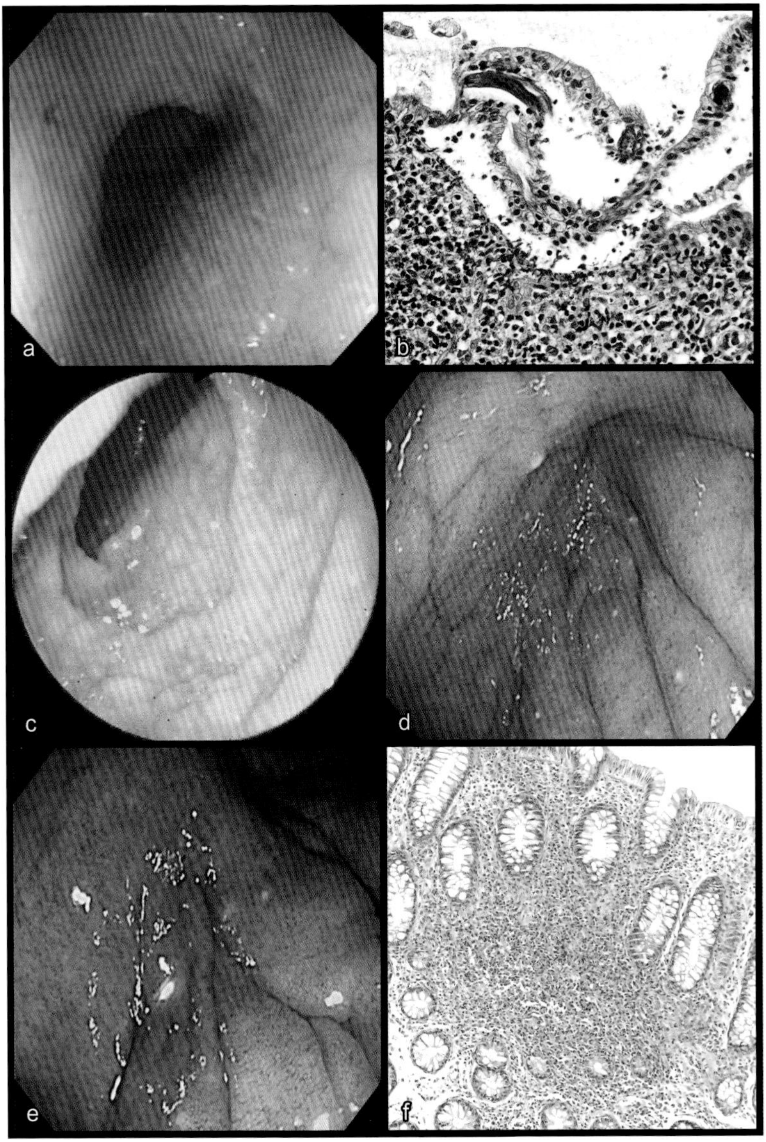

【70 余岁男性。粪类圆线虫病】

a：下消化道内镜所见。回肠黏膜皱襞消失，黏膜水肿、浑浊，管腔狭窄。

b：活检组织病理所见（×400)。剥离的上皮下可见虫体，黏膜固有层可见嗜酸性粒细胞浸润。

【70 余岁男性。等孢子虫病】

c：十二指肠内镜所见。黏膜皱襞基本消失，黏膜弥漫性粗糙改变。

【60 余岁男性。粪类圆线虫病】

d：结肠镜所见。可见位于盲肠的白色小隆起。

e：结肠镜 NBI 所见。

f：白色隆起的活检组织病理所见（×100)。黏膜固有层可见明显嗜酸性粒细胞浸润。

蛔虫病

十二 ▶ ㊤197 页

- 世界上最容易感染人类的寄生虫为线虫，而其中又以蛔虫的致病率最高。
- 有报道指出，本病亚洲发病率最高，但近年来日本蛔虫感染者很少。另一方面，中国和东南亚地区本病患者仍不少见。
- 虽然大部分感染者没有症状，但有时会造成疼痛、小肠梗阻、肠道穿孔以及肠套叠。另外，蛔虫有钻孔习性，当虫体误入阑尾、胆管或胰管时，可能会导致阑尾炎、胆管炎甚至胰腺炎。
- 通常认为本病的并发症发生率与虫体数量多少密切相关。
- 粪便检查和钡餐检查有助于诊断本病。另外，血清抗体滴度和特异性 IgE 抗体检查等也可用于诊断。近年也有通过小肠镜直接确认虫体的病例报道。

内镜所见及诊断技巧

- 腹部 X 线（**a**）及腹部 CT 造影（**b**）可诊断出肠梗阻，但无法明确梗阻的起点。
- 保守治疗效果不理想，但由于梗阻起点不甚明确，故在进行外科治疗之前可先行小肠镜检查。
- 经口双气囊小肠镜在空肠中发现蛔虫成虫（**c，d**）。虫体可活动，呈略透明～灰白色的条索状，走行于虫体中央的白色线状结构为蛔虫的肠道。
- 经内镜取出虫体（**e**）。虫体长约 16cm，宽约 3mm，为蛔虫成虫。虫体尾端（右侧）没有向腹侧卷曲，未见交合伞，判断为雌性成虫。
- 本病例中没有发现其他虫体，在之后的随访中也没有发现虫卵的排出和再次感染。
- 在怀疑本病可能，而虫卵检查及血液免疫学检查无法明确的情况下，利用小肠镜（胶囊内镜、气囊小肠镜）探查小肠可能有助于诊断。

参考文献

岩田健太郎（監訳）. シュロスバーグの臨床感染症学. メディカル·サイエンス·インターナショナル，pp1032-1033, 2018.

（水野 浩志）

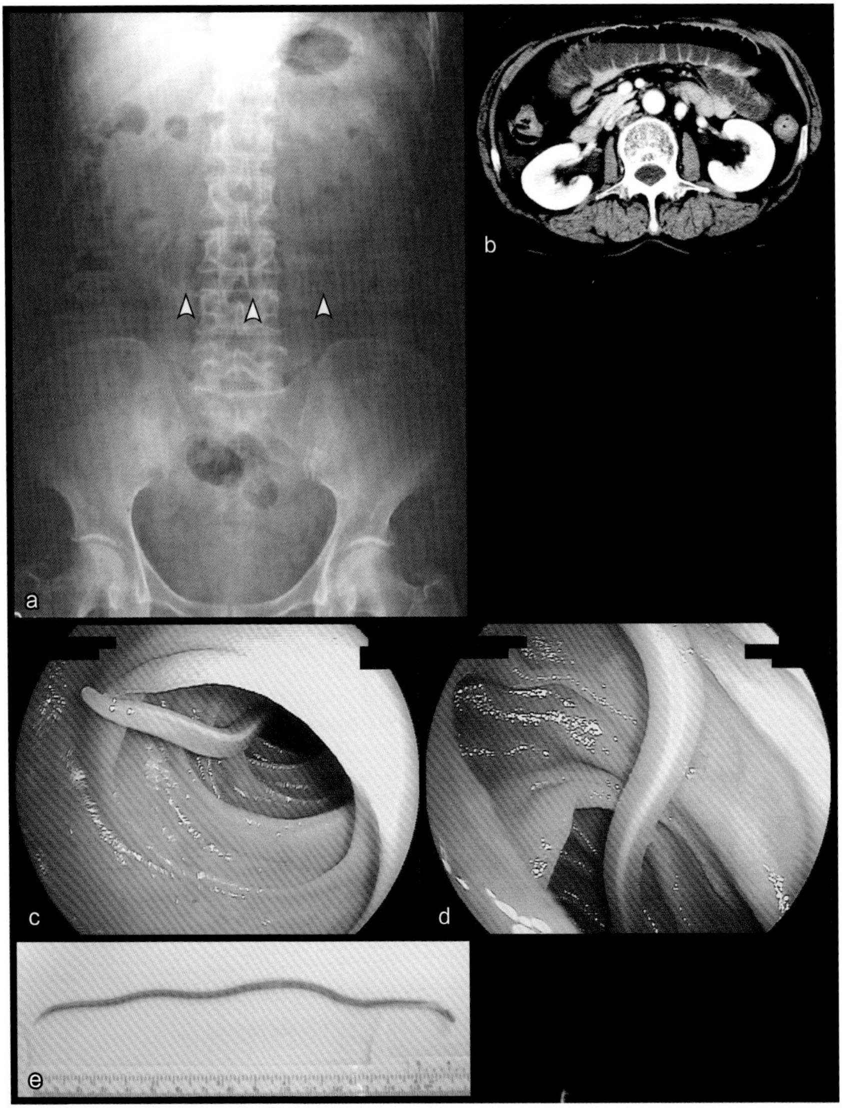

【60 余岁女性。蛔虫病】

a： 腹部立位 X 线所见。腹部中央可见扩张的小肠（△）。

b： 腹部 CT 造影所见。可见显著扩张的小肠。

c： 小肠镜所见。回肠内可见蛔虫的头端。观察过程中可见虫体的蠕动。

d： 蛔虫躯干部。中央白色线状结构为蛔虫的肠道。

e： 取出体外的虫体。为长约 16cm、宽约 3mm 的雌性成虫。

巨细胞病毒性肠炎

食管 ▶ ㊤21 页
胃 ▶ ㊤114 页
大肠 ▶ 78 页

- 巨细胞病毒（cytomegalovirus；CMV）首次感染后，病毒不会被清除，而造成长期的潜伏感染。感染多发于围产期到幼儿期，经由胎盘、产道、尿液、唾液、母乳等母子间途径感染。部分抗体阴性的病例在青春期或成年后感染病毒时呈现出类似传染性单核细胞增多症的症状。
- 潜伏的病毒因宿主免疫力低下而再次活化，引起视网膜、肺、消化道、脑、肝脏等脏器的病变。
- 消化道病变依次好发于大肠、胃、食管、小肠，小肠感染最少见。

内镜所见及诊断技巧

- 虽然本病的特征性内镜表现为类圆形的穿凿样溃疡，但实际上溃疡形态丰富多样，深度和大小也各有不同。笔者所见的 CMV 肠炎表现，按出现概率高低依次为：类圆形溃疡（76%）、不规则溃疡（50%）、环形溃疡（39%）、带状溃疡（24%）、纵向溃疡（18%）、红斑（11%）、阿弗他样改变（11%）、伪膜（11%）。
- CMV 小肠病变相比于 CMV 大肠病变，不规则溃疡（**b**～**d**）和环状溃疡（**a**）更多见，而类圆形溃疡和纵向溃疡（**d**）更少见。
- CMV 小肠炎患者的症状以出血和腹痛比较多见，而腹泻相对少见。因大量出血和穿孔行急诊手术，术后得以确诊的情况并不少见（**e**）。故原因不明的小肠溃疡需考虑 CMV 肠炎的可能。
- 在组织中通过 HE 染色发现核内包涵体、免疫组化证实 CMV 抗原即可确诊（**f**）。但查找核内包涵体的灵敏度较低，容易出现假阴性。利用免疫组化证实抗原存在的灵敏度稍高于直接查找核内包涵体。
- CMV 抗原检测虽然简便且灵敏度较高，但仍有 50% 左右的假阴性率。
- 黏膜 CMV-DNA 检测虽然灵敏度高，但未纳入日本国家医保。黏膜 CMV-DNA 阳性也不一定代表 CMV 感染性疾病，需要综合临床症状和患者背景来判断。

（大川 清孝）

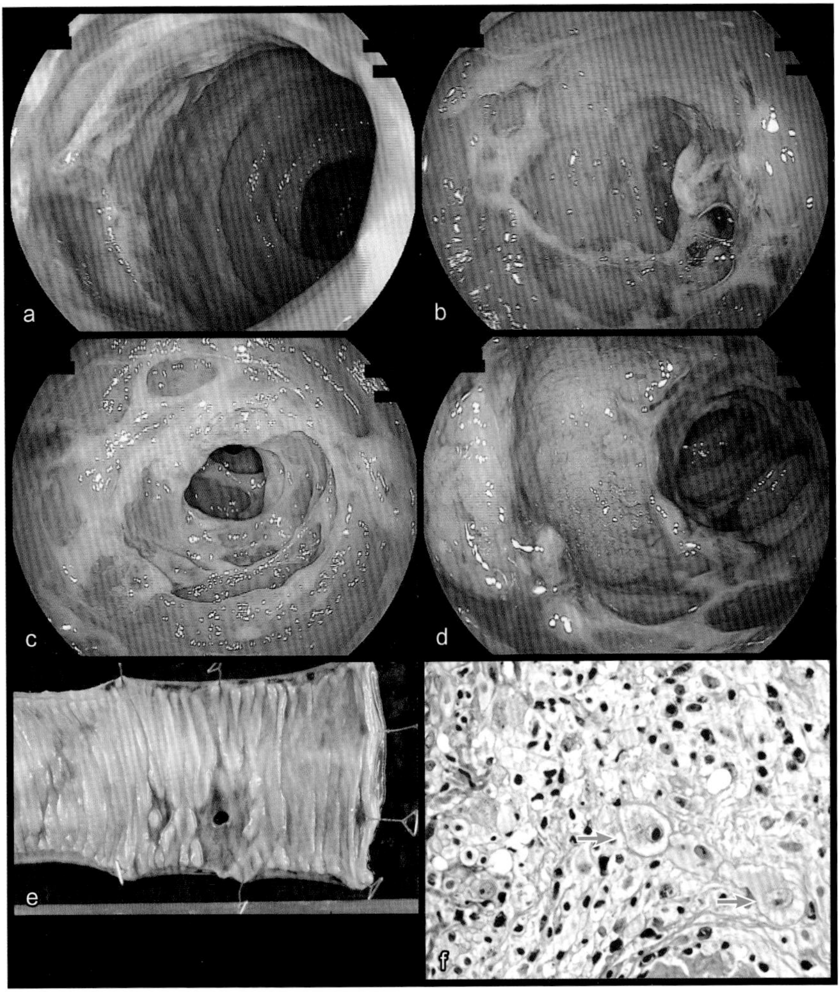

【70 余岁男性。无免疫缺陷，CMV 小肠炎】

a： 经口小肠镜（空肠上段）。可见边缘不规则的环状溃疡。

b： 经口小肠镜（空肠中下段）。可见分支状不规则溃疡。

c： 可见分支状环周性不规则溃疡

d： 可见分支状不规则溃疡和纵向溃疡。

【70 余岁女性。风湿性关节病类固醇激素治疗中。CMV 小肠炎】

e： 切除后标本所见（空肠）。可见不规则溃疡，中央可见小圆形穿孔区域。

f： 病理组织所见（HE 染色）。可见较多具有核内包涵体的巨细胞（⟶），据此诊断为 CMV 肠炎。

耶尔森肠炎

- 耶尔森肠炎是由耶尔森菌属引起的肠道感染性疾病。致病菌包括假结核耶尔森菌（*Y. pseudotuberculosis*）与小肠结肠炎耶尔森菌（*Y.enterocolitica*）。主要为经口感染，牛肉、猪肉、生牛奶、生水均可成为感染源，发生于人与人之间的传染很少。
- 细菌对淋巴组织有亲嗜性，黏附小肠 Peyer 斑的 M 细胞并侵入，后虽被巨噬细胞吞噬，但细菌有抗吞噬作用，可继续增殖引起回肠末端炎。临床上经过 1~10 天的潜伏期后，出现 38~40℃的发热、腹泻、右下腹部疼痛，且多伴有咳嗽、咽痛、关节痛等症状。在细菌检测方面，由于细菌具有嗜冷性，故需在低温下培养。另外，细菌多侵入组织，因此多用活检组织进行培养。
- 本病通常无须抗感染治疗，多数可自行缓解，且对常用抗生素较为敏感。

内镜所见及诊断技巧

- 病变与孤立性淋巴小结和 Peyer 斑的分布一致，好发于回盲部。内镜下可见回肠末端的淋巴滤泡及 Peyer 斑肿大，呈小半球形隆起，隆起顶部可见糜烂及小溃疡（**a, c ~ e**）。有时也呈现铺路石样外观。回盲瓣肿胀、发红、糜烂，少数可伴有溃疡。而结肠病变通常表现为从盲肠到升结肠的多发阿弗他样改变（**b**）。
- 由于活检标本中可见显著淋巴细胞浸润和淋巴滤泡增生，同时伴有中性粒细胞和嗜酸粒细胞浸润，故有时难以与恶性淋巴瘤相鉴别。有时也可见到非干酪样肉芽肿，因此也需与 Crohn 病鉴别。另外，CT 下看到回盲部周围的肠系膜淋巴结肿大对诊断也非常有帮助（**f，g**）。
- 内镜下需与本病鉴别的疾病有 Crohn 病、肠伤寒和副伤寒、副溶血性弧菌肠炎等。Crohn 病与本病的不同点在于隆起间可见溃疡。由于伤寒、副伤寒也会在与 Peyer 斑分布一致的区域上形成溃疡，故有时内镜下难以与本病鉴别，需仔细询问境外旅居史等病史。副溶血性弧菌肠炎虽然也以回盲部为中心，但多表现为弥漫性发红、出血、糜烂，溃疡较少见，鉴别比较容易。

参考文献

大川清孝，他（編）. 感染性肠炎 A to Z，第 2 版. 医学書院，pp50-59, 2012.

（三上 荣）

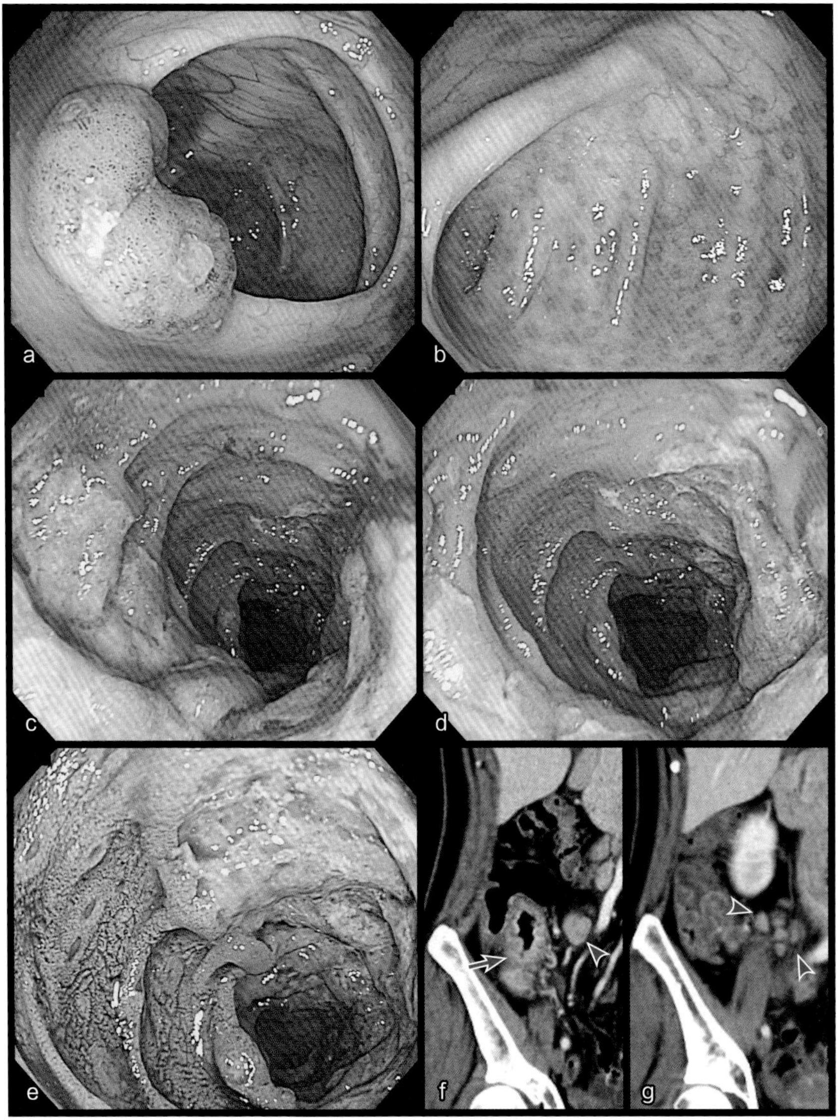

【30 余岁女性。耶尔森肠炎】

a： 小肠内镜所见。回盲瓣肿胀，可见多发糜烂。

b： 盲肠可见多发阿弗他样改变。

c ~ e： e 为靛胭脂染色所见。在回肠末端部可见肿胀的 Peyer 斑和其顶部浅而宽的糜烂灶。周边的黏膜可见多发的糜烂及阿弗他样改变。

f, g： CT（冠状位）所见。回肠末端水肿（⟶），同时可见周围肠系膜多发淋巴结肿大（►）。

伤寒，副伤寒

- 伤寒和副伤寒是由沙门菌属细菌引起的全身性感染性疾病，主要病原体分别是伤寒杆菌（*Salmonella enterica* subsp. *enterica* serovar Typhi）和副伤寒甲杆菌（*Salmonella enterica* subsp. *enterica* serovar Paratyphi A）。
- 伤寒杆菌和副伤寒甲杆菌经由患者和携带者的粪便、尿液污染的食物或水的粪 - 口途径传播。目前日本传染病法将其归为第三类传染病，确定诊断后必须迅速向保健所上报。随着环境卫生的改善，日本的发病数减少为每年 20~30 例，其中大多是境外旅居人员。
- 主要临床表现为稽留热、相对缓脉、玫瑰疹及肝脾肿大。

内镜所见及诊断技巧

- 由于伤寒杆菌和副伤寒甲杆菌在回肠末端的 Peyer 斑等肠道相关淋巴组织中增殖，故主要表现为以回盲部为中心的消化道病变。
- 通常经过 2 周左右的潜伏期后发病，临床发展过程可分为 4 期：①髓样肿胀期（第 1~2 周）；②痂皮形成期（第 2~3 周初）；③溃疡形成期（第 3 周末）；④愈合期（第 4 周）。内镜下表现随着病程的演变而变化是本病的一大特点。
- 髓样肿胀期可见回肠末端及右半结肠多发肿大的淋巴滤泡和结节状隆起（**a, b**），溃疡形成期回肠末端及右半结肠可见多发小隆起和圆形~卵圆形的深凿样溃疡（**c**）。回肠中形成的深溃疡有发生穿孔的可能。
- 在血液、粪便、尿液、胆汁等其他体液和组织活检标本中培养到细菌即可确诊。病理组织切片可在黏膜固有层见到胞浆嗜酸性、被称为“伤寒细胞”的组织细胞（**d**）。
- 抗感染治疗后行内镜检查，有时仅能见到与回肠末端 Peyer 斑分布一致的发红糜烂（**e**）或回盲瓣上的发红表现（**f**）。

参考文献

梅野淳嗣，他．大肠 肠チフス·パラチフス．内視鏡 21：453-456, 2009.

（梅野 淳嗣）

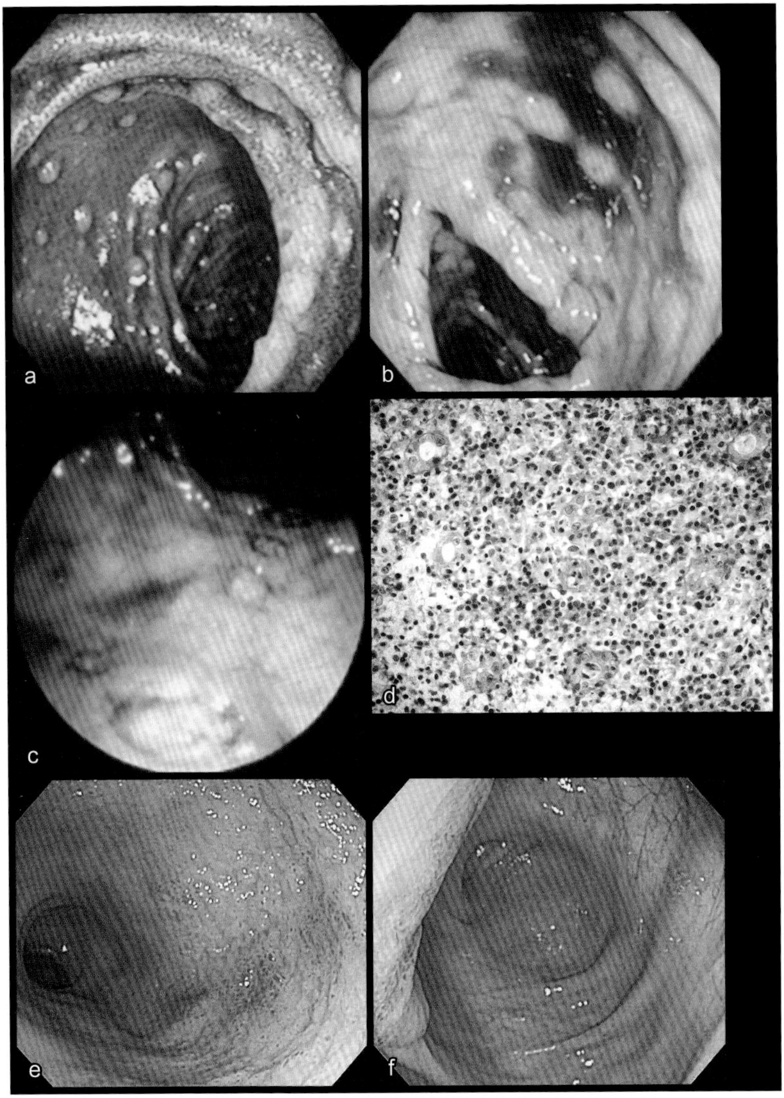

【30 余岁男性。肠伤寒】
a： 可见回肠末端淋巴滤泡肿大并伴有浅小糜烂。
b： 可见升结肠和横结肠中散在分布的伴有糜烂的小隆起。
【20 余岁女性。肠伤寒】
c： 结肠镜所见。横结肠的肝曲处可见多发纵向排列的圆形溃疡。
d： 回盲瓣的活检病理所见。黏膜固有层内可见伤寒细胞增生。
【30 余岁女性。肠伤寒】
e： 结肠镜所见。回肠末端轻度水肿，可见发红的糜烂灶。
f： 回盲瓣上唇可见轻度水肿。

乳糜泻

十二 ▶ ㊤203 页

- 乳糜泻是由食物中含有的麸质引起的异常自身免疫反应所致的疾病。
- 症状包括腹泻、体重减轻、贫血、低蛋白血症。
- 欧美人本病的患病率约为 1%，日本比较少见。有报道指出，HLA-DQ2、HLA-DQ8 分子为欧美人乳糜泻的危险因素。
- 麸质中含有的谷氨酰胺在小肠黏膜中存在的抗组织转谷氨酰胺酶（tissue transglutaminase；TTG）抗体的作用下脱氨基，这种脱氨基的麸质会激发特定 HLA 型的人群强烈的自身免疫反应，从而致病。
- 抗 TTG-IgA 抗体、抗肌内膜抗体（endomysial IgA；EMA IgA）等血清标志物可作为诊断的辅助参考（上述指标在日本尚未临床普及，仅在实验室进行检测）。
- 目前唯一的根治方法就是无麸质饮食。

内镜所见及诊断技巧

- 表现为慢性腹泻、体重减轻、低蛋白血症的患者，需要排除炎症性肠病（Crohn 病和溃疡性结肠炎）以及感染性肠炎。
- 内镜下可见十二指肠和小肠绒毛萎缩，皱褶平坦化（**a**）。平坦龟裂样的黏膜呈现马赛克样纹理（**b, d**）及干贝样外观（scalloping）（**c**）。
- 病理组织学特征是小肠绒毛萎缩（**e**）和炎症细胞浸润伴上皮间淋巴细胞增多（**f**）。
- 有报道指出，通过无麸质饮食可使临床症状和低蛋白血症得以改善，但内镜表现与病理组织的改善相对较慢。

（久松 理一）

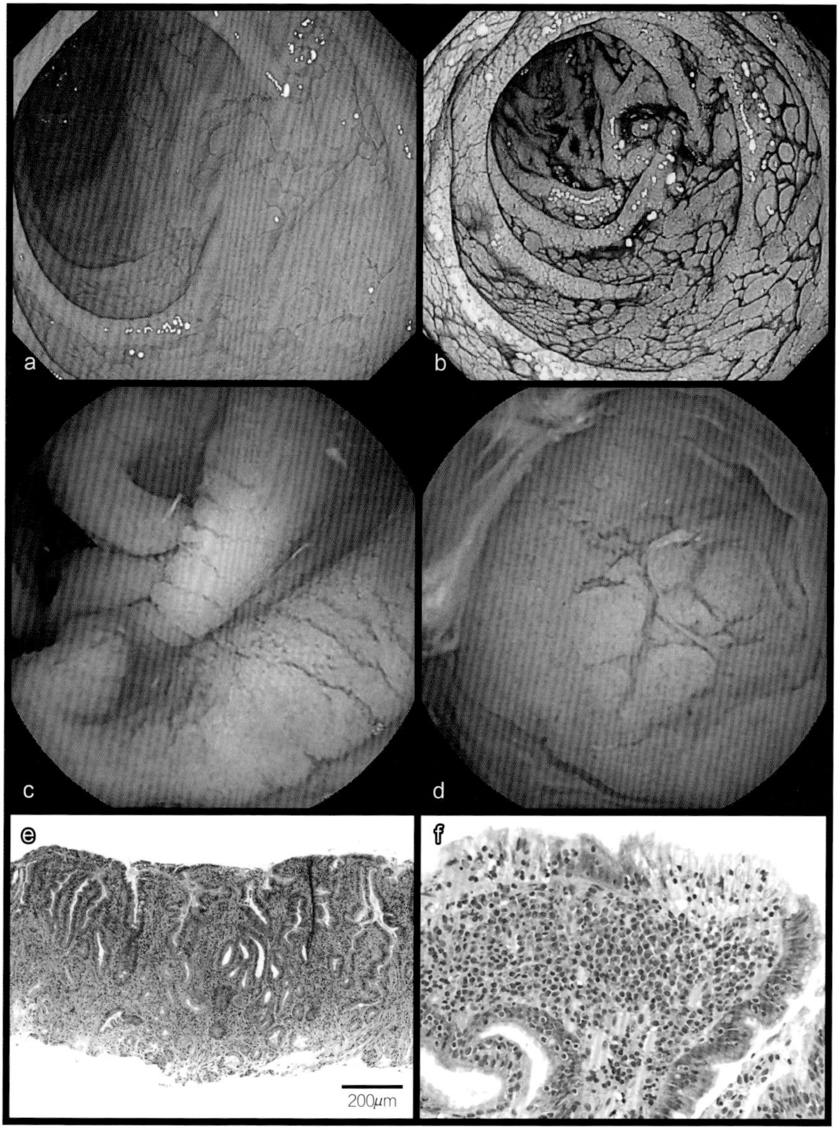

【乳糜泻】

a： 十二指肠降部内镜所见。可见皱襞平坦化。
b： 靛胭脂染色所见。黏膜呈现清晰的马赛克样纹理。
c： 小肠胶囊内镜可见小肠黏膜呈干贝样外观（scalloping）。
d： 呈现马赛克样纹理的小肠黏膜。
e： 十二指肠降部黏膜的活检病理组织所见。绒毛萎缩平坦化，可见隐窝增生。
f： 高倍放大所见。可见上皮间淋巴细胞增多。

非特异性多发性小肠溃疡病(CEAS)

- 非特异性多发性小肠溃疡病是由编码前列腺素转运体的 *SLCO2A1* 基因突变引起的疾病，又名 CEAS (chronic enteropathy associated with *SLCO2A1* gene)。女性好发，特征性表现为持续性大便隐性出血所导致的慢性贫血和低蛋白血症。
- 病理学上表现为小肠内多发的非肉芽肿等特异性炎症的溃疡及变形。长此以往可致肠腔狭窄，往往需要外科手术切除。
- 除小肠外，胃及十二指肠也可见溃疡性病变及变形，本病消化道外表现可伴有杵状指、皮肤肥厚及骨膜改变。

内镜所见及诊断技巧

- 小肠病变好发于中段~下段回肠，表现为多发的、与肠系膜附着侧无关的环形或斜行的表浅开放性溃疡（**a**）。此外还可见斜行溃疡瘢痕引起的螺旋状变形、假性憩室（**b, c**）、表浅的纵向溃疡（**d**）等多种形态的病变。接受完全中心静脉肠外营养治疗后的患者中，有部分可出现肠腔重度狭窄。
- 表现为多发小肠溃疡的疾病还有 Crohn 病、NSAIDs 所致的药物性肠炎、肠结核、肠道 Behçet 病 / 单纯性溃疡、缺血性小肠炎等，可从发病形式、溃疡分布、形态和用药史等方面与本病进行一定程度的鉴别。X 线造影检查对病变的分布形式有一定诊断价值。
- 血液学检查中，CRP 等炎性指标通常阴性或仅轻度升高也是本病的特征之一。
- 上消化道病变（**e**）、消化道外表现及 *SLCO2A1* 基因突变的检测也具有一定的鉴别诊断价值。
- 切除标本病理下可见溃疡达黏膜下层，未见上皮样细胞组成的肉芽肿等特异性病理表现（**f**）。

参考文献

梅野淳嗣，他．非特異性多発性小肠潰瘍症/CEAS の臨床像と鑑別診断．胃と肠 52：1411-1422, 2017.

（**梅野 淳嗣**）

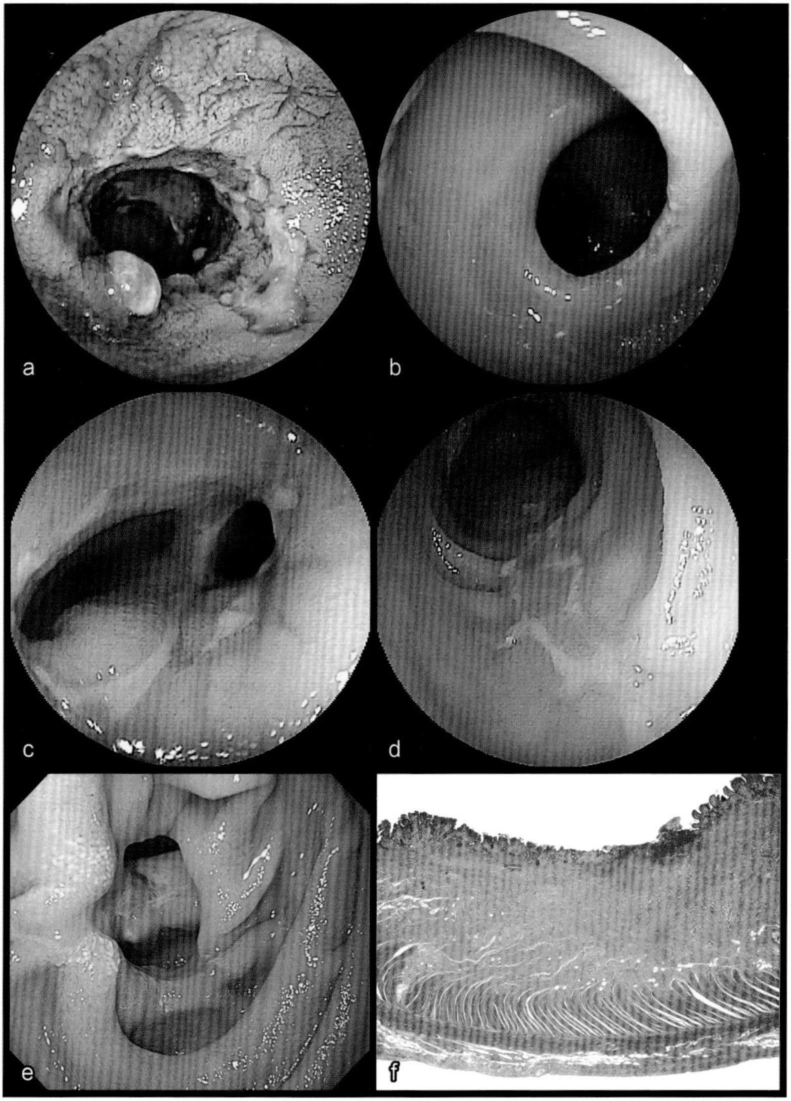

【非特异性多发性小肠溃疡病（CEAS）】

a：小肠内镜所见。回肠可见具有横向生长倾向的表浅开放性溃疡，其口侧也可见小溃疡。

b：回肠顶部可见伴有糜烂的螺旋状变形。

c：回肠中段可见纵向、斜行溃疡愈合后形成的假性憩室。

d：回肠中段肠系膜附着侧对侧可见纵行表浅的开放性溃疡。

e：上消化道内镜所见。十二指肠上曲可见环形溃疡瘢痕所致的管腔狭小，其肛侧可见斜行的表浅开放性溃疡。

f：切除标本的病理组织学所见。可见 UI-Ⅰ~Ⅱ无瘢痕的开放性溃疡。未见上皮样细胞组成的肉芽肿等特异性病理表现。

缺血性小肠炎

大肠 ▶ 104 页

- 缺血性小肠炎是小肠因血液循环障碍而发生可逆性缺血性改变的疾病的总称。血管因素（动脉硬化、低血压、微血管痉挛等）和肠道因素（肠道内压上升等）两者相互作用，进而导致肠道缺血。
- 一般来说，具有高血压、缺血性心脏病、心律不齐和糖尿病等基础疾病的 60 岁左右的中老年人群容易发病，多以突发的腹痛和呕吐起病。与缺血性大肠炎不同，本病出现血便的情况比较少。
- 本病可分为缺血程度较轻的一过性型和缺血波及黏膜下层全层~固有肌层的狭窄型。若为狭窄型，则有可能在演变过程中出现肠梗阻，甚至需进行手术治疗。

内镜所见及诊断技巧

- CT 造影检查和 X 线造影检查有助于缺血性小肠炎的诊断。急性期进行腹部 CT 造影检查，可评估有无区域性的小肠壁肥厚及肠道壁造影效果不良。择期可进行小肠 X 线造影检查和内镜检查。由于气囊小肠镜是侵入性检查，急性期时需要慎重选择。另外，由于管腔狭窄导致物体滞留的风险较高，因此胶囊内镜的应用也较为有限。
- 内镜下特征性表现：急性期可见环周性区域性溃疡（**a**），慢性期则形成向心性狭窄（**b**）。溃疡底部也可见到颗粒样改变（**c**）和息肉样隆起。另外，有时也可见边缘高度差不明显的纵向溃疡（**d**）。由于管腔狭窄，内镜检查有时只能观察到病变的一部分。
- 高度狭窄病例需要手术治疗（**e**）。病理组织可见深度仅达 Ul-Ⅱ的浅小溃疡，也可见 Ul-Ⅲ~Ⅳ的深溃疡。可见各种程度的含铁血黄素细胞和以黏膜下层为中心的水肿及纤维化（**f**）。

参考文献

梅野淳嗣，他．虚血性小肠炎の臨床像．胃と肠 48：1704-1716, 2013.

（井原 勇太郎）

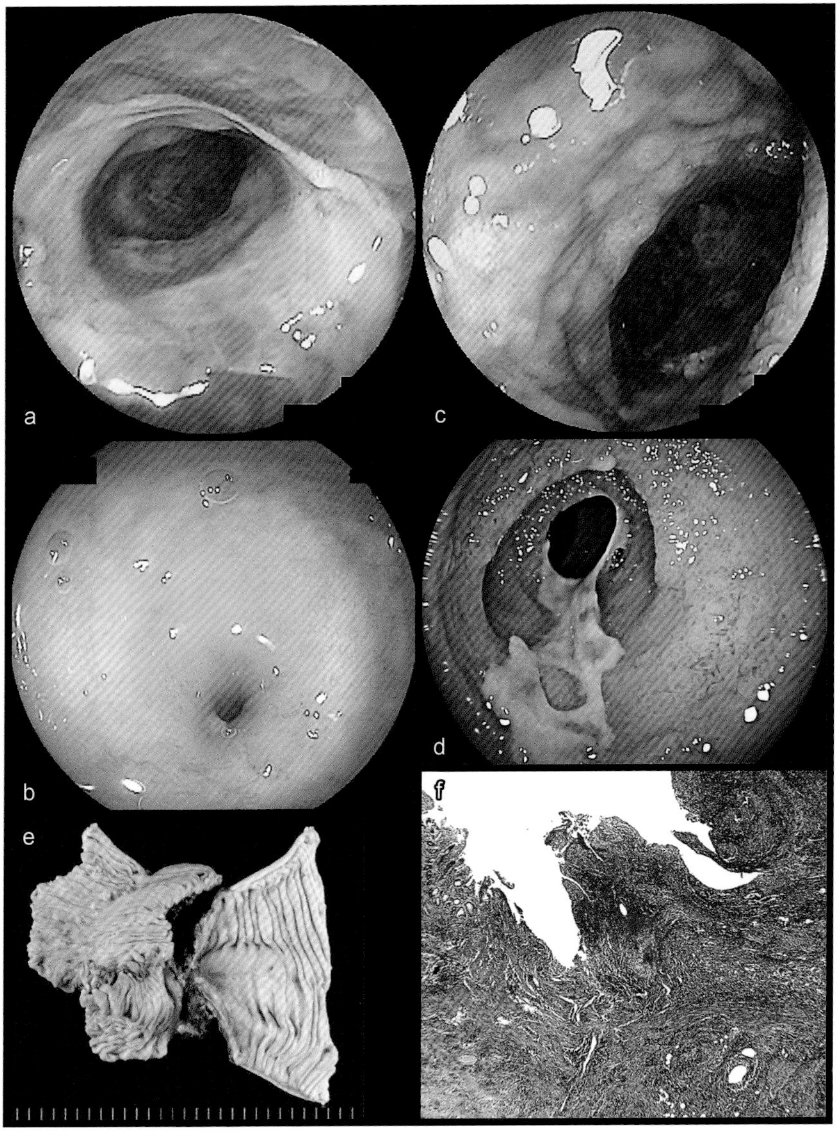

【缺血性肠炎】

a： 气囊小肠内镜所见。可见边缘比较清晰的环周性溃疡性病变。

b： 回肠末端可见向心性高度狭窄。

c： 溃疡底部可见颗粒样改变。

d： 可见管腔狭窄及纵向溃疡。

e： 切除标本所见。可见长径约 2cm 的环周性狭窄，狭窄部存在开放性溃疡。

f： 病理组织所见。狭窄部可见高度炎症细胞浸润以及纤维化。

血管扩张症（angioectasia）

胃 ▶ ㊤120 页

- 到目前为止，涉及小肠血管性病变的分类纷繁多样，其中以病理学和有无搏动性为中心的矢野・山本分类在临床上广为应用（**表 1**）。
- 血管扩张症相当于 Type 1。Type 1 在小肠血管性病变中出现概率最高，具有静脉、毛细血管的特征。
- Type 1a 是点状的微小病变，一般认为不会造成显性出血，但多发病灶往往会成为慢性贫血的病因，所以需要烧灼治疗。
- Type 1b 是斑状的血管性病变，因为可造成显性出血，即使没有出血也是烧灼治疗的适应证。
- Type 2 相当于 Dieulafoy's 病变，Type 3 相当于动静脉畸形（arteriovenous malformation，AVM）。

表 1　小肠血管性病变的内镜分类（矢野・山本分类）

Type 1a		点状发红（小于 1mm），不出血或渗血
Type 1b		斑状发红（数毫米），不出血或渗血
Type 2a	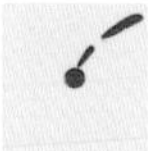	点状（小于 1mm）搏动性出血
Type 2b	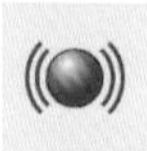	伴有搏动的红色隆起，周围无静脉扩张
Type 3	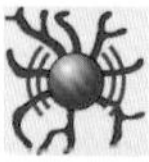	伴有搏动的红色隆起，周围可见静脉扩张
Type 4	?	不属于以上分类

内镜所见及诊断技巧

- Type 1a 是点状发红的微小病变（小于 1mm），伴有渗出性出血或不出血（**a, b**）。病变特征是以静脉或毛细血管为主体，能透见血液颜色，外观呈红色调而易于识别。由于病变微小，在进行小肠镜检查时，有时难以与内镜操作引起的损伤相鉴别。
- Type 1b 是外观呈平坦斑状的血管性病变，由于其为导致贫血的病因，故为烧灼治疗的适应证（**c ~ e**）。

参考文献

Yano T, et al. Endoscopic classification of vascular lesions of the small intestine (with videos). Gastrointest Endosc 67：169-172, 2008.

（田边 聪）

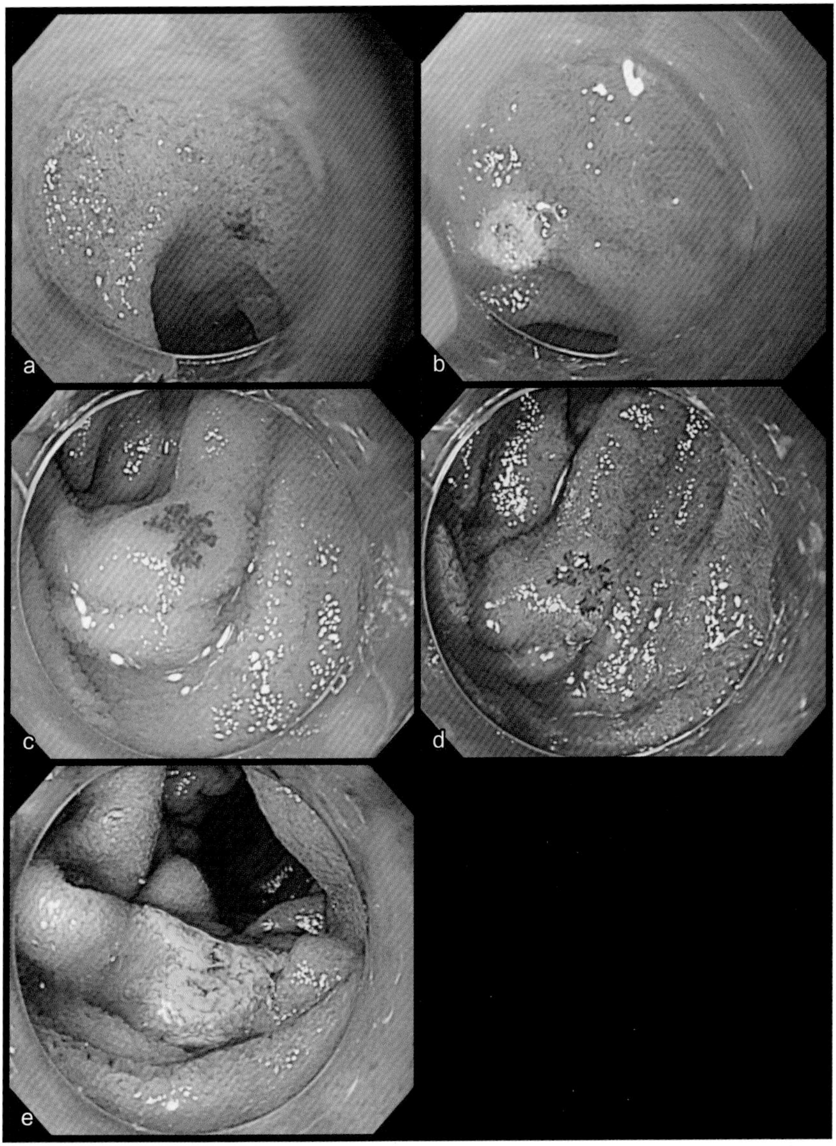

【血管扩张症（angioectasia）】

a： Type 1a 内镜所见。小于 1mm，伴随少量渗血的微小发红病变。
b： 虽然是 Type 1a，但由于有渗出性出血，故予 APC 烧灼治疗。
c： Type 1b 内镜所见。可见比 Type 1a 更大的平坦斑状血管性病变。
d： NBI 下观察可见病变所在处为茶褐色区域。
e： 利用 APC 行烧灼治疗。

遗传性出血性毛细血管扩张症（HHT）

- 遗传性出血性毛细血管扩张症（hereditary hemorrhagic telangiectasia; HHT）又称为 Osler-Weber-Rendu 综合征，是一种常染色体显性遗传疾病，其特征是全身皮肤及黏膜的末梢血管扩张、肺动静脉瘘及脑血管畸形等多发性动静脉畸形。
- 现已确认 *ENG*（*Endoglin*）、*ACVRL1*（*ALK1*）、*SMAD4* 三种基因与本病发生有关。
- 诊断标准：①反复性鼻腔出血；②皮肤、黏膜出现扩张性小血管病变；③消化道末梢血管扩张，肺、脑、肝脏、脊髓的动静脉畸形；④直系亲属有本病家族史。其中满足 3 项可确诊此病，若满足 2 项则疑诊本病。

内镜所见及诊断技巧

- 虽然本病最多见于胃，但它可发生于从舌、咽部到大肠的整个消化道。
- 内镜下可见大小不一的多发性红斑和血管扩张（**a～f**）。在红斑周围可见褪色调的晕样表现（**b**），因此又被称为“日本国旗样红斑”。
- 本病往往因消化道出血导致贫血，故需进行内镜下 APC 治疗。
- 多数病例仅凭问诊就可高度怀疑，反复鼻出血及家族史的询问尤为重要。

（鸟谷 洋右）

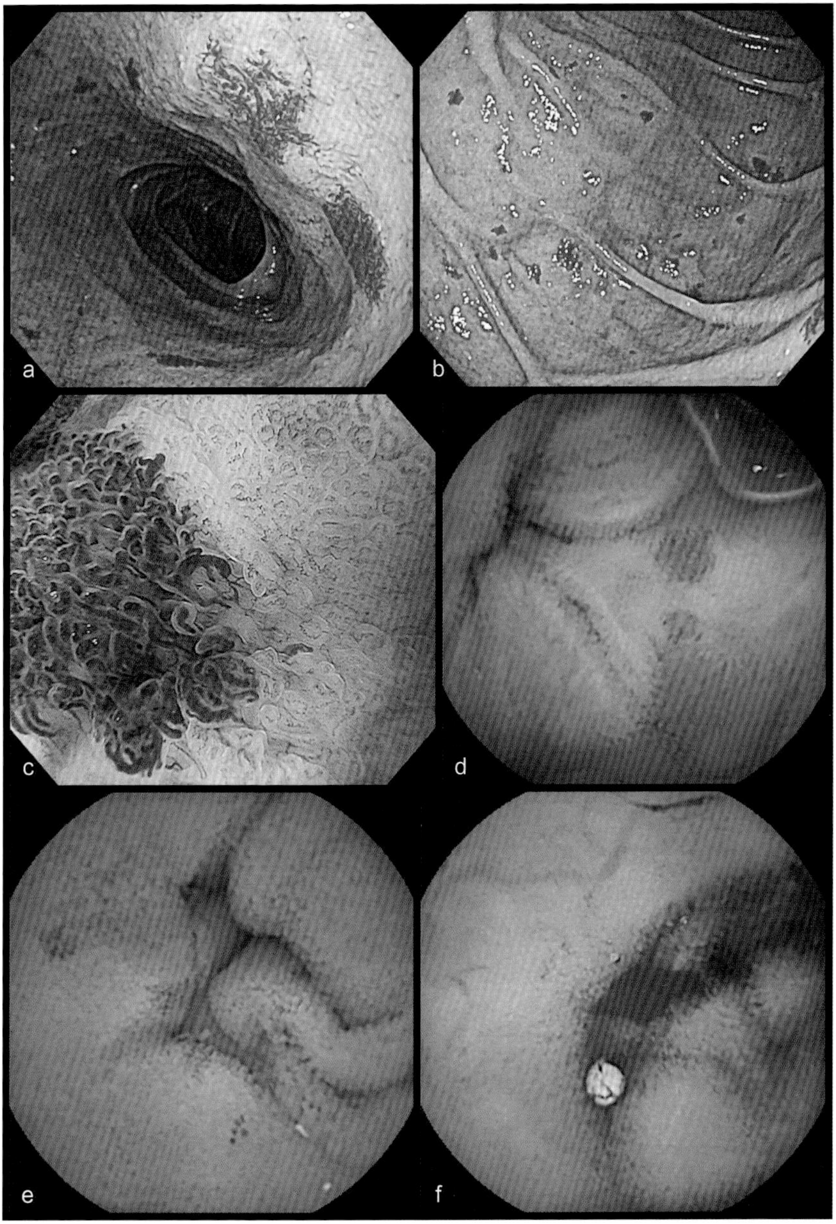

【遗传性出血性毛细血管扩张症（HHT）】

a： 十二指肠病变的内镜所见。可见大小不一的多发红斑及血管扩张。
b： 在多发的红斑周围可见褪色调的晕样表现。
c： 胃部病变的 NBI 放大观察所见。可见扩张扭曲的毛细血管。
d： 小肠病变的胶囊内镜所见。可见多发红斑。
e： 可见大小不等的红斑散在分布。
f： 观察时可见病变部活动性渗血。

淋巴管扩张症

十二 ▶ ㊤205 页

- 本病为蛋白漏出性胃肠病的代表性疾病。病理生理为各种原因导致的肠道淋巴管狭窄闭塞或淋巴管内压上升，致使黏膜、黏膜下层的淋巴管扩张，造成蛋白质和脂肪等由末梢淋巴管漏入肠腔。
- 在证明黏膜、黏膜下层淋巴管扩张的基础上，结合临床症状及相关表现即可诊断本病。
- 是否满足蛋白漏出性胃肠病的定义及有无相关临床表现对于本病的诊断较为重要。
- 本病可广泛分布于十二指肠降部到回肠之间的肠段。
- 本病以营养疗法为主，至今还没有特效的治疗手段。药物治疗仅部分有效。预后与治疗过程中是否出现机会性感染有关。

内镜所见及诊断技巧

- 本病最大特征是白点样白色绒毛散在分布于水肿黏膜之上（**a ~ d**）。
- 富含漏出性蛋白的黏液使黏膜表面具有光泽感。
- 黏膜内的病理学特征为黏膜固有层的淋巴管具有囊状、簇状扩张倾向（**e，f**）。
- 胶囊内镜可观察全小肠内白色绒毛的分布状况，气囊小肠镜则可通过活检证明黏膜内的淋巴管扩张。小肠 X 线检查可观察到朦胧样表现。
- 本病需与呈现为白色绒毛的小肠疾病进行鉴别，如以滤泡性淋巴瘤为代表的恶性淋巴瘤、Whipple 病、淋巴管瘤、进食后出现的生理性白色绒毛等。滤泡性淋巴瘤表现为不规则、扩张的白色绒毛，由于病理上为黏膜内小型异型淋巴细胞的增殖，故内镜下的白色绒毛多为一个个半球状的小隆起。Whipple 病表现为弥漫性白色绒毛，但小肠活检黏膜中大多可见 PAS（periodic acid-Schiff）染色阳性的泡沫细胞，且淋巴管扩张不明显。淋巴管瘤可看到白色绒毛局限于肿瘤表面，而周围黏膜正常，且黏膜多无水肿。

（中村 正直）

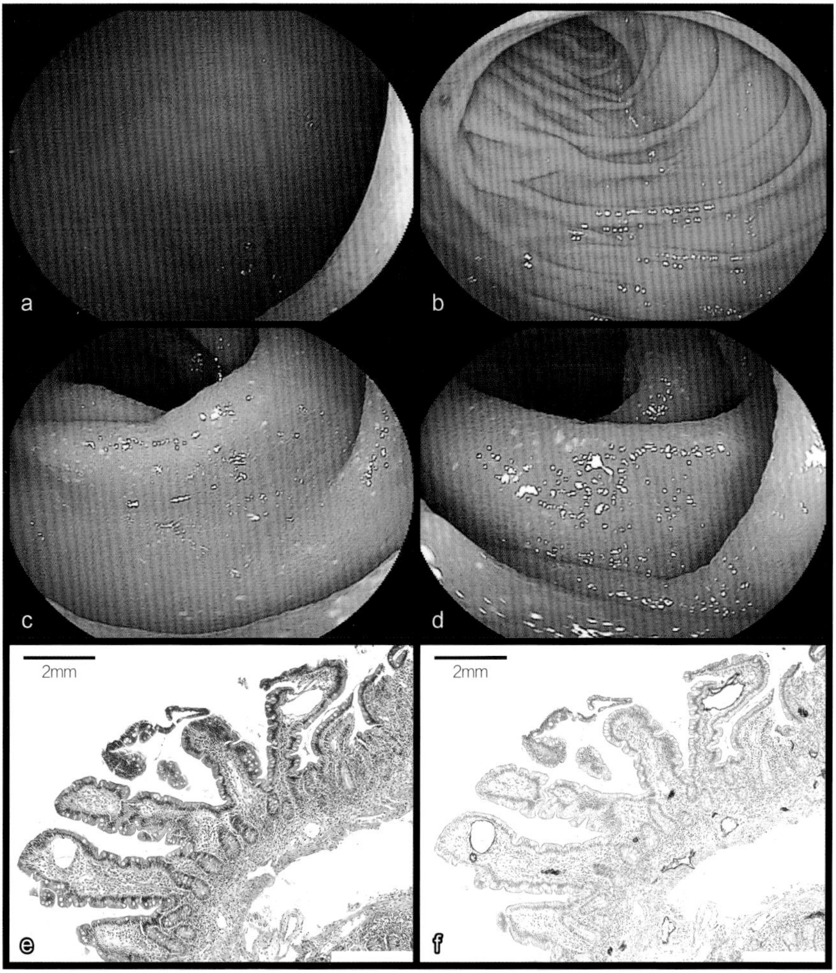

【淋巴管扩张症】

a： 十二指肠球部内镜所见。多无异常表现。

b： 内镜所见（十二指肠下曲到水平部）。虽然本病例中此部位未见明显异常，但需对其周围进行进一步详细观察。

c： 内镜所见（空肠上段）。相对细小的白色绒毛如同白点样散在分布于水肿的黏膜上。

d： 接近观察。可见散在分布的白点和具有光泽感的黏膜表面。

e： 活检组织所见（HE 染色）。绒毛内可见囊泡状结构。

f： 活检组织病理所见（D2-40 染色）。绒毛内黏膜固有层的淋巴管具有囊状扩张倾向。

系统性硬皮病

- 系统性硬皮病是以皮肤为首，以全身脏器纤维化为特征的一种慢性病。一般认为与免疫异常、纤维化、血管障碍等病理生理有关。好发于女性也是本病的特征。
- 主要症状是皮肤病变，也可出现雷诺现象、皮肤硬化、手指弯曲挛缩、舌系带缩短等症状。本病可发生于整个消化道，好发部位依次为食管、小肠、大肠、胃。以消化道的整体蠕动功能减弱为特征。
- 实验室检查可见反应炎症活动的血沉和 CRP 升高，抗核抗体以抗拓扑异构酶Ⅰ抗体为代表，抗着丝粒抗体也可在 CREST（钙沉着、雷诺现象、食管功能障碍、指端硬化和毛细血管扩张）综合征中出现。此外，还可出现抗 RNA 聚合酶Ⅲ抗体。

内镜所见及诊断技巧

- 小肠病变主要是由于肌层胶原纤维增生、肌肉组织变性造成的消化道蠕动功能下降及管腔扩张。小肠黏膜面多无明显异常，但由于肠道明显扩张，Kerckring 皱襞的间距缩小，给人有一种 Kerckring 皱襞增加的感觉（**a**）。
- 本病无特异性表现，但有时也能看到小肠皱襞上有环状发红（**b**）和环状糜烂（**c**）。
- 食管受累也会出现管腔的扩张和蠕动功能下降，多可见明显的反流性食管炎（**d**）。胃受累可出现排空功能障碍，大肠受累可出现憩室样扩张以及结肠袋消失。
- 进行 X 线检查有助于把握病变的整体观。由于肠管沿短轴方向扩张，故充盈相可见肠紧绷征（hide bound appearance）、双重造影可见弹簧样表现（**e**）等特征性影像学表现。
- 病理下特征性表现为固有肌层胶原纤维沉着、肌组织断裂和肌细胞萎缩。固有肌层和黏膜下层也可见以单核细胞为主的慢性炎症细胞浸润，但活检标本往往难以对深部组织进行评估（**f**）。

（鸟巢 刚弘）

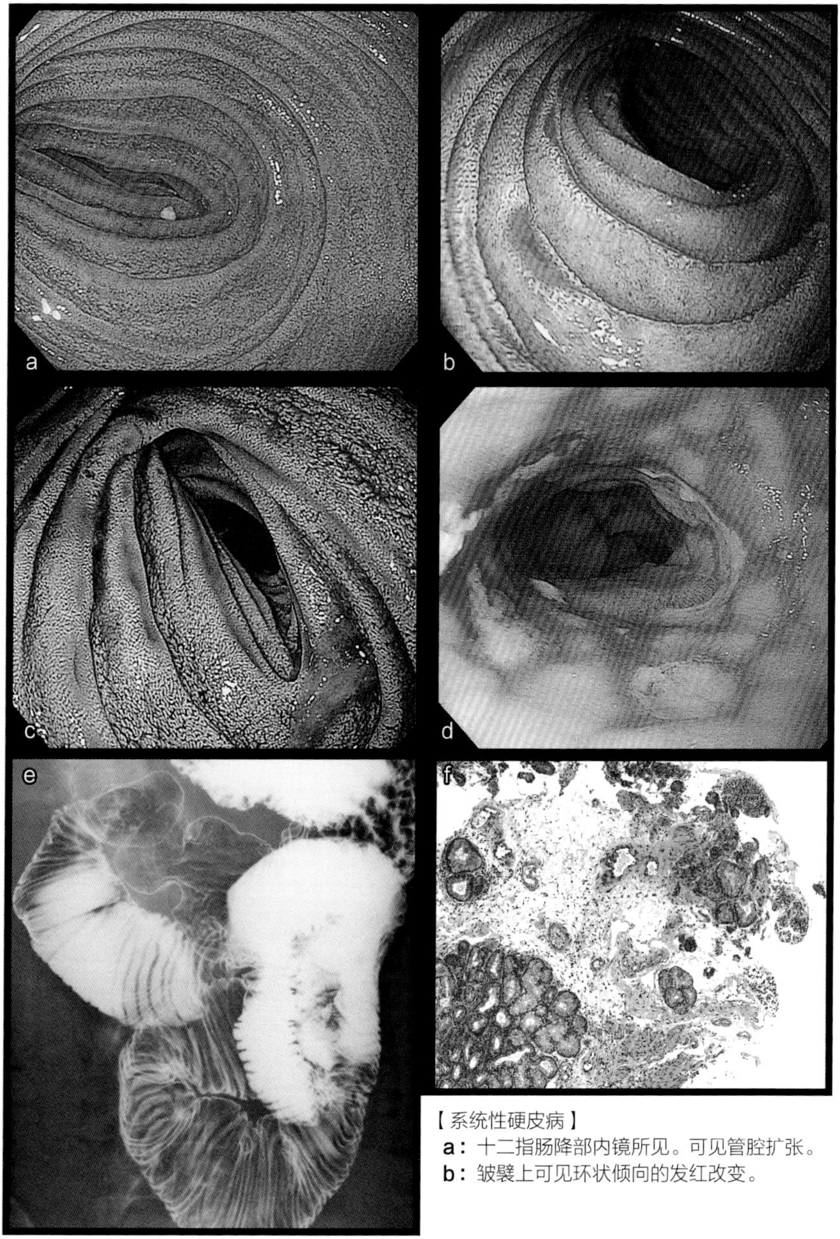

【系统性硬皮病】

a： 十二指肠降部内镜所见。可见管腔扩张。

b： 皱襞上可见环状倾向的发红改变。

c： 靛胭脂染色所见。皱襞上可见糜烂。

d： 内镜所见。可见明显扩张的管腔及糜烂、溃疡。

e： 小肠X线造影所见。可见十二指肠及小肠管腔扩张，呈弹簧样表现（coiled-spring appearance）。

f： 活检组织所见。黏膜肌层附近可见水肿、充血和细小毛细血管增生。

异位胰腺组织（小肠异位胰腺）

胃 ▶ ㊤152页

- 异位胰腺是与正常胰腺在解剖位置及支配血管上无关的胰腺组织。一般认为，异位胰腺是胚胎发育时期腹侧胰腺原基和背侧胰腺原基融合不充分，致使胰腺原基有一部分残留于原肠而导致的一种先天畸形。
- 异位胰腺主要位于黏膜下层，但较大的异位胰腺也可延伸至黏膜固有层或固有肌层。
- 异位胰腺在小肠中的发生率仅次于胃、十二指肠。而在小肠中，空肠异位胰腺发生率高于回肠。
- 按照 Heinrich 提出的组织学分型，可将异位胰腺组织分为 3 型：Ⅰ型：具有胰岛的胰腺组织；Ⅱ型：无胰岛成分，具有腺泡和导管的胰腺组织；Ⅲ型：仅由增生的平滑肌和导管组成的结构。Ⅱ型最常见，约占 50%。

内镜所见及诊断技巧

- 由于小肠异位胰腺大多无症状，往往是在检查、手术、尸检时偶然发现，也有因肠套叠、肠梗阻、出血等表现而在就诊时被发现的。
- 异位胰腺多呈现黏膜下肿瘤形态，表面平滑且稍硬，cushion 征阴性。
- 隆起顶部常伴有浅凹陷，凹陷大小不一，小至针孔状，大到憩室状，形态各异。
- 本病需与胃肠道间质瘤（GIST）和神经内分泌肿瘤等进行鉴别诊断，超声内镜对鉴别诊断有一定价值。
- 超声内镜下可见主要位于第 3~4 层的等~低回声性肿块。有时内部可见导管状的无回声区域。
- 通常活检的诊断率很低，虽然术前诊断较为困难，但深挖活检或超声内镜下穿刺吸引细胞学检查具有一定诊断价值。
- 本病有极个别恶变的报道，因此遇到伴有溃疡、形态变化或有增大趋势的情况时要多加注意。

参考文献

Rezvani M, et al. Heterotopic Pancreas：Histopathologic Features, Imaging Findings, and Complications. Radiographics 37：484-499, 2017.

（森山 智彦）

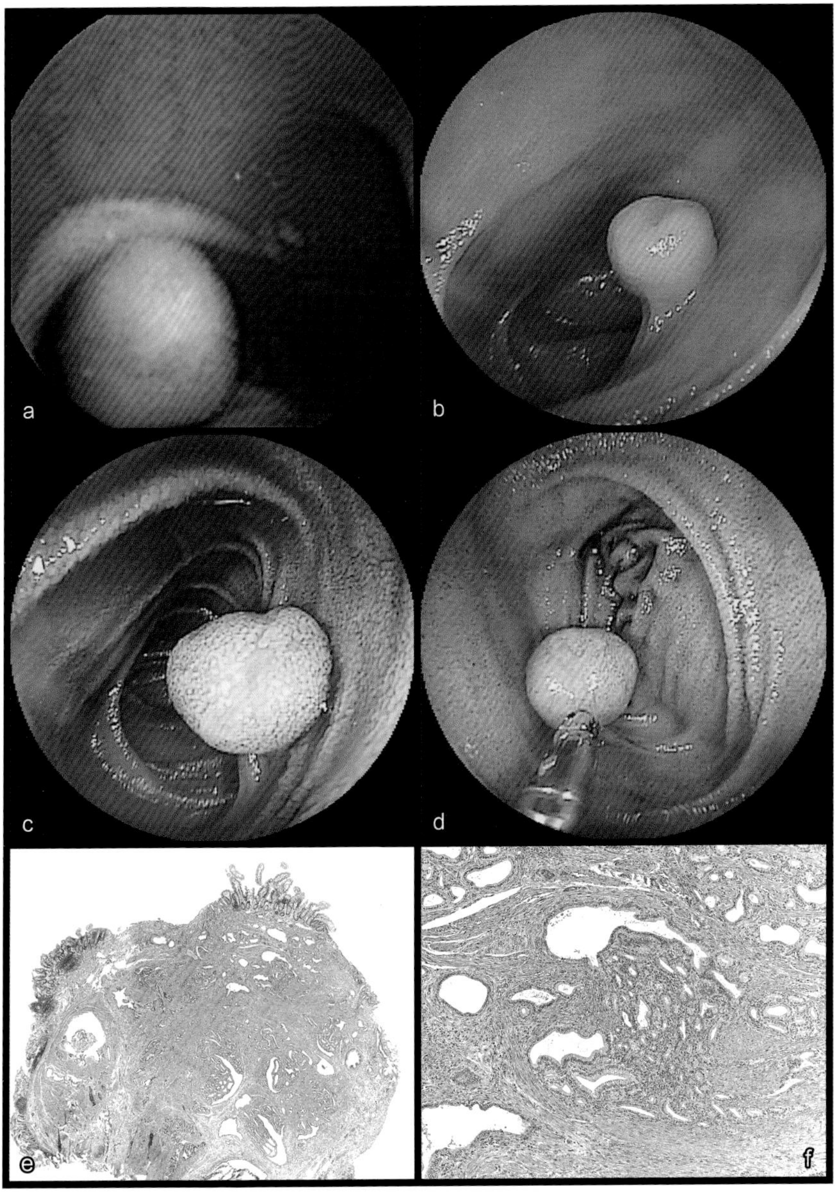

【40 余岁女性。小肠异位胰腺】

a： 胶囊内镜所见。可见位于回肠的亚蒂肿瘤样隆起。

b： 气囊小肠镜。可见表面平滑的隆起，顶部具有浅凹陷。

c： 靛胭脂染色所见。表面由正常黏膜覆盖。

d： 用活检推压呈现 cushion 征阴性。

e： 病理组织所见。表面覆盖正常的小肠黏膜，黏膜正下方到黏膜下层可见密集的导管组织。

f： 未见胰岛成分和腺泡细胞，诊断为 HeinrichⅢ型。

小肠腺瘤

胃 ▶ ㊤126 页
十二 ▶ ㊤217 页
大肠 ▶ 166 页

- 除十二指肠肿瘤以外的小肠良性肿瘤中，腺瘤仅占不到 10%，相对比较少见。
- 腺瘤没有特异性的症状，与其他的肿瘤性病变一样，肿瘤较大时，可能会因肠套叠出现腹痛、梗阻等症状。此外，肿瘤出血（便血）所致的贫血在临床上也较多见。
- 肿瘤较小时，通常无明显症状，常在气囊小肠镜或胶囊内镜检查时偶然发现。
- 组织学上可分为管状腺瘤、管状绒毛状腺瘤及绒毛状腺瘤。绒毛状腺瘤的恶变概率较高。

内镜所见及诊断技巧

- 由于小肠腺瘤的自然史尚未明确，所以对于无症状且体积小的腺瘤，应慎重判断是否行内镜下治疗。
- 小肠腺瘤通常为带蒂或亚蒂的隆起型病变。但发生于家族性腺瘤性息肉病的小肠腺瘤，有时也表现为白光下难以辨认的多发平坦型病变，此时借助色素喷洒可能会获得更好的观察效果。
- 常规内镜观察下若发现病灶有可疑绒毛状结构，则需考虑到病灶有部分癌变可能，应对病灶进行切除。
- 另外，对于像 **a ~ e** 这样存在多个病灶可能的病例，有必要对周边也进行详细观察。结合实际情况，必要时可行气囊小肠镜检查观察整段小肠。

参考文献

江原彰仁，他．上皮性腫瘍（腺腫，癌）．胃と腸 43：527-532, 2008.

（胜木 伸一）

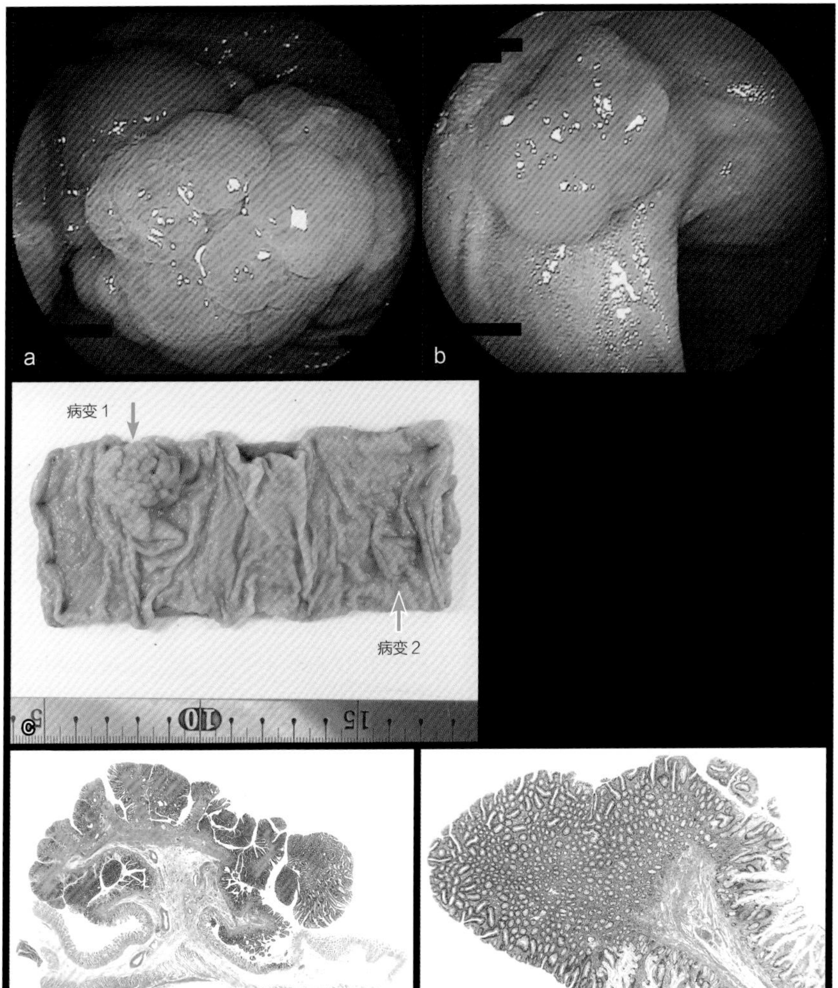

【小肠腺瘤】

a： 回肠内镜所见（回盲瓣口侧约 40cm）。可见大小约 25mm 的 0-Ⅰsp 型肿瘤。

b： 回肠内镜所见（在 **a** 口侧 5cm 处）。可见大小约 8mm 的 0-Ⅱa 型肿瘤。

c： 两处病灶的切除标本（病变 1：**a**；病变 2：**b**）。

d，e： **c** 的病理组织所见（病变 1：**d**，病变 2：**e**）。为部分高度异型的腺瘤。

小肠癌

大肠 ▶ 192 页

- 原发性小肠癌占消化道恶性肿瘤的 0.1% ~ 0.3%，是比较罕见的疾病。多见于男性，男女比约为 2：1。目前已知 Crohn 病等炎症性肠病和家族性大肠腺瘤性息肉病、Peutz-Jeghers 综合征、Lynch 综合征等遗传性疾病是导致小肠癌的危险因素。
- 小肠癌由于难以检查，发现时往往已处于进展期。多因出现腹痛、梗阻等消化道狭窄性症状或贫血、血便等不明原因消化道出血时而被发现。
- 由于小肠癌病例稀少，故尚未确立标准的治疗方式，根据疾病分期可选择内镜切除、外科切除及化疗。根治术后的辅助化疗的有效性研究还处于临床试验中，目前尚未明确。

内镜所见及诊断技巧

- 近年来，胶囊内镜及气囊小肠镜下小肠癌的图像逐渐变得清晰。设备的更迭使得早期病变的检出率得以提高。
- 小肠癌好发于 Treitz 韧带 50cm 以内的近端空肠，以及距回盲瓣 50cm 以内的远端回肠。
- 进展期小肠癌可分为隆起型和溃疡型。前者通常表现为明显的不规则样隆起（**a**）。
- 溃疡型还分为非狭窄型、腔外生长型、环状狭窄型。溃疡型的溃疡不规则，溃疡周边多伴有明显不规则的隆起（**b**），或伴有环堤样隆起，呈现 2 型进展期癌样形态（**c**）。由于小肠的管腔狭小且柔软，所以相比其他消化道癌，环状狭窄型（**d**）较多见。
- 病理大多为高分化~中分化腺癌。但与大肠癌相比，低分化腺癌和黏液癌的比例更高（**e, f**）。

（鸟巢 刚弘）

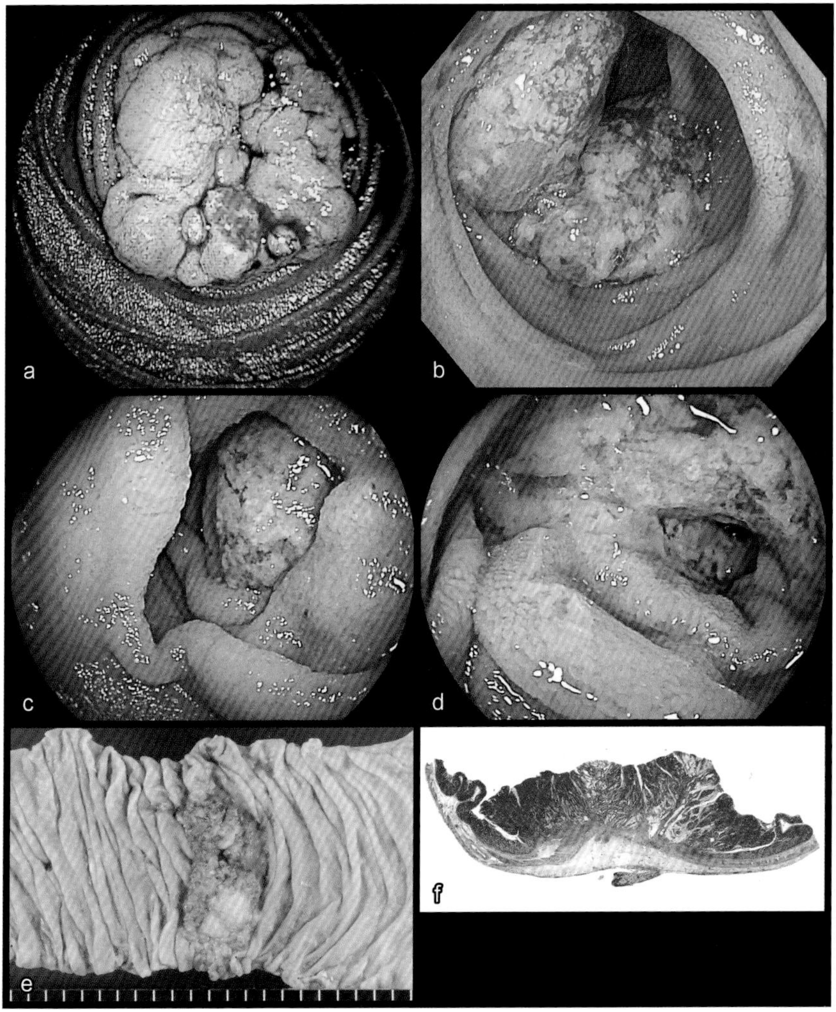

【小肠癌】

a：经口小肠镜所见。可见 1 型进展期癌样隆起。

b：非狭窄型糜烂伴有不规则隆起，深部可见溃疡形成。

c：非狭窄型溃疡周边可见环堤样隆起。

d：可见环状狭窄型溃疡性病变，同时伴有狭窄。

e：切除的标本。

f：病理组织全貌。可见高分化腺癌的部分区域分泌黏蛋白。

NET，NEC

大肠 ▶ 198 页

- 小肠 NET（neuroendocrine tumor；神经内分泌肿瘤）是来源于黏膜深层幼稚内分泌细胞的肿瘤。
- 在欧美，全消化道 NET 中小肠 NET 的发病率为 28.7%，仅次于阑尾，发病率相对较高。在日本，仅为 4% 左右。
- 相比空肠，小肠 NET 更好发于回肠，其中又以回肠末端多见。
- 小肠 NET 即使肿瘤较小也容易发生淋巴结转移。因此对于局限性小肠 NET，也推荐在外科手术切除的同时进行淋巴结清扫。
- 小肠 NEC（neuroendocrine carcinoma；神经内分泌癌）是一种非常罕见、恶性程度极高的疾病。

内镜所见及诊断技巧

- 由于小肠 NET 在黏膜固有层至黏膜下层中呈膨胀性生长，因此呈现广基或亚蒂状黏膜下肿瘤样形态。肿块色调黄白或发红，表面被覆绒毛萎缩的小肠黏膜，整体稍稍偏硬（**a，b**）。随着被覆黏膜逐渐菲薄化，表面往往形成凹陷，有时还伴有糜烂、溃疡。
- 由于小肠 NET 属于上皮下肿物，因此 NBI 或靛胭脂染色下见到菲薄的小肠黏膜有助于诊断（**c，d**）。
- 约有 30% 的小肠 NET 呈多发性，故有必要通过胶囊内镜或气囊小肠镜对全小肠进行检查。
- 在病理组织学上，肿瘤性内分泌细胞排列成实性、条索状、玫瑰花结状、腺泡状细胞团等特征性结构，呈实性肿块状增殖，其间可见富含毛细血管的纤细的间质（**e，f**）。
- 本病可根据嗜铬粒蛋白 A 和突触素等神经内分泌标志物的免疫组化染色进行诊断，根据 Ki-67 指数和核分裂象数、分化程度，可将其分为 NET G1、NET G2、NET G3、NEC。

（佐野村 诚）

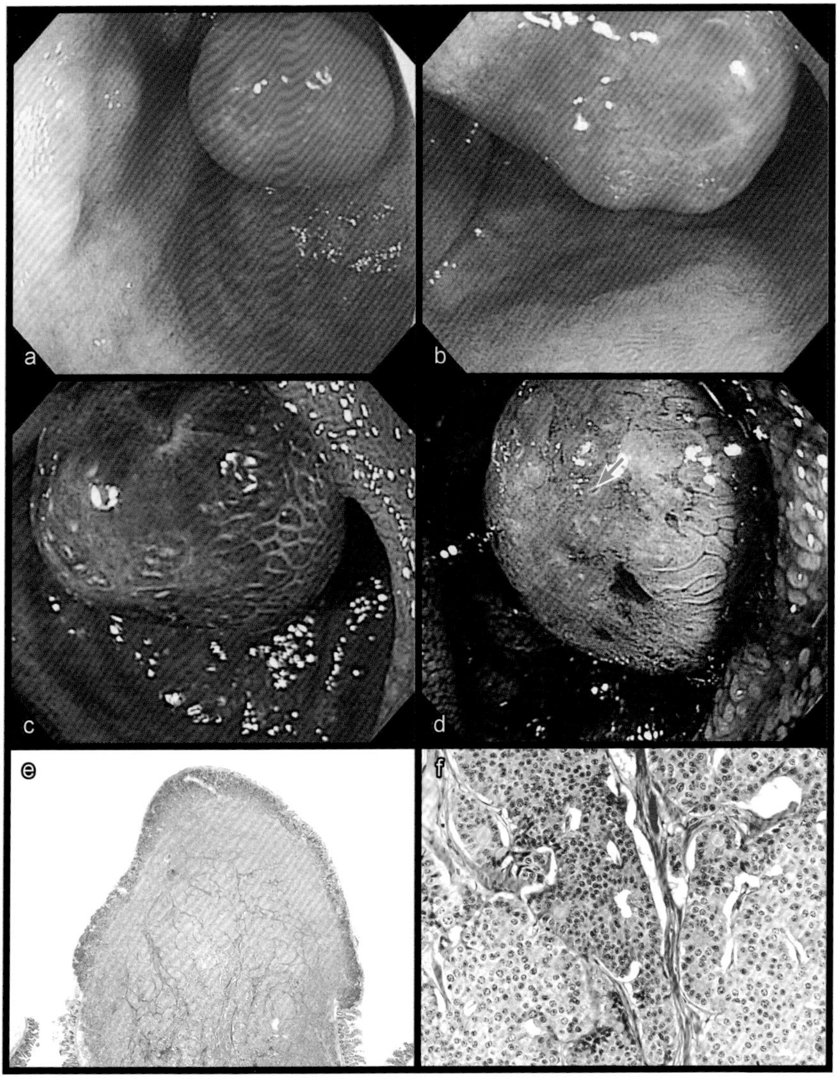

【50 余岁男性。回肠 NET G1】

a： 结肠镜所见（白光观察）。回肠末端可见大小约 10mm、色调发红且质地稍硬的隆起型病变。

b： 放大所见。病变表面比较平滑，但顶部略呈结节样改变。

c： NBI 所见。隆起的病变上可见反映小肠黏膜的 surface pattern（表面结构）。

d： 靛胭脂染色所见。隆起顶部可见正常腺管（→），故考虑为黏膜下肿物。

e： 切除标本的病理组织全貌。可见被覆小肠黏膜的肿块。

f： 病理组织所见（HE 染色）。小型圆柱形细胞呈玫瑰花结状、团巢状增殖，浸润至黏膜下层，诊断为小肠（回肠）NET G1。另外，本例伴有淋巴结转移。

血管瘤

食管 ▶ ㊤31 页
大肠 ▶ 202 页

- 血管瘤是比较罕见的疾病，据报道约占小肠肿瘤性病变的 10%。
- 虽然本病大多是以黑便、腹痛、贫血等主诉就诊时候被发现，但偶然被发现的病例也在逐渐增多。
- Kaijser 从病理形态学上将消化道血管瘤分为：Ⅰ型：多发性静脉扩张；Ⅱ型：海绵状血管瘤（a：弥漫性；b：局限性息肉样）；Ⅲ型：单纯性毛细血管瘤；Ⅳ型：血管瘤病。
- 蓝色橡皮泡痣综合征（blue rubber bleb nevus syndrome；BRBNS）是以皮肤及消化道为中心，伴全身脏器多发血管瘤的一种综合征。

内镜所见及诊断技巧

- 内镜下特征性表现为广基~亚蒂型的隆起，外观类圆形或蓝色多房型。小病变被覆正常黏膜，相对扁平；而大型病变由于黏膜菲薄化、脱落，使血管瘤的顶部显露而呈现凹凸不平的外观。
- 在 BRBNS 中可出现处于各个阶段的血管瘤，故内镜表现丰富多样。另外，若见到全身皮肤多发的蓝色乳头样血管瘤，则诊断较为容易。
- 由于同属消化道多发血管性病变，诊断时也需考虑到 Osler-Weber-Rendu 综合征（遗传性出血性毛细血管扩张症）和动静脉畸形（arteriovenous malformation；AVM）等疾病。
- 小肠血管瘤主要存在于黏膜下层，但有时也可累及浆膜及其他器官。超声内镜检查时可见主要位于黏膜下层到肌层的伴有声影的高回声区域及数个小型无回声区域，有助于鉴别诊断及治疗方案的选择。

参考文献

Kaijser R. Uber Hamangiome des Tractus Gas trointestinalis. Arch Klin Chir 187：351-388, 1936.

（壶井 章克，冈 志郎）

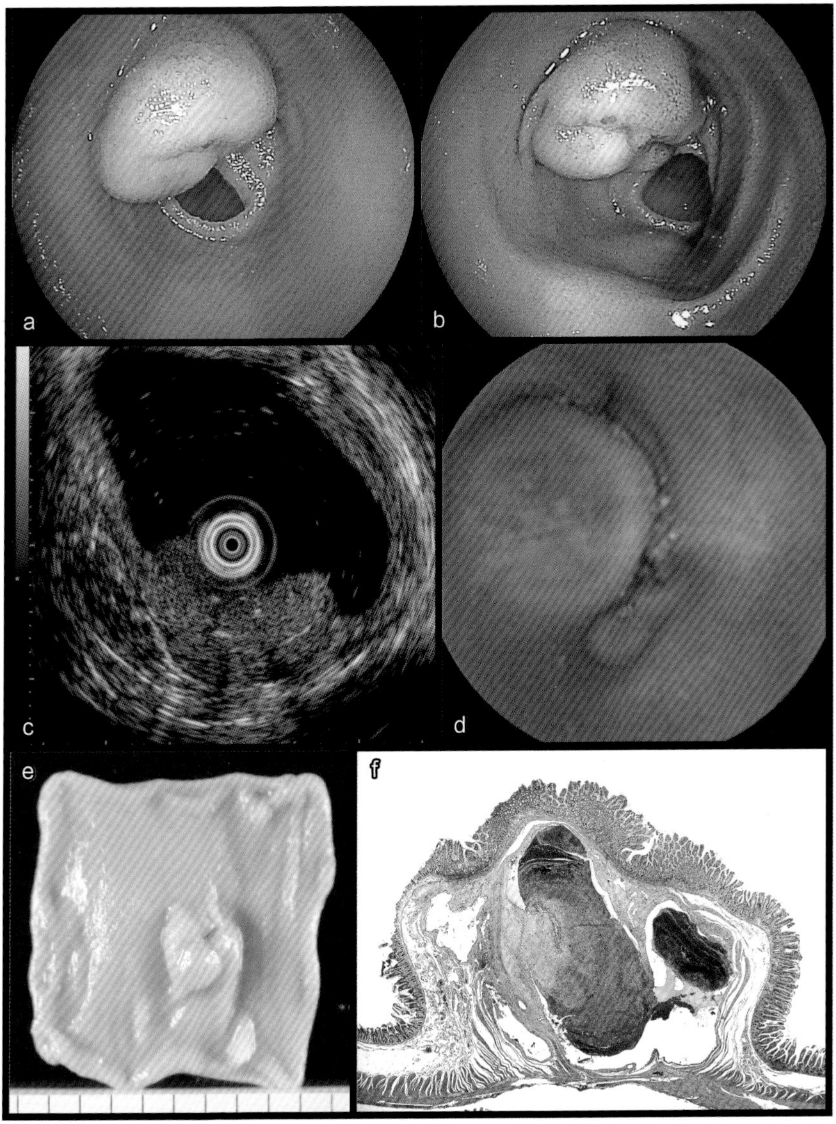

【70 余岁女性。回肠血管瘤】

a，b： 双气囊小肠镜所见。可见顶部发红的蓝色黏膜下肿瘤。

c： 超声内镜所见。扫查到位于黏膜下层的伴有钙化的低回声肿物。

d： 胶囊内镜所见。可见蓝色的黏膜下肿瘤样隆起。

e： 切除标本所见。

f： 病理组织所见。符合静脉性血管瘤表现，内部可见机化血栓及钙化。

炎性纤维性息肉（IFP）

食管 ▶ ㊤ 47 页
胃 ▶ ㊤ 162 页
大肠 ▶ 206 页

- 炎性纤维性息肉（inflammatory fibroid polyp；IFP）是可发生在整个消化道的良性肿块性病变。在小肠中以回肠居多。
- 病理组织学上，黏膜固有层深层~黏膜下层可见伴有小血管增生的成纤维细胞样梭形细胞的增殖灶，并伴有不同程度的嗜酸性粒细胞浸润。
- 虽然本病发病原因不明，但目前认为其属于反应性炎性息肉样病变的炎症学说占据学界主流，故被归为非肿瘤性息肉。近年来有报道称本病与血小板衍生生长因子受体 α（platelet-derived growth factor receptor alpha；*PDGFRA*）基因突变（小肠 IFP 主要为外显子 12 突变）相关。

内镜所见及诊断技巧

- 小肠 IFP 约 70% 发生在回肠，尤其好发于回肠末端 50cm 以内（45%），大小大多为 30mm 左右。
- 临床表现以并发肠套叠，或以腹痛、呕吐等肠梗阻症状居多。但也有少数病例是以便血、黑便为主诉或粪便隐血阳性来就诊时被发现。
- 内镜下观察可见质硬、带蒂或亚蒂的黏膜下肿块样隆起（**a，b**）。病变增大时顶部容易出现糜烂、溃疡（**d**），有时可呈现阴茎龟头样外观。
- 由于病变主要存在于黏膜固有层深部以深，因此较难通过活检直接获取病理组织学诊断，故多采取兼顾诊断及治疗的内镜下切除或外科腹腔镜下切除等手段（**e，f**）。建议先行 EUS 检查进行鉴别诊断。

参考文献

小林広幸，他．消化管炎症性類線維ポリープ（IFP）の診 断と治療．胃と腸 39：640-646，2004．

（石桥 英树）

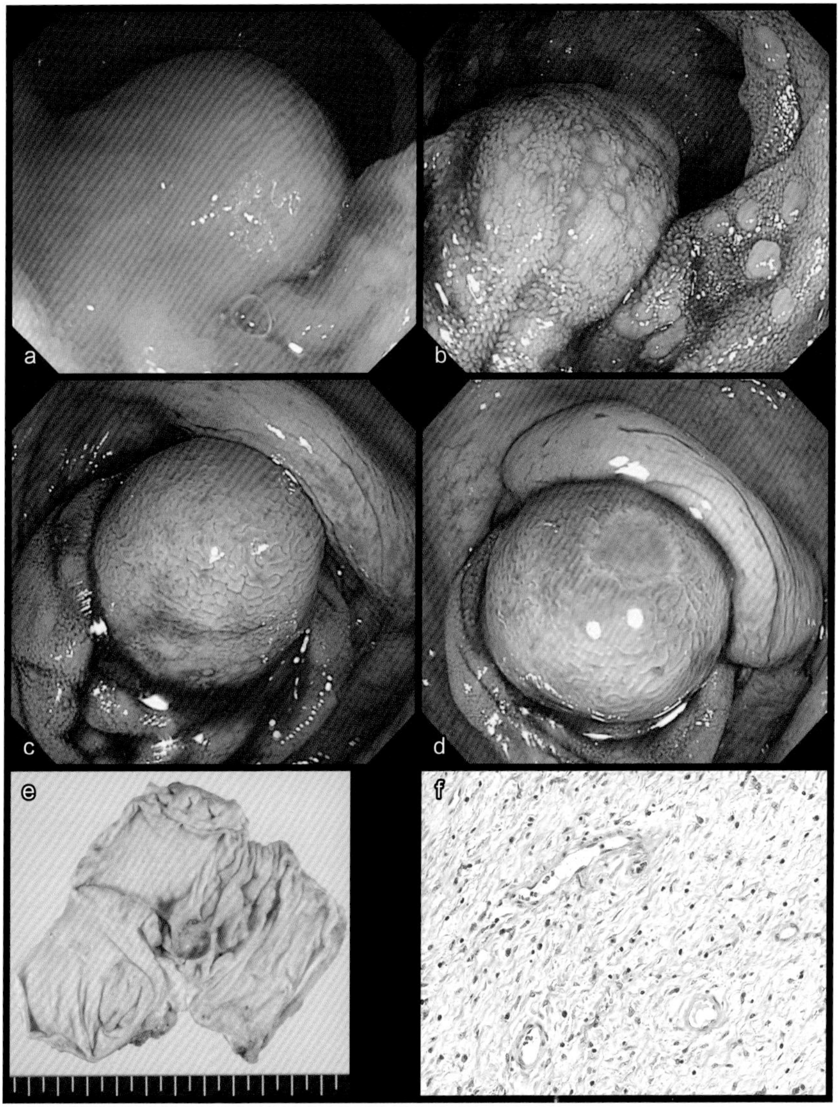

【60 余岁男性。回肠 IFP】

a： 结肠镜所见（回肠末端）。可见长径约 20mm、表面平滑的亚蒂黏膜下肿块样隆起。

b： 靛胭脂染色所见（回肠末端）。隆起表面覆盖正常黏膜。

c： 靛胭脂染色所见（回盲部）。可见从回肠末端向回盲部移动的活动性肿块。

d： 靛胭脂染色所见（回盲部）。隆起顶部可见发红、糜烂。

e： 切除标本所见。可见茶褐色的亚蒂黏膜下肿块样隆起。

f： 病理组织所见。可见伴有胶原纤维增生的梭形细胞增殖。

Peutz-Jeghers 综合征

胃 ▶ ㊤182 页
十二 ▶ ㊤239 页
大肠 ▶ 180 页

- Peutz-Jeghers（PJ）综合征是一种具有①发生于食管外全消化道的错构瘤性息肉病、②以口周为主的皮肤和黏膜色素沉着、③常染色体显性遗传这三大特征的疾病。
- *LKB1/STK11* 基因的突变被认为是本病病因。虽然属于遗传性疾病，但却有 50% 为无明确家族病史的散发病例，诊断时需提高警惕。
- 本病就诊时的症状可见：增大的息肉引起套叠所致的肠梗阻和腹痛；息肉部分缺损或脱落引起的血便、黑便、贫血等。另外，黑褐色的色素斑多在出生后数月出现，有助于年幼患者的诊断。
- PJ 综合征患者是发生恶性肿瘤（含消化道肿瘤）的高风险人群。50 岁之前约 30% 的病例可发生消化道、胰腺、乳房、睾丸、卵巢、肺的恶性肿瘤，而 70 岁之前上述疾病的发病率高达 80%，故定期随访、监测非常重要。

内镜所见及诊断技巧

- 病变多为亚蒂~带蒂的形态，色调为发红～发白。病变表面多平滑，但增大时可呈分叶状或结节状。
- 病变多具有类圆形、椭圆形、星芒状、脑回状等丰富的表面结构（**a～d**）。PJ 型息肉在病理上属于错构瘤性息肉，表现为树枝状延伸的平滑肌纤维束和被覆的非肿瘤性黏膜所构成的特征性组织构造（**e，f**）。
- 病变最初仅表现为黏膜增生，随着病变进展，腺管簇向黏膜下层生长，挤压黏膜肌层，上述过程的反复形成了树枝状结构，加上蠕动等作用于息肉表面的机械性刺激，共同影响了病变在内镜下所呈现的形态及色调。
- 内镜下需与幼年性息肉病、家族性腺瘤性息肉病、PTEN 错构瘤综合征、Cronkhite-Canada 综合征等相鉴别。有时 PJ 型息肉在内镜下难以与腺瘤进行鉴别。必要时需参照全身表现进行综合诊断。

参考文献

坂本博次，他．過誤腫性ポリポーシス，日消誌 114：422-430, 2017.

（三上 荣）

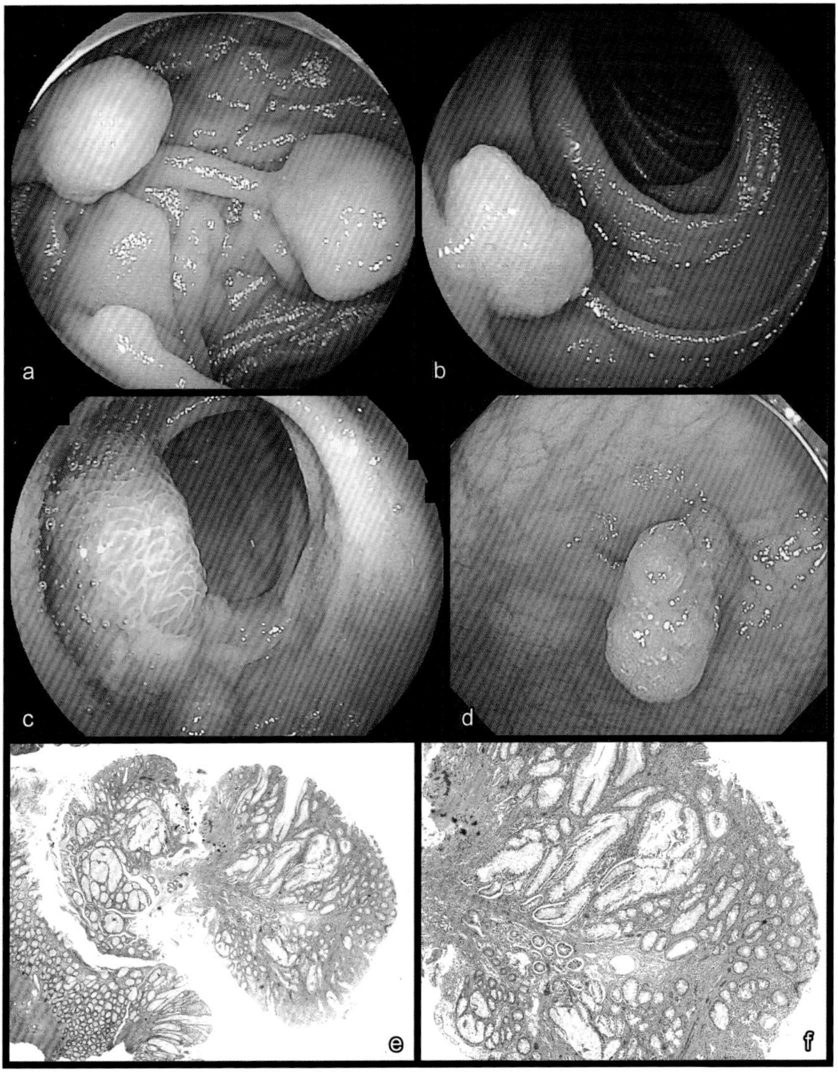

【PJ 综合征。内镜表现丰富的小肠、大肠息肉】

a： 小肠镜所见。空肠可见表面平滑、与周围黏膜同色调的多发带蒂息肉（10 余岁，男性）。

b： 空、回肠移行部附近可见具有绒毛状表面结构的亚蒂息肉（20 余岁，男性）。

c： 空肠可见发红、表面结节状的亚蒂息肉（10 余岁，男性）。

d： 结肠镜所见。横结肠可见与周围黏膜同色调的分叶状带蒂息肉（10 余岁，男性）。

e, f： 病理组织所见（**e**：×20；**f**：×40）。可见树枝状分叉的平滑肌纤维束及没有异型性的树枝状增生的黏膜上皮。

GIST

食管 ▶ ㊤77 页
胃 ▶ ㊤166 页
十二 ▶ ㊤227 页
大肠 ▶ 210 页

- GIST（gastrointestinal stromal tumor；胃肠道间质瘤）是由梭形细胞和类上皮样细胞构成的间叶系肿瘤，免疫组织染色中 CD117 的阳性率约 95%。此外，CD34、DOG1 等也多呈阳性。
- *c-kit* 基因或 *PDGFRA*（platelet-derived growth factor receptor-α；血小板衍生生长因子受体 α）基因的突变检测对于难以确诊的病例有一定帮助。
- 危险度分级可参照 Fletcher 标准、Miettinen 标准及 modified Fletcher 标准等，将肿瘤长径、核分裂象数、部位、肿瘤包膜有无破裂等作为评估恶性程度的指标。
- 原则上，可外科切除的 GIST 推荐手术切除，无法切除或复发的 GIST 则需服用伊马替尼治疗。

内镜所见及诊断技巧

- 本病表现为隆起的黏膜下肿块，根据肿瘤的发育形态可分为：向肠腔内突出的腔内生长型、壁内生长型；向肠道壁外发育的腔外生长型及混合型。
- 肿瘤顶部经常可见糜烂、溃疡。
- 肿块及其附近可能存在因肿瘤本身所致或因肿瘤挤压而继发的扩张血管，在活检等操作时需引起注意。
- 神经纤维瘤病Ⅰ型（neurofibromatosis type 1）合并 GIST 的患者属于 *c-kit* 基因或 *PDGFRA* 基因均无突变的罕见的 GIST 的代表，此类患者往往在十二指肠以下的小肠出现多发 GIST。
- EUS 扫查可见与第 4 层（固有肌层）相连续的均匀~不均匀的低回声肿块。由于肿块本身会导致回声衰减，比起从病灶中央开始扫查，用细径探头抵住病灶边缘开始扫查更容易判断肿块与肠壁层次的连续性。
- 本病需与平滑肌瘤、神经鞘瘤、硬纤维瘤等相鉴别，但仅凭内镜下诊断较为困难。需结合 EUS 和活检等进行综合判断。

参考文献

日本癌治療学会，他（編）. GIST 診療ガイドライン，2014 年 4 月改訂（第 3 版）. 金原出版，2014.

（松田 知己）

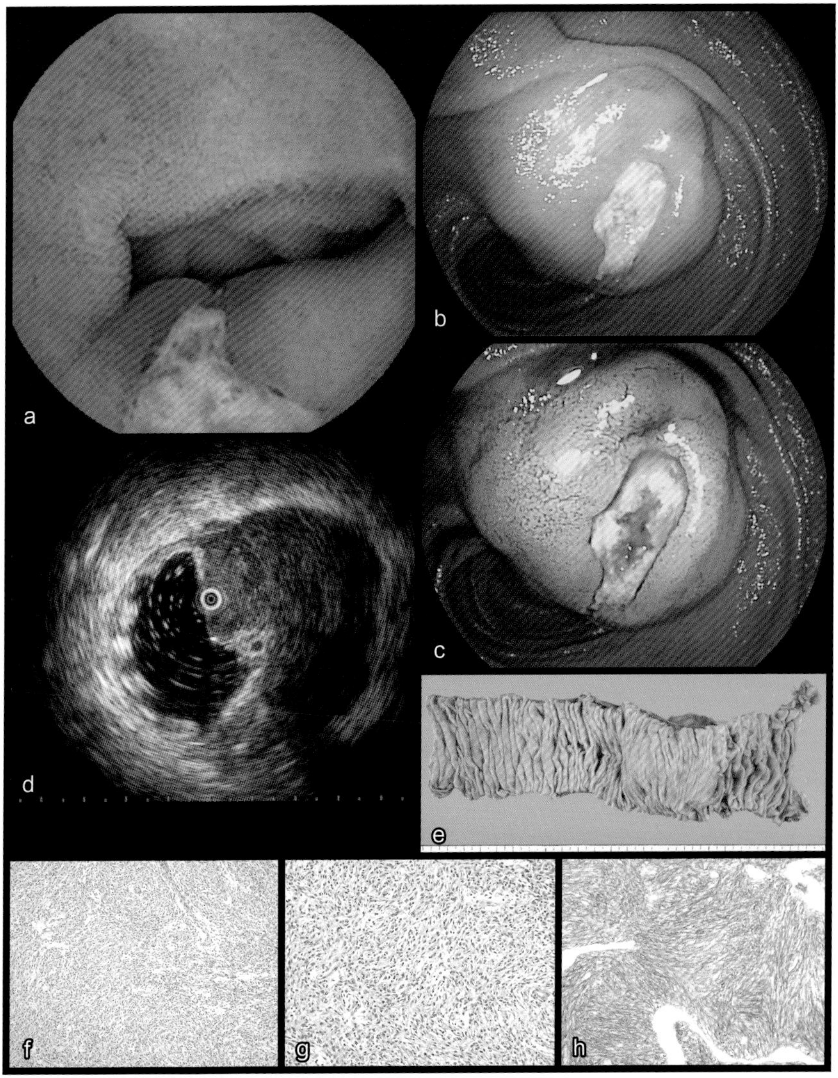

【60 余岁男性。小肠 GIST】

a： 小肠胶囊内镜。可见顶部有溃疡的隆起型病变。

b： 双气囊小肠镜所见（常规观察）。

c： 双气囊小肠镜所见（靛胭脂染色）。可见顶部存在溃疡的黏膜下肿块。

d： 超声内镜所见（12MHz 细径探头）。可见与第 4 层连续的、内部不均匀低回声的肿块。

e： 切除的标本。可见顶部有大小约 5cm × 3.5cm 溃疡的黏膜下肿块。

f ~ h： 病理组织所见。HE 染色（**f，g**）下可见嗜酸性胞浆的梭形细胞交错排列增生，免疫组化染色 CD117 阳性（**h**）。

恶性淋巴瘤

食管 ▶ ㊤79 页
胃 ▶ ㊤168, 172 页
十二 ▶ ㊤229 页
大肠 ▶ 214 页

- 小肠恶性淋巴瘤占小肠恶性肿瘤的 30%～40%，占消化道淋巴瘤的 20%～30%。近年来，随着小肠镜的更新迭代，本病的发病率也逐渐增加。
- 组织学类型上，以弥漫性大 B 细胞淋巴瘤（diffuse large B-cell lymphoma；DLBCL）最多见。近年来滤泡性淋巴瘤（follicular lymphoma；FL）发病率也在增加。mucosa-associated lymphoid tissue（MALT）淋巴瘤和 T 细胞淋巴瘤也较常见。
- 在消化系统肿瘤的《WHO 分类（第 5 版）》（2019 年）中，单独定义了十二指肠型 FL。另外，旧版分类将肠病相关性 T 细胞淋巴瘤（enteropathy-associated T-cell lymphoma；EATL）分为与乳糜泻相关的Ⅰ型和不相关的Ⅱ型。新版分类中则仅将Ⅰ型归为 EATL，而原来的Ⅱ型则重新命名为单形性亲上性皮肠道 T 细胞淋巴瘤（monomorphic epitheliotropic intestinal T-cell lymphoma；MEITL）。
- 小肠恶性淋巴瘤发现时多处于进展期，预后通常比胃恶性淋巴瘤差。

内镜所见及诊断技巧

- 由于本病通常多发，故最好能借助胶囊内镜等进行全小肠观察。
- 恶性淋巴瘤与癌不同，病变边界平缓，没有断崖样边缘，溃疡周围可见特征性的耳郭样环堤。与癌相比，病变较软且伸展性良好。
- 国际上目前无明确的肉眼分类标准。笔者将其分为：①隆起型；②溃疡型（狭窄型、非狭窄型、动脉瘤型）；③ MLP（multiple lymphomatous polyposis）型；④弥漫型；⑤混合型。动脉瘤型、非狭窄型是淋巴瘤的特征性类型。
- 肉眼形态和组织学类型相关。DLBCL 和 MALT 淋巴瘤多为溃疡型和隆起型，FL 和套细胞淋巴瘤多呈 MLP 型，T 细胞淋巴瘤多见溃疡型和弥漫型。
- FL 在十二指肠和空肠多呈白色调的 MLP 型，而在回肠白色样病变则不明显。以大细胞为主的 3a 级以上的 FL 可表现出与 DLBCL 类似的形态。FL 少数情况下可表现为伴有狭窄的弥漫型。
- 确诊必须依靠含免疫组化染色在内的病理组织学检查，标本可经气囊小肠镜下活检而获取。

参考文献

中村昌太郎，他．空·回肠恶性淋巴瘤 168 例 臨床病理学的特徴—X 線·内視鏡所見を中心に．胃と肠 48：1461-1473，2013．

（池上 幸治，中村 昌太郎）

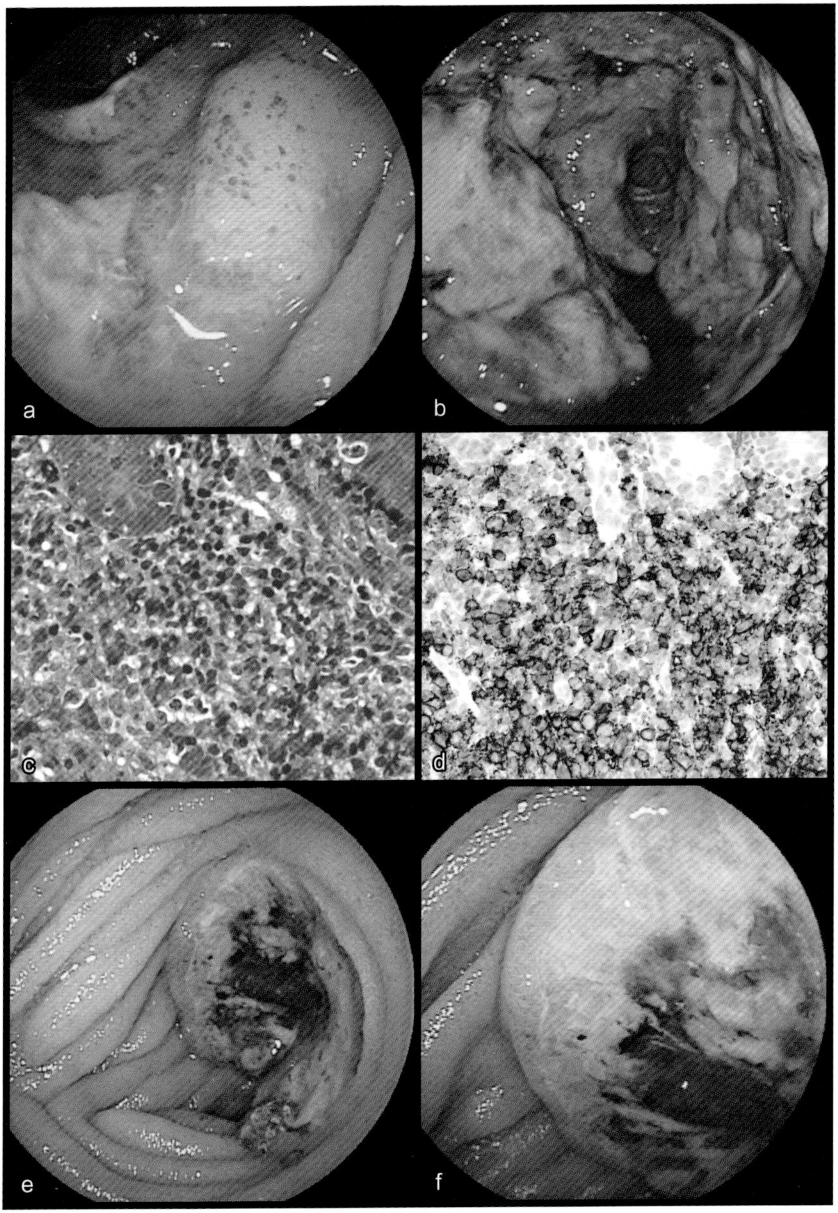

【80 余岁男性。溃疡（非狭窄）型 DLBCL】

a： 经肛双气囊小肠镜所见。病变肛侧有可见水肿的非肿瘤性黏膜。

b： 可见几乎环周的溃疡，内部凹凸不规则，但内腔未见狭窄。

c： 切除标本的病理组织所见（HE 染色）。可见大型异型淋巴细胞弥漫性浸润。

d： 病理组织所见（CD20 染色）。肿瘤细胞的 B 细胞标记 CD20 弥漫阳性。

【70 余岁女性。隆起型 DLBCL】

e, f： 经口双气囊小肠镜。空肠内可见伴有狭小耳郭样环堤的溃疡性肿块。

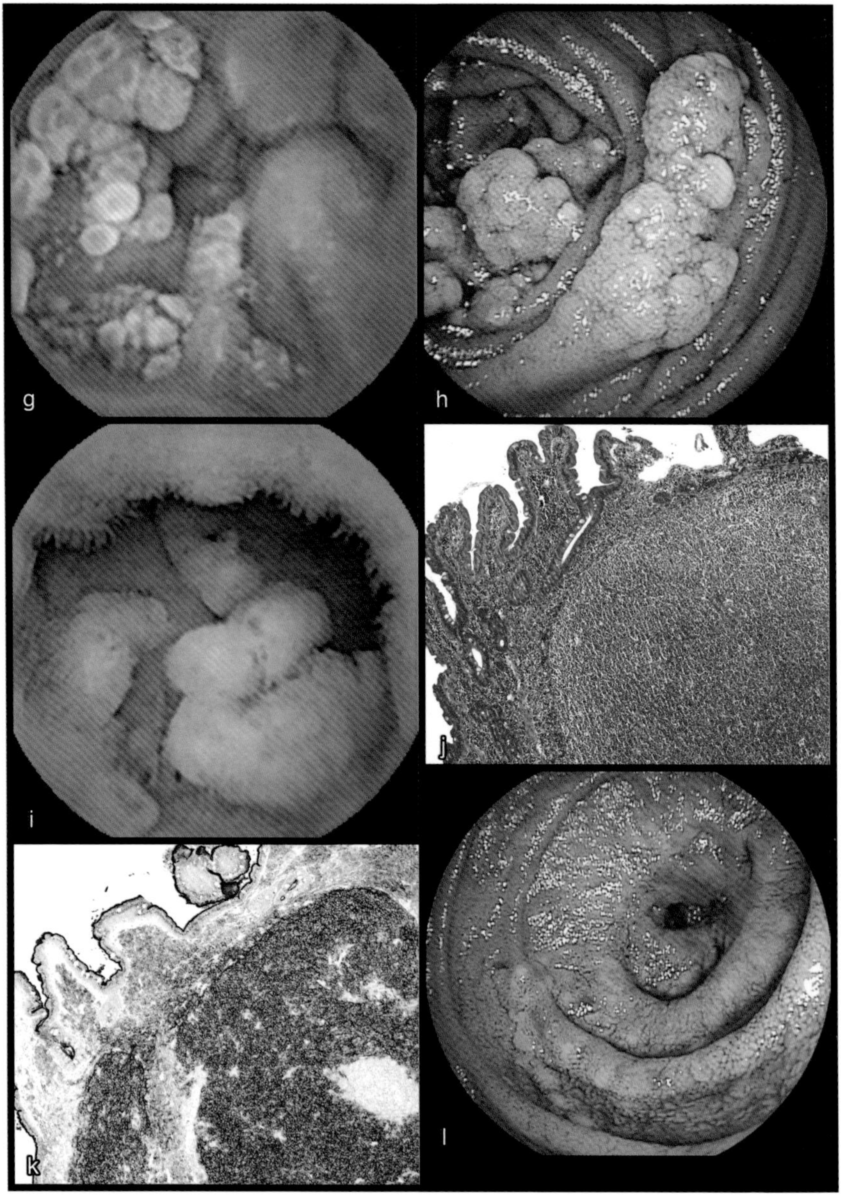

【60 余岁男性。MLP 型 FL】

g： 胶囊内镜所见。小肠上段可见多发白色小隆起集簇分布。

h： 经口双气囊小肠镜所见。可见部分小隆起有融合趋势。

i： 回肠病变的胶囊内镜所见。可见与周围黏膜同色调的多发结节样隆起。

j： **h** 的活检组织所见（HE 染色）。黏膜到黏膜下层可见异型淋巴细胞形成滤泡样结构并浸润。

k： 活检组织所见（CD10 染色）。肿瘤细胞弥漫阳性。

【60 余岁女性。溃疡（狭窄）型 FL】

l： 经口双气囊小肠镜所见。可见空肠狭窄，口侧伴有多发小隆起。

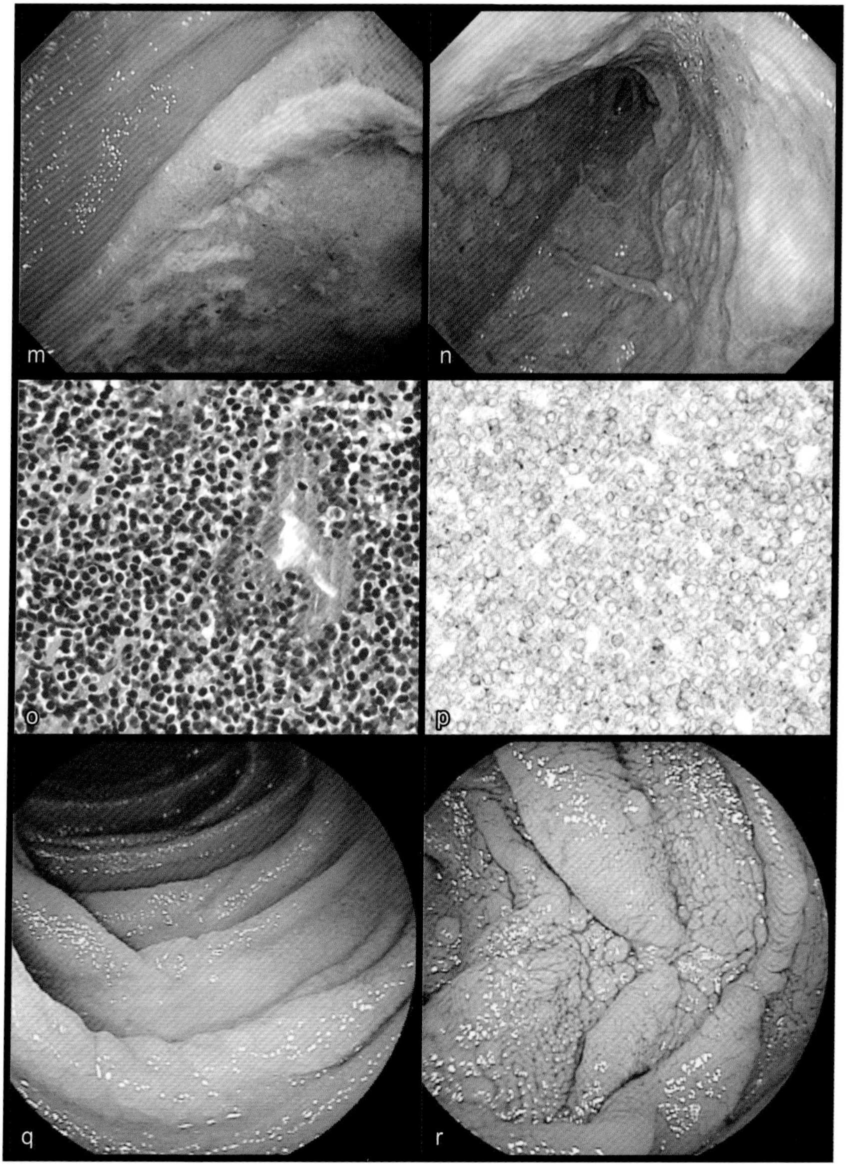

【60 余岁男性。溃疡（动脉瘤）型 MEITL】
m： 经口单气囊小肠镜所见。可见口侧伴有耳郭样环堤的溃疡性病变。
n： 可见环周性溃疡伴内腔扩张，且有大量残渣贮留。
o： 切除标本的病理组织所见（HE 染色）。可见小型异型淋巴细胞弥漫性浸润。
p： 病理组织所见（CD3 染色）。肿瘤细胞弥漫阳性。
【50 余岁男性。弥漫型 MALT 淋巴瘤】
q，r： 经肛双气囊小肠镜所见。回肠可见不均匀的水肿状肿大皱襞。

恶性黑色素瘤

食管 ▶ ㊤81 页

- 恶性黑色素瘤是产生黑色素的黑素细胞（melanocyte）癌变所致的恶性肿瘤。可通过淋巴道转移、血行转移至全身任何一个脏器。常见的转移部位有肺、皮肤及肝脏，预后不良。
- 皮肤原发恶性黑色素瘤最多见，而原发于消化道的较少见。消化道原发恶性黑色素瘤多见于食管、直肠肛门交界部，小肠原发罕见。
- 消化道是本病转移易累及的器官，多见于小肠，其次是胃、结肠和十二指肠。多以肠梗阻或消化道出血等急腹症来就诊时被发现。
- 无（低 / 乏）色素性的病例约占 10%。

内镜所见及诊断技巧

- 恶性黑色素瘤的内镜下首要特征就是黑色调病变。
- 病变的形态：①黑色结节；②黏膜下肿瘤；③息肉样隆起型病变；④中央坏死形成凹陷的隆起型病变；⑤无隆起的多发小黑斑；⑥蓝黑色色调息肉样病变；⑦溃疡形成型肿瘤等。病灶大小不等。
- 部分病例无黑色外观。肉眼表现因组织黑色素量不同可呈现黑色 · 紫色~粉红色 · 褐色的外观，这些被称为无（低 / 乏）色素性恶性黑色素瘤。但这些肿瘤的某一部分，特别是肿瘤基底部附近可见黑色调变化。
- 在 NBI 放大观察像中，在腺管结构保留的部位很难观察到微血管。原因可能是在被覆上皮正下方，具有黑色素的肿瘤细胞在不破坏原有腺管结构的情况下增殖，使得上皮下毛细血管难以辨认。
- 需要与本病鉴别的黑色调病变有胃黏膜黑点。胃黏膜黑点的病理学特点为褐色物质贮留于囊泡状扩张的腺管内，可见于根除幽门螺杆菌（*H.p*）后的胃黏膜。
- 病理组织学特征为具有黑色素的异型细胞分布于黏膜固有层到黏膜下层，主要在黏膜下层形成结节。通常，异型细胞呈现出破坏黏膜样表现的考虑为原发性，与黏膜不具有连续性的考虑为转移性。免疫组化可见 cytokeratin 阴性，Vimentin、S-100、NSE 阳性，有助于确诊。

（松本 启志）

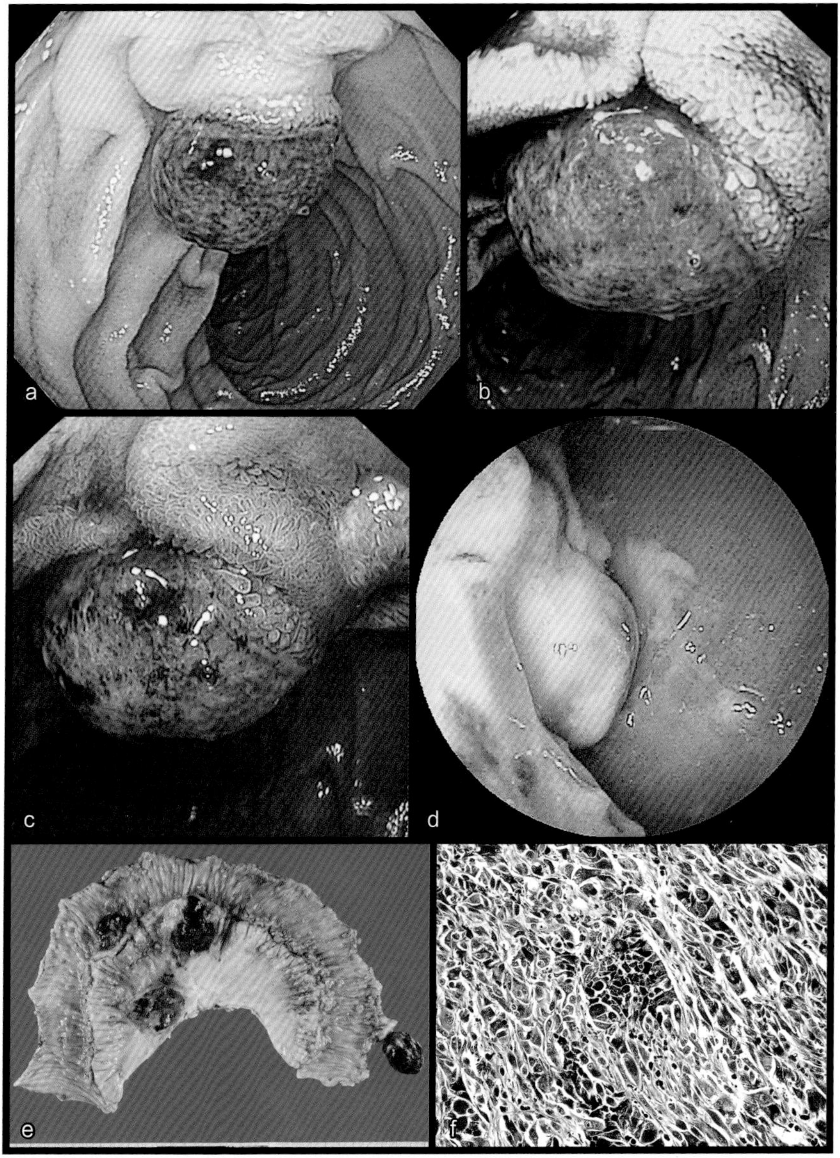

【70 余岁男性。十二指肠 · 小肠恶性黑色素瘤】

a： 十二指肠内镜所见。Vater 乳头附近可见边界清晰的黑色隆起型病变。

b： 靛胭脂染色所见。

c： NBI 放大观察所见。

d： 小肠内镜所见。无（低/乏）色素性恶性黑色素瘤。

e： 切除标本所见。

f： 病理组织所见。可见细胞内有褐色色素的大小不等的多边形～梭形细胞。

转移性小肠肿瘤

食管 ▶ ㊤75 页
胃 ▶ ㊤178 页
十二 ▶ ㊤235 页

- 所有脏器的肿瘤均可能转移至小肠，在小肠以外存在原发灶的小肠肿瘤称为转移性小肠肿瘤。转移性小肠肿瘤的常见原发灶在不同研究中均有所差异，不过在日本以肺癌、恶性黑色素瘤、食管癌、肾癌、乳腺癌多见。近年来，随着化疗等治疗的进展，转移性小肠肿瘤的预后得到一定改善，再加上胶囊内镜、气囊小肠镜等小肠内镜诊断及 PET-CT 等影像学诊断的发展，转移性小肠肿瘤的报道例数也在不断增加。
- 肿瘤较小时通常无症状而难以被发现，多在尸检时被发现。生前诊断则多见于因大型病变导致便血、肠梗阻、肠套叠、穿孔等危急症状的情况，在内镜检查明确诊断之前就接受急诊手术等治疗的病例也不少见。

内镜所见及诊断技巧

- 本病通常经由小肠胶囊内镜或经口 / 经肛气囊小肠镜进行观察。由于转移性小肠肿瘤主要位于黏膜下方，病变进展时可见到黏膜下肿瘤样隆起，中央伴有凹陷，这种经典表现称为牛眼征（bull's eye appearance）。病变多发也是转移性小肠肿瘤的特征之一。
- 本病需与原发性小肠癌、恶性淋巴瘤、胃肠道间质瘤（gastrointestinal stromal tumor；GIST）、神经内分泌肿瘤（neuroendocrine tumor；NET）等相鉴别。其中，恶性淋巴瘤、GIST、NET 也多呈黏膜下肿瘤样的肉眼形态，鉴别较为困难，但病灶多发或临床提示有明确的原发灶时，应考虑到转移性小肠肿瘤。
- 最终诊断应根据内镜活检或手术标本的病理组织学诊断及病史综合分析。

参考文献

渡辺憲治，他．小腸腫瘍性疾患―転移性腫瘍．胃と腸 43：570-574, 2008.

（长谷川 隆，矶本 一）

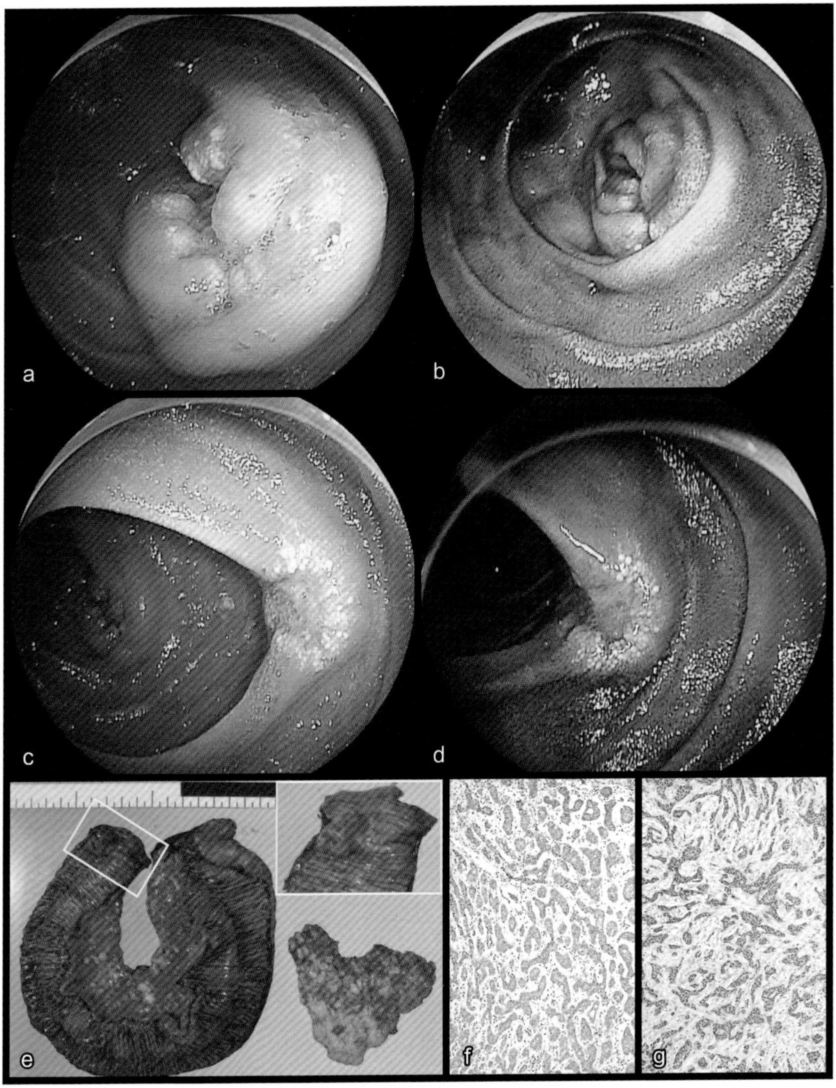

【80 余岁男性。转移性小肠肿瘤（原发灶：肺癌）】

a： 经口双气囊小肠镜所见（空肠）。顶部伴有溃疡的黏膜下肿瘤样隆起，造成肠腔狭窄。

b： **a** 的靛胭脂染色所见。

c： **a** 的口侧 5cm 左右可见 0-Ⅱc 样病变。

d： **c** 的靛胭脂染色所见。

e： 切除标本所见。

f, g： 病理组织所见。可见与先前切除的肺部原发灶（**g**）为同一类型的肿瘤。

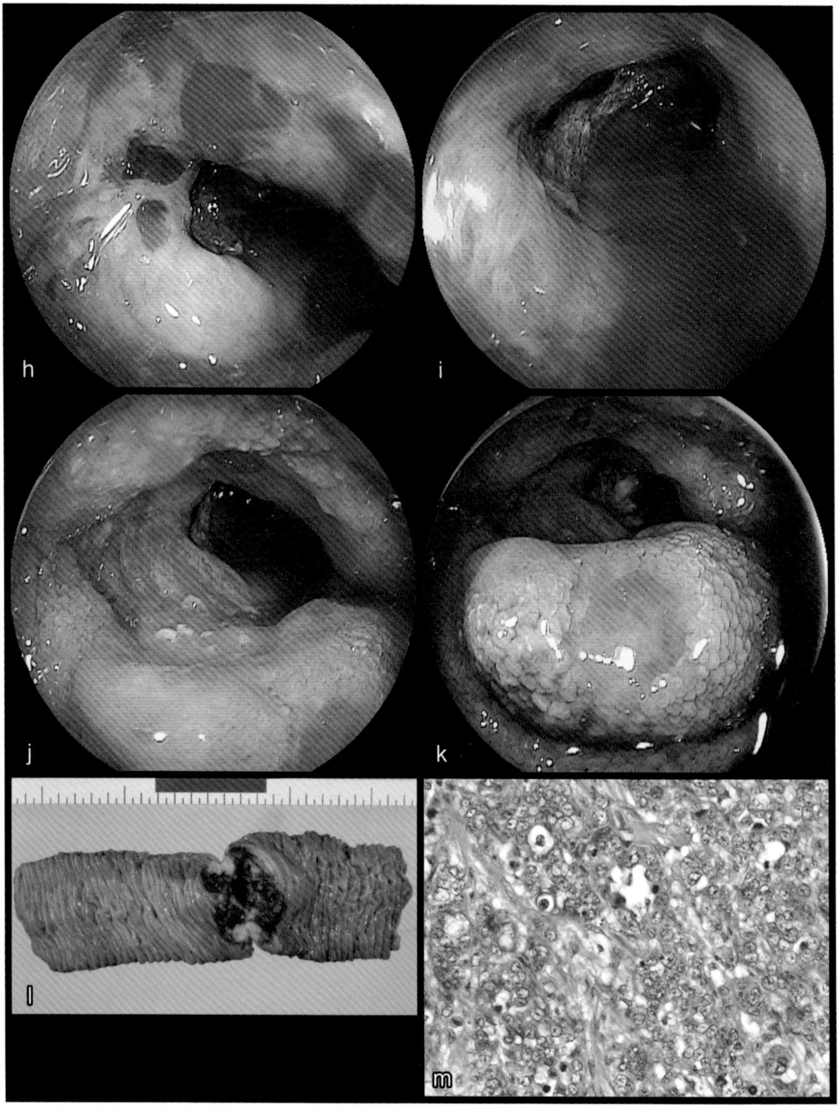

【60 余岁女性。转移性小肠肿瘤（原发灶：胃癌）】

h： 经口双气囊小肠镜所见（空肠）。可见伴有亚环周性溃疡的隆起型病变。

i： 肿瘤易出血，因贫血就诊而被发现。

j： **h** 的偏口侧可见多发不规则隆起。

k： **j** 的靛胭脂染色所见。环堤似乎为正常黏膜。

l： 切除标本所见。

m： 病理组织所见。可见与先前就医时切除的胃原发灶同为低分化型腺癌。

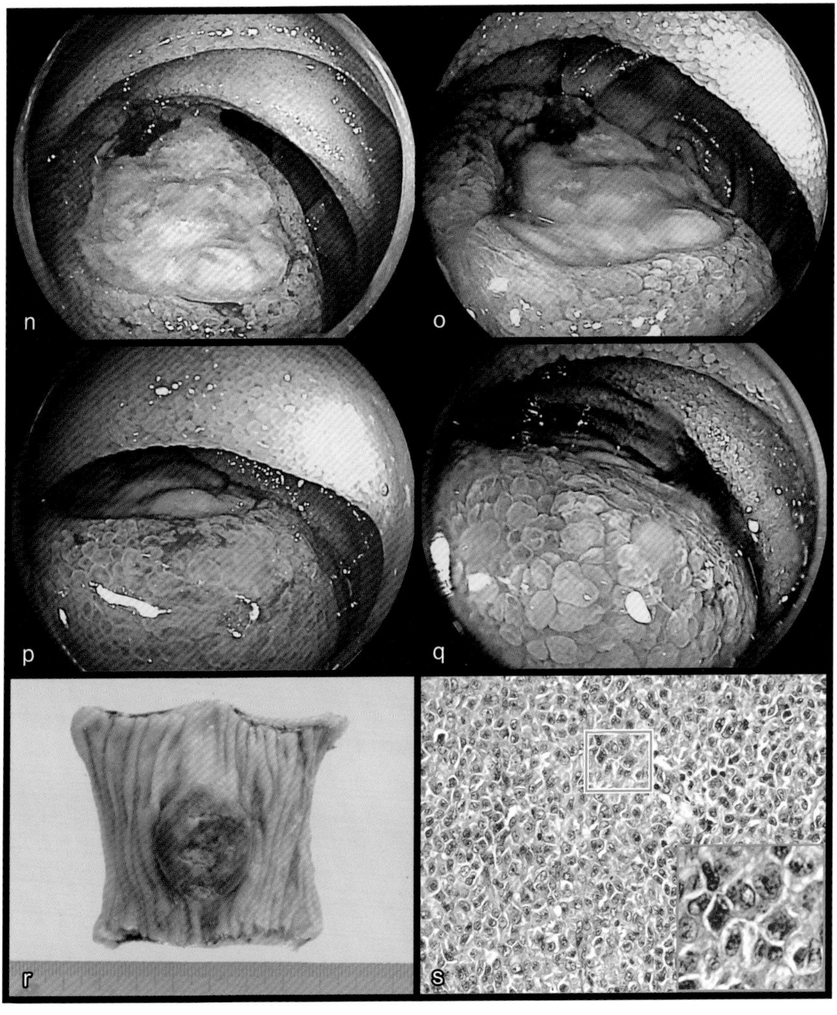

【80 余岁男性。转移性小肠肿瘤（原发灶：恶性黑色素瘤）】

n： 经肛双气囊小肠镜所见（回肠）。可见顶部伴有溃疡的黏膜下肿瘤样隆起，溃疡底部稍稍发黑。

o： n 的靛胭脂染色所见。

p： n 的近距离观察。

q： p 的靛胭脂染色所见。环堤似为正常黏膜。

r： 切除标本所见。

s： 病理组织所见。肿瘤内外可见散在黑色素沉积。

von Recklinghausen 病

- von Recklinghausen 病（VRD）是一种以皮肤牛奶咖啡斑和多发性神经纤维瘤为主要特征，具有多种表现的全身性疾病，属于神经纤维瘤病 1 型。
- VRD 是由第 17 号染色体长臂上（17q11.2）的 *NF1* 基因突变引起的常染色体显性遗传病。日本罹患本病的人数约为 40 000 人，平均每 3000 人中约有 1 人发病，半数患者为无家族史的散发性病例。
- 有 5%~25% 的 VRD 合并消化道病变，以消化道间质瘤（gastrointestinal stromal tumor；GIST）及神经内分泌肿瘤（neuroendocrine tumor；NET）的报道居多。VRD 合并的 GIST 好发于小肠，NET 则好发于十二指肠乳头部。

内镜所见及诊断技巧

- VRD 的小肠 GIST 和散发性的 GIST 一样，肉眼形态均表现为较硬的黏膜下肿瘤（**a，c**），若形成溃疡（**b**）则可导致消化道出血。
- VRD 中发生的小肠 GIST 最多见于空肠（50%），其次是十二指肠（24%）与回肠（11%）。散发性的 GIST 几乎均为单发，而 66% 的 VRD 相关 GIST 为多发病灶。
- 气囊小肠镜和胶囊小肠镜是诊断小肠 GIST 的有效检查手段，但对于部分腔外发育的 GIST 不够敏感（**d**）。因此，需结合体外腹部超声、腹部 CT 或 MRI 等影像学检查，对包含多发病灶在内的病变进行综合探查。
- VRD 合并的 GIST 在病理 HE 染色下的表现和散发性 GIST 一样，CD117（KIT 蛋白）也呈阳性（**e**），但分子遗传学上却未见 *c-kit* 基因及 *PDGFRA* 基因突变，在风险分级上也多属于低危组，与散发性的 GIST 不同。

参考文献

石橋英樹，他. 消化管病変を合併した von Recklinghausen 病. 胃と腸 51：1048-1054, 2016.

（垂水 研一，盐谷 昭子）

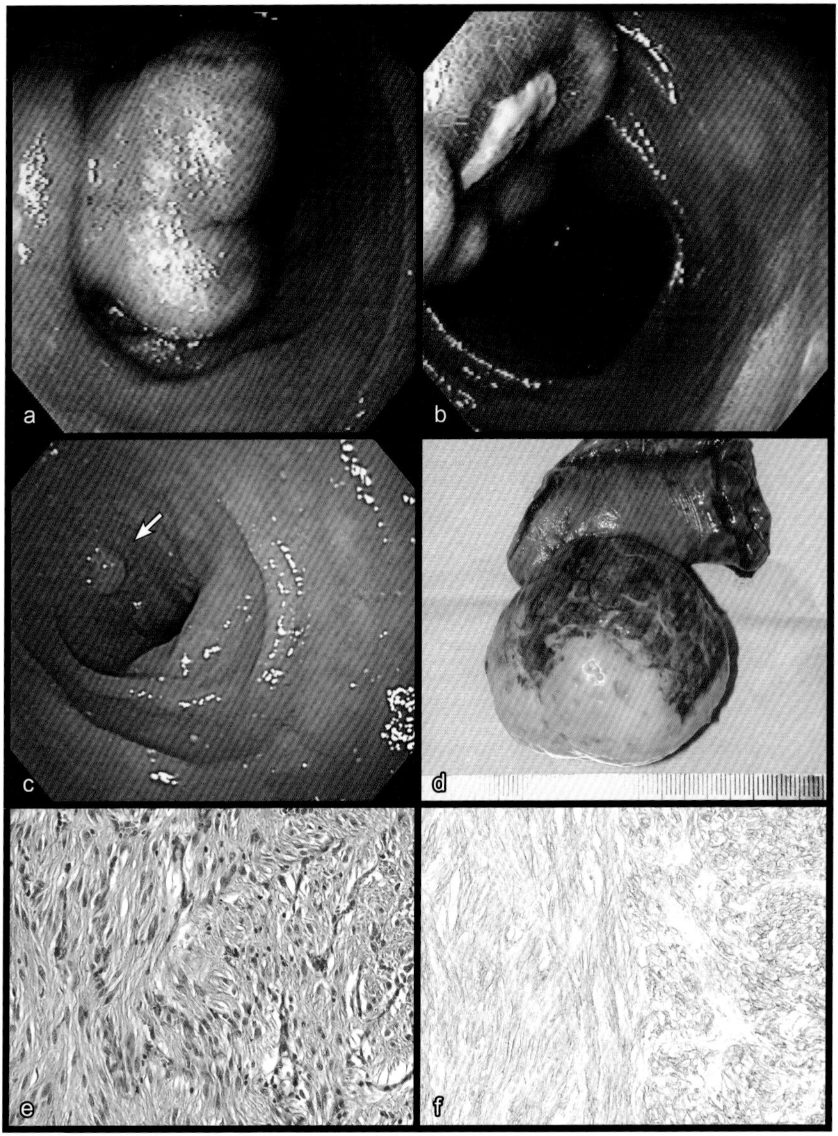

【von Recklinghausen 病】

a： 术中小肠镜所见。空肠可见陡峻隆起的黏膜下肿瘤。

b： 黏膜下肿瘤顶端可见覆有白苔的溃疡。

c： 上消化道内镜所见。十二指肠降部深处可见小型黏膜下肿瘤（⇨）。

d： 小肠切除标本。小肠肠系膜对侧可见直径 5cm 的腔外发育型肿块。

e： **d** 的病理组织所见（HE 染色）。可见体积稍大、富含染色质的梭形细胞交错排列并呈条索状增生。

f： **d** 的病理组织所见（CD117 染色）。可见弥漫 CD117 阳性的细胞，诊断为 GIST。

大肠

先天性异常，解剖学异常

炎症（感染性）

炎症（非感染性）

脉管性病变

伴全身性疾病的大肠病变

其他大肠病变

肿瘤·肿瘤样病变

肛门部病变

肠重复畸形

小肠 ▶ 6 页

- 肠重复畸形是发生于食管到直肠的整个消化管的比较罕见的先天性疾病，约占尸检病例的 0.02%。Ladd 和 Gross 又将其称为消化道重复畸形（duplication of the alimentary tract)。特征：①内面由消化道黏膜覆盖；②具有 1 层或数层平滑肌层；③与正常消化道相续并共享肌层。但最近也发现有部分肠重复畸形未与消化道相续且未共享肌层。
- 关于本病发病机制的解释有原肠腔化障碍学说、脊索 - 原肠分离障碍学说、部分双胎学说等，但学界尚未达成一致共识。
- 根据形状分为球状型和管状型，根据与相邻消化道有无交通可分为连通型和非连通型，临床上以球状型 · 非连通型最多见，其次是管状型 · 连通型。
- 由于约 17.8% 的肠重复畸形可合并大肠恶性肿瘤，故本病诊断明确后建议尽快行外科手术治疗。最近创伤性相对较小的腹腔镜手术也逐渐应用于本病的治疗。

内镜所见及诊断技巧

- 肠重复畸形的临床表现多为腹痛、呕吐、腹部肿块等，此外还有因重复肠道引起的压迫、肠套叠、肠扭转、穿孔、穿孔 · 穿通、粪便隐血阳性等多种表现。本病常无特异性临床表现。
- 具有一定诊断价值的影像学检查包括超声检查、CT 检查、MRI 检查及消化道造影检查。有报告指出，CT 的多平面重建技术比常规断层影像更能客观地判断本病。消化道造影检查对于连通型肠重复畸形的诊断极具优势。
- 内镜检查与消化道造影检查一样，对于连通型肠重复畸形，只要能确认与正常肠道的连通即可诊断。但仅通过内镜检查即能确诊的病例极为罕见。对于球状型 · 非连通型的病例，无论是消化道造影检查或是内镜检查，往往都表现为平滑的半球状隆起，故多被诊断为黏膜下肿瘤。

参考文献

Ladd WE, et al. Surgical treatment of duplication of alimentary tract. Surg Gynecol Obstet 70：295-307, 1940.

（草野 昌男）

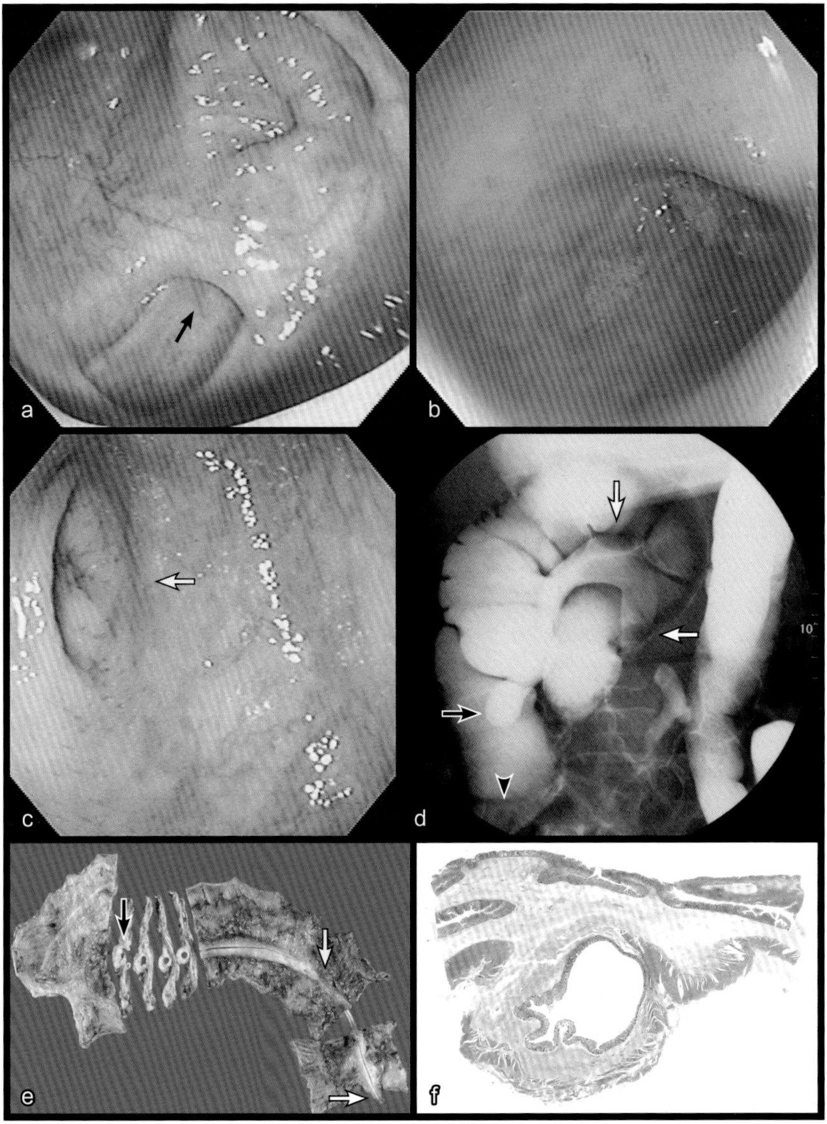

【肠重复畸形】

a： 下消化道内镜所见。升结肠近端可见肠重复畸形的入口部（→）。

b： 升结肠近端的肠重复畸形的入口部因残渣遮盖难以进镜。

c： 升结肠远端可见肠重复畸形的连通部（⇨）。

d： 消化道 X 线造影所见。升结肠近端可见肠重复畸形的入口部（→），沿升结肠走行，在远端形成连通（⇨），继续沿横结肠走行后形成盲端（⇨）。另外，盲肠可见长径约 15mm 的充盈缺损像►。

e： 切除标本所见。升结肠近端可见管状重复肠道的入口部（→），远端可见交通部（⇨）及盲端（⇨）。

f： 病理组织全貌。上方为升结肠内腔，下方是内腔由消化道黏膜覆盖，与正常肠道共享肌层的重复肠道。

感染性肠炎

小肠 ▶ 16 页

- 消化道感染性疾病中，造成小肠和大肠炎症、引起消化道症状和全身性症状的一组疾病被称为感染性肠炎。
- 病原微生物有病毒、细菌、螺旋体、寄生虫、原虫、真菌等，前两者占据大部分。细菌中以弯曲杆菌属最多见，居于其次的肠出血性大肠埃希菌（enterohemorrhagic Escherichia coli；EHEC）近年来的报道率也在逐渐增高。
- 感染性肠炎大多急性起病，只需对症治疗就可自行好转。但螺旋体感染、肠结核、阿米巴痢疾、艰难梭菌感染等可能会造成持续感染及慢性肠炎。另外，EHEC 感染有可能引起溶血性尿毒综合征，弯曲杆菌肠炎有可能引起吉兰－巴雷综合征等全身并发症，需引起注意。

内镜所见及诊断技巧

- 可见黏膜面出现发红、黏膜缺损（糜烂和溃疡）、出血、水肿等变化以及淋巴组织肿大所致的隆起。通常病变呈非连续性，这是与溃疡性结肠炎的鉴别点之一。另一方面，肠结核和耶尔森肠炎是可形成肉芽肿的感染性疾病，需注意与 Crohn 病进行鉴别。
- 弯曲杆菌肠炎和沙门氏菌肠炎好发于回肠末端和结肠，EHEC 感染好发于深部结肠，耶尔森氏菌属感染好发于回肠末端，不同病原体所致的病变的分布也不尽相同。
- 在弯曲杆菌肠炎中，可见回盲瓣上的溃疡和回肠末端、大肠的多发病变（**a～d**）。在沙门氏菌肠炎中，除可见小病变外，也常见黏膜的显著水肿，有时还伴有纵向溃疡（**e～g**）。而在 EHEC 肠炎中，由于黏膜下出血使得病变发红较为明显（**h～k**）。
- 在耶尔森肠炎中，可见与回盲部的淋巴滤泡分布一致的病变。在极期可以看到黏膜缺损和阿弗他样溃疡（**l～o**）。
- 肠道螺旋体感染的内镜表现多为轻度发红和水肿，也有仅在活检组织中被发现的情况（**p～r**）。

（佐藤 邦彦）

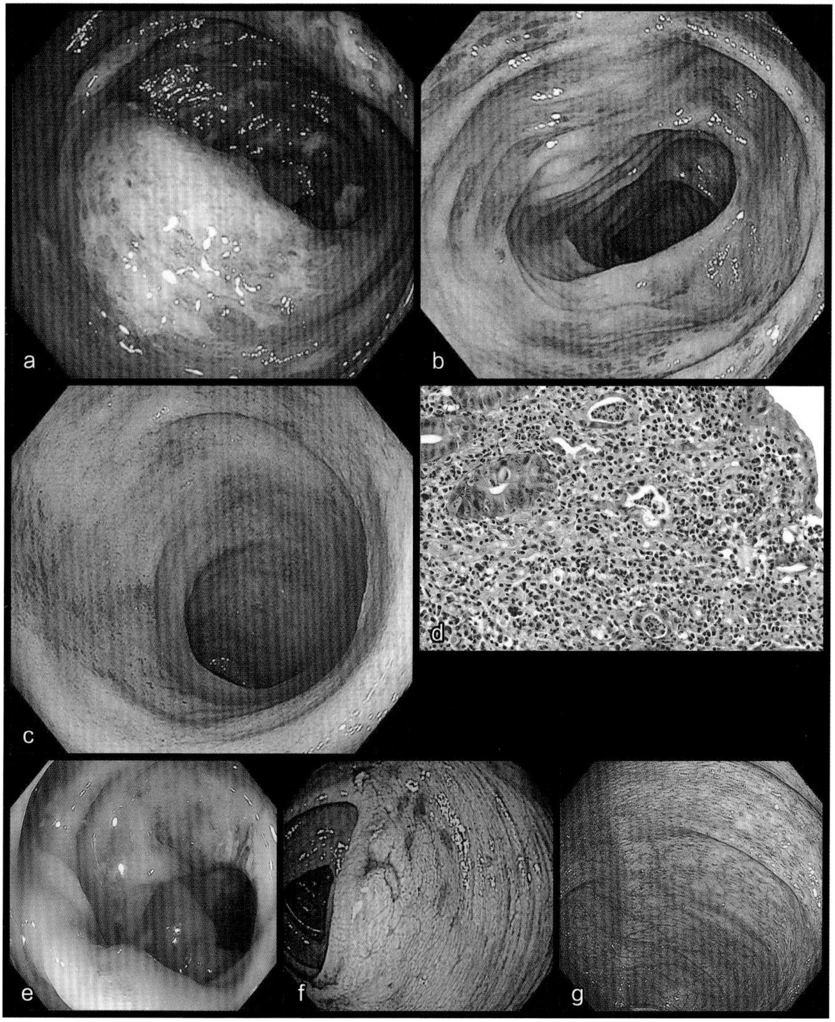

【弯曲杆菌肠炎】

a： 结肠镜所见。回盲瓣上的浅溃疡最具特征性和诊断价值。

b： 降结肠可见散在的黏膜发红。其间的黏膜血管透见性良好。

c： 回肠末端。约 30% 的病例可见发红、糜烂等。

d： 活检病理所见。可见明显的嗜酸性粒细胞浸润和隐窝脓肿。

【沙门氏菌肠炎】

e： 结肠镜所见（升结肠）。可见黏膜明显水肿、多发发红样改变。

f： 靛胭脂染色所见（横结肠）。正常黏膜之间可见散在分布的小溃疡。

g： 乙状结肠。可见发红、糜烂和部分黏膜内出血。

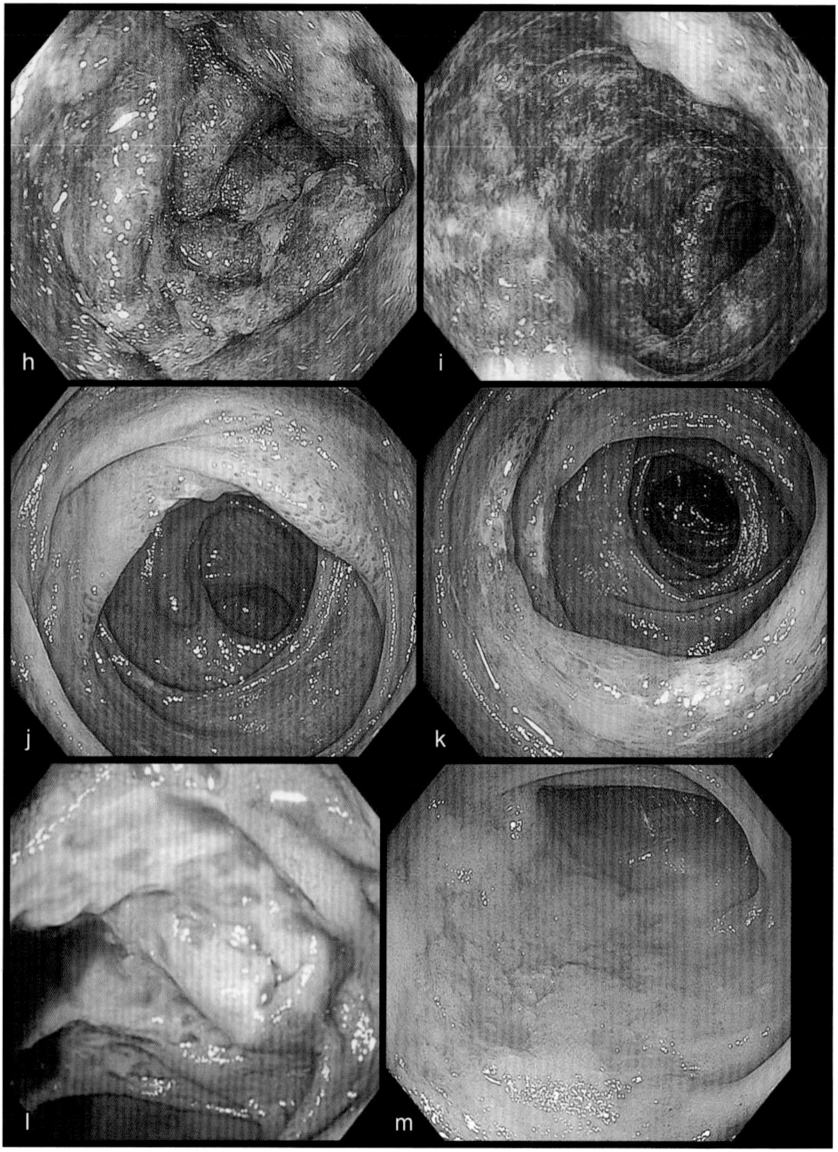

【EHEC O157】

h： 结肠镜所见（升结肠）。可见黏膜强烈发红水肿。

i： 肠内容物长时间停滞的右半结肠表现更明显。

【EHEC O121】

j： 结肠镜所见（升结肠）（发病 2 周后）。可见轻度水肿和散在的浅糜烂、发红。

k： 治疗期间的溃疡与发红黏膜。

【耶尔森肠炎】

l： 小肠靛胭脂染色所见（回肠末端）。可见类圆形的不规则溃疡。

m： 可见 Peyer 斑的轻度肿大及散在糜烂。

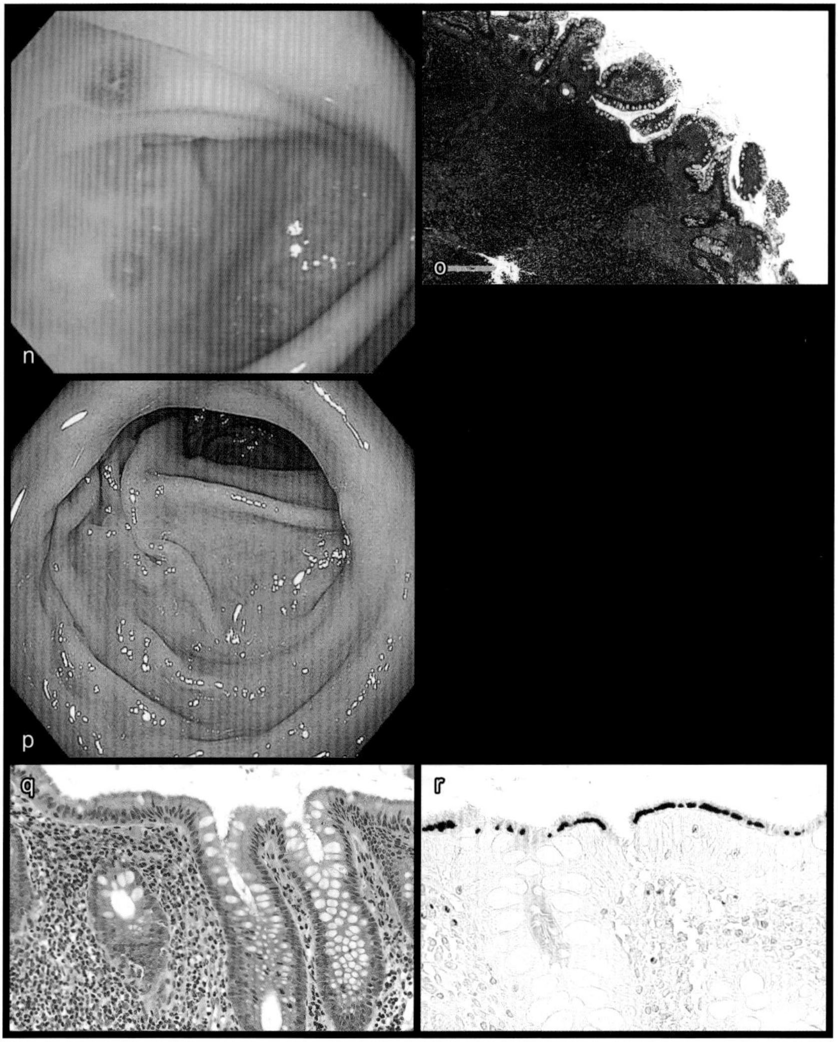

n： 盲肠阑尾孔附近。可见阿弗他样糜烂和疣状糜烂。

o： 小肠活检组织所见。可见淋巴细胞浸润及绒毛结构的变形。

【肠道螺旋体感染】

p： 结肠镜所见（降结肠）。虽然可见轻微发红和水肿，但黏膜外观几乎正常。

q： 活检组织所见（HE 染色）。大肠黏膜表层可见嗜碱性的伪刷状缘。

r： Warshin-Starry 银染色下伪刷状缘显得更为清晰。

艰难梭菌感染

- 艰难梭菌（*Clostridioides difficile*，CD）是一种专性厌氧的革兰阳性芽孢杆菌。由于芽孢对胃酸、温热、消毒剂的抵抗性较强，可存活数月至数年，因此成为院内感染的原因之一。CD 可产生毒素 A（肠毒素）和毒素 B（细胞毒素），从而发挥致病性。
- 2000 年以后，欧美地区爆发了由高毒力 CD 所致的疫情，出现了大量感染者和死亡者。
- 艰难梭菌感染（CD infection；CDI）发病的起始阶段是 CD 侵入肠道。与 CDI 患者及无症状带菌者的密切接触、医疗器械的不规范使用为本病主要的传播途径。CDI 发病以 CD 毒力株的存在为前提，并且与滥用抗生素及相关医疗行为干预造成的肠道菌群紊乱，以及宿主的免疫状态有关。
- CDI 的定义可归纳为“年龄 2 岁以上的人群，出现布里斯托大便分类（Bristol Stool Scale）5 型以上的腹泻，检查可见粪便中的毒素阳性或分离出产生毒素的 CD 菌株。或在下消化道内镜检查和大肠病理组织中见到伪膜性肠炎的表现”。未满 2 岁的人群因 CD 带菌率较高，故没有纳入。由于无症状携带者与不产生毒素的 CD 非毒力株不作为治疗对象，故 CDI 的诊断必须综合临床症状及检查结果两方面因素。
- CDI 的特征是容易复发，初次感染后的复发率为 10% ~ 20%，而复发病例的再次复发率高达 40% ~ 65%。复发危险因素包括高龄（65 岁以上）、CDI 诊断后的抗生素用药史、伴有严重的基础疾病（如肾功能不全）、既往 CDI 病史、使用质子泵抑制剂（PPI）等。
- CDI 的治疗方法是停用引起 CDI 的责任抗生素，并给予针对 CDI 的敏感抗生素。初发轻型病例可选择口服甲硝唑，初发重症病例可口服万古霉素（VCM）。复发病例首选 VCM 或非达霉素（FDX），难治病例首选 FDX。对于腹胀和肠梗阻的病例，灌肠给予 VCM 也行之有效。

内镜所见及诊断技巧

- CDI 可分为：①伪膜型（伪膜性肠炎）；②非伪膜型。伪膜性肠炎为 CDI 的重症型，多伴有发热，腹泻和腹痛的程度也比非伪膜型剧烈。
- 非伪膜型进一步分为：①阿弗他型（阿弗他样改变占大部分）；②非特异型（有伪膜以外的表现，但不属于阿弗他型）；③正常型。各种表现出现的概率为伪膜型 36%，阿弗他型 28%，非特异型 15%，正常型 20%。
- 伪膜型的内镜下诊断较为容易，但非伪膜型的内镜下诊断多较为困难。
- 对于 CDI 的诊断，若临床结合相关抗生素使用史和症状怀疑 CDI，即可进行 CD 的检查。利用粪便培养得到 CD 毒力菌株的产毒素培养（toxigenic culture）最为可靠，但缺点是需要 3 天，相对费时。因此，临床多采用在 30 min 内可同时检测抗原和毒素的快速检测法。毒素检测为阴性而临床怀疑 CDI 时，可仅在灌肠后进行乙状结肠内镜检查，若见到伪膜性肠炎，就可诊断为 CDI。约 90% 的伪膜性肠炎在直肠即可观察到。
- 伪膜性肠炎多表现为黄白色的多发性小隆起（**a ~ c**），冲洗后不脱落。轻症时隆起小，故需与溃疡性结肠炎相鉴别（**d**）。隆起间的黏膜可正常（**a**）或出现水肿（**b**）。病情加重时伪膜会变得密集（**e**），进一步恶化时会变成膜状（**f**）。伪膜实质上是由黏膜表面涌出堆积的纤维蛋白、黏液、中性粒细胞，上皮残渣等构成的坏死性渗出物（**g，h**）。
- 阿弗他型的内镜表现为伴有红晕的多发性糜烂（**i，j**），与伪膜性肠炎一样多见于直肠~乙状结肠。
- 非特异型的内镜下所见，除可见到阿弗他样外，还可见到伴有糜烂的红斑（**k**）、单纯红斑（**l**）、点状糜烂等。

（大川 清孝）

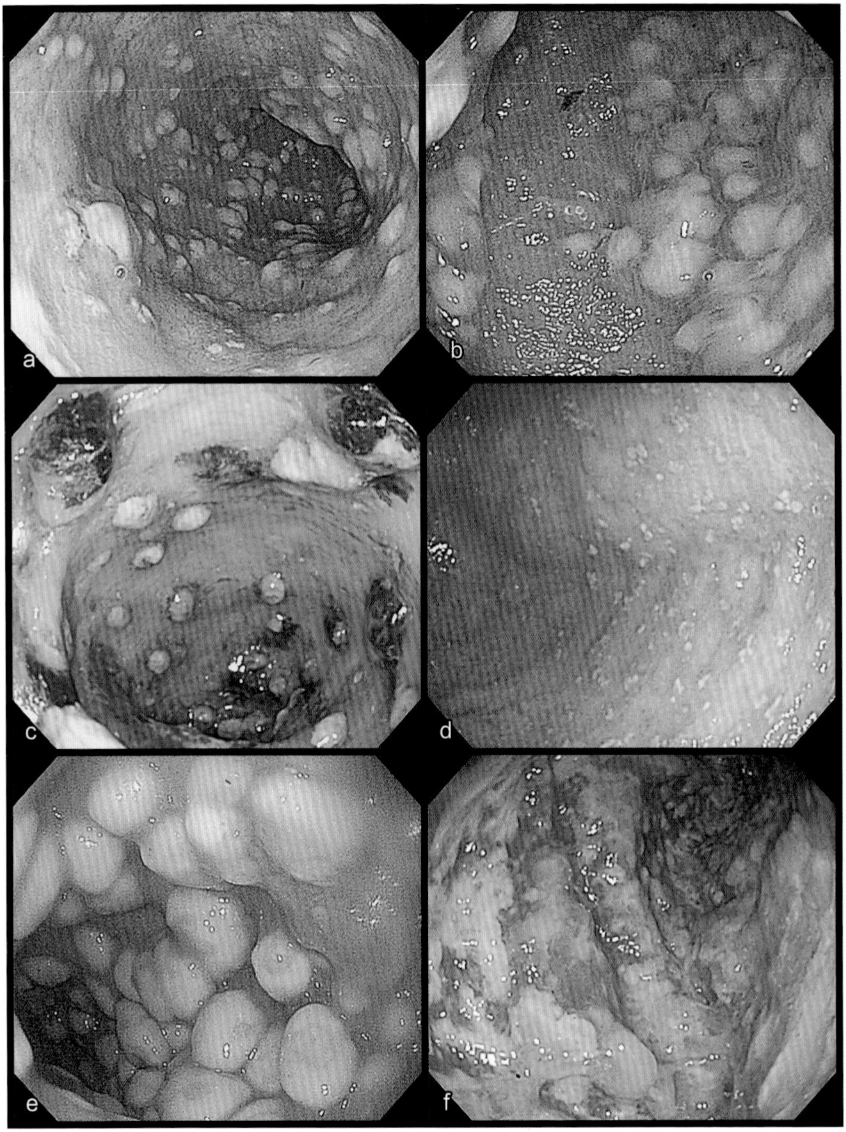

【艰难梭菌感染，伪膜型（伪膜性肠炎）】

a：肠镜所见。可见多发的黄白色扁平状伪膜，伪膜间的黏膜正常。

b：可见多发伴有黏液的扁平状伪膜，伪膜间的黏膜水肿。

c：可见多发球状伪膜，一部分有血迹附着。

d：可见点状伪膜，伪膜间的黏膜正常。需与溃疡性结肠炎相鉴别。

e：病情加重时，伪膜变大，密集分布。

f：病情进一步恶化，可见伪膜融合呈膜状。

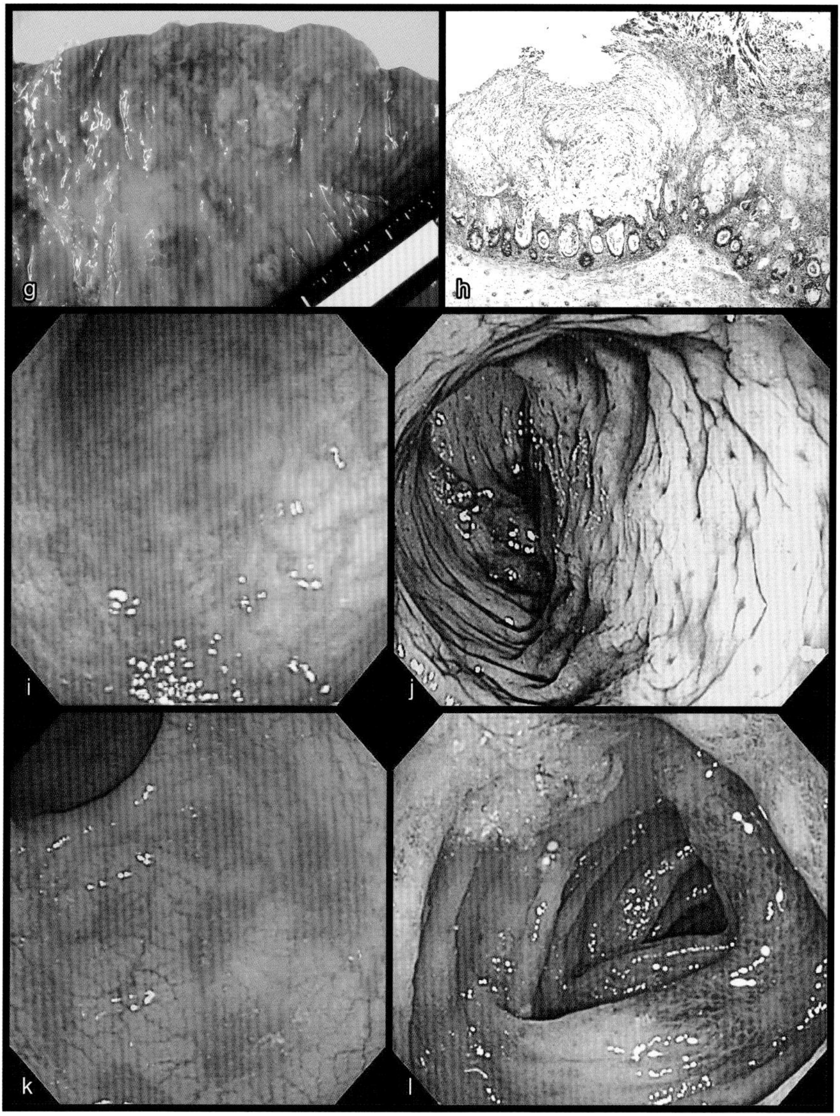

g： 切除标本。可见多发白色扁平隆起。
h： 病理组织所见。黏膜表面可见由纤维蛋白、黏液、中性粒细胞、上皮残渣等构成的喷射状的坏死性渗出物。

【艰难梭菌感染，非伪膜型（阿弗他型，非特异型）】

i： 结肠镜所见（阿弗他型）。可见直肠～乙状结肠中散在分布的、伴有红晕的糜烂。
j： 靛胭脂染色所见（阿弗他型）。染色后可清晰观察到阿弗他样改变。
k： 结肠镜所见（非特异型）。除阿弗他样以外，还可见伴有糜烂的红斑散在分布。
l： 结肠镜所见（非特异型）。除阿弗他样改变以外，还可见大型红斑。

阿米巴痢疾

- 本病的病原体为溶组织内阿米巴原虫。包囊经口摄入后造成感染。在回盲部脱囊形成的滋养体不断分裂增殖，导致黏膜形成溃疡。
- 本病也可导致肝脓肿和脑脓肿。
- 东南亚、非洲、中美洲等地为本病高度流行区域，每年死亡人数达数万人。本病在日本属于第 5 类传染病，规定要求 7 天内必须上报，每年约有 1000 例上报病例。
- 传染途径有粪 - 口途径和性传播途径两种。据推测，日本国内的感染可见于男性同性性行为、疫区的旅居及娱乐场所的冶游。特别是近年来娱乐性场所内异性间感染者增加，使其成为性传播疾病的代表性疾病。
- 临床上表现为慢性腹泻、黏液血便、腹胀等症状时，易误诊为溃疡性结肠炎。使用类固醇药物后病情反而加重，故需引起注意。
- 甲硝唑和巴龙霉素对本病有效。

内镜所见及诊断技巧

- 病变多分布于盲肠和直肠，也可累及整段大肠。
- 内镜下可见疣状糜烂（**a**）、不规则溃疡（地图状溃疡）（**b**）、穿凿状溃疡（**c**）、类圆形溃疡（**d**）、肿块样溃疡（**e**）、伪膜样溃疡（**f**）等多种表现。糜烂和溃疡伴有污秽的黏液、溃疡里有黏液流出为本病的特征性表现（**g**），溃疡周围可见红晕且易出血。
- 本病有时会误诊为溃疡性结肠炎，但本病呈跳跃性分布且溃疡形态多样，病灶之间存在正常黏膜（**h**），还可见包绕阑尾孔的特征性溃疡，这些特征可作为本病的鉴别要点。
- 在诊断方面，通过活检采取溃疡伴有的黏液，置于显微镜下寻找阿米巴虫体（**i**）。将采集到的黏液置于 37℃ 的生理盐水中，立即进行镜检。可观察到正在进行活跃阿米巴运动（吞噬红细胞）的虫体。
- 组织学诊断方面，连同黏液一并活检的标本中可检出滋养体（**j**）。若同时加用 PAS 染色，可使滋养体更加清晰可辨（**k ~ n**）。
- 血清阿米巴抗体检测对诊断也有一定参考价值。
- 通过治疗后病变迅速消退并痊愈（**o ~ r**）。

（五十岚 正广）

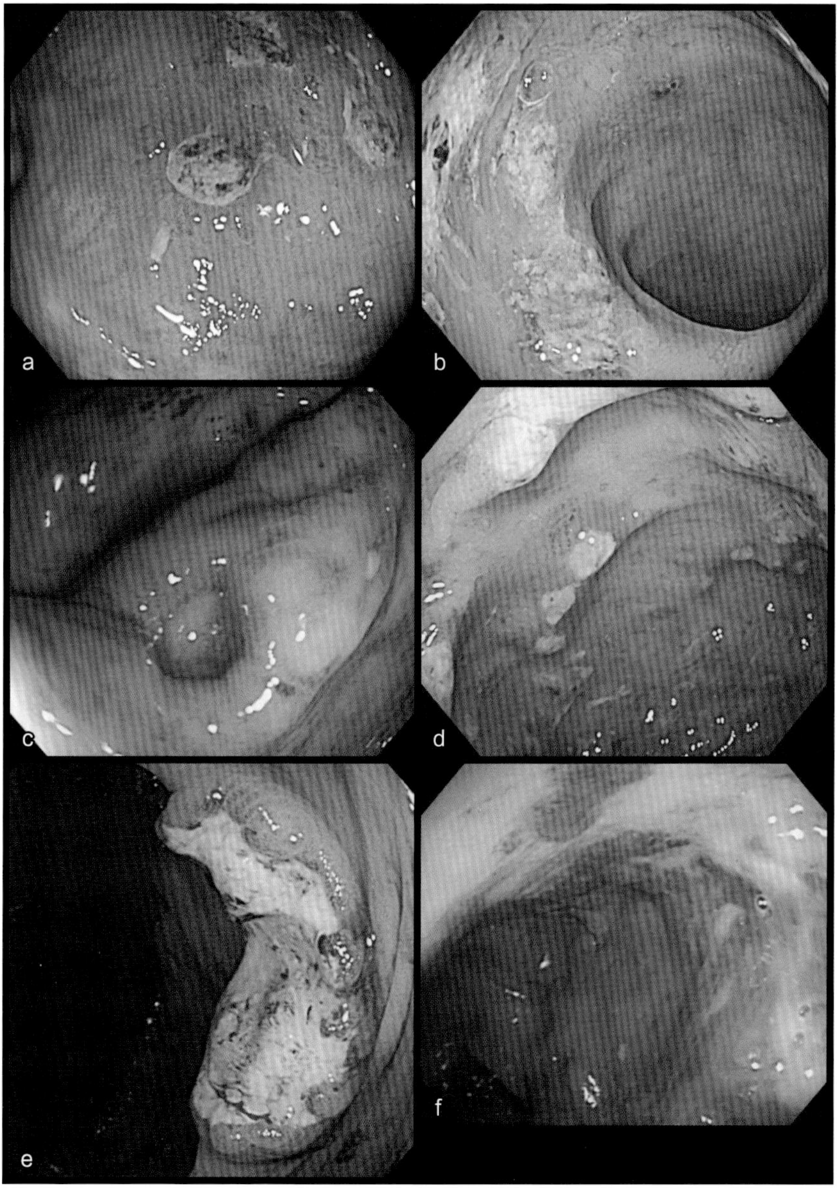

【阿米巴痢疾】

a：结肠镜所见。可见疣状糜烂。

b：不规则溃疡。

c：穿凿状溃疡。

d：类圆形溃疡。

e：肿块样溃疡。

f：伪膜样溃疡。

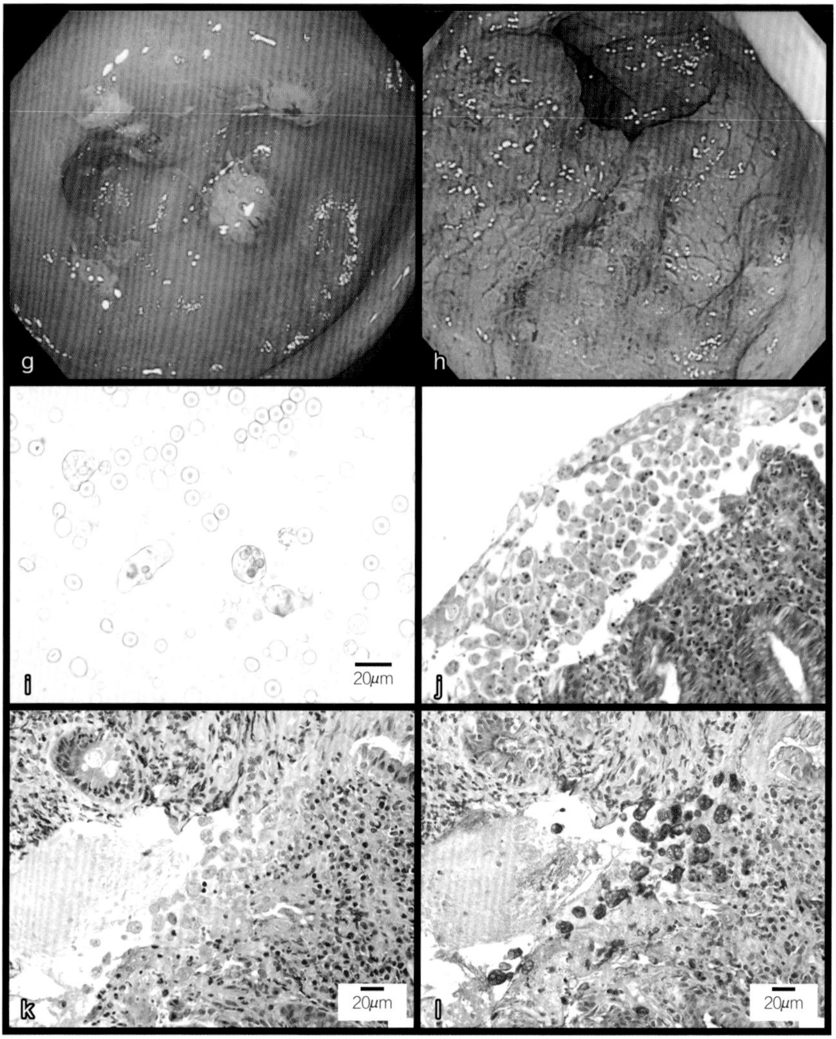

【阿米巴痢疾】(续)

g：可见从溃疡底部流出污秽黏液样的表现。

h：误诊为溃疡性结肠炎的病例。但病变间的黏膜无炎症表现，可作为与溃疡性结肠炎的鉴别点。

i：显微镜所见。将采集到的黏液进行镜检，可观察到进行阿米巴运动及吞噬红细胞的滋养体。

j：活检组织所见。黏膜表层的黏液内可见大量滋养体。

k：HE 染色标本所见。可见位于黏液内的滋养体。

l：与 **k** 同部位的 PAS 染色所见。可见滋养体着色后变得容易诊断。

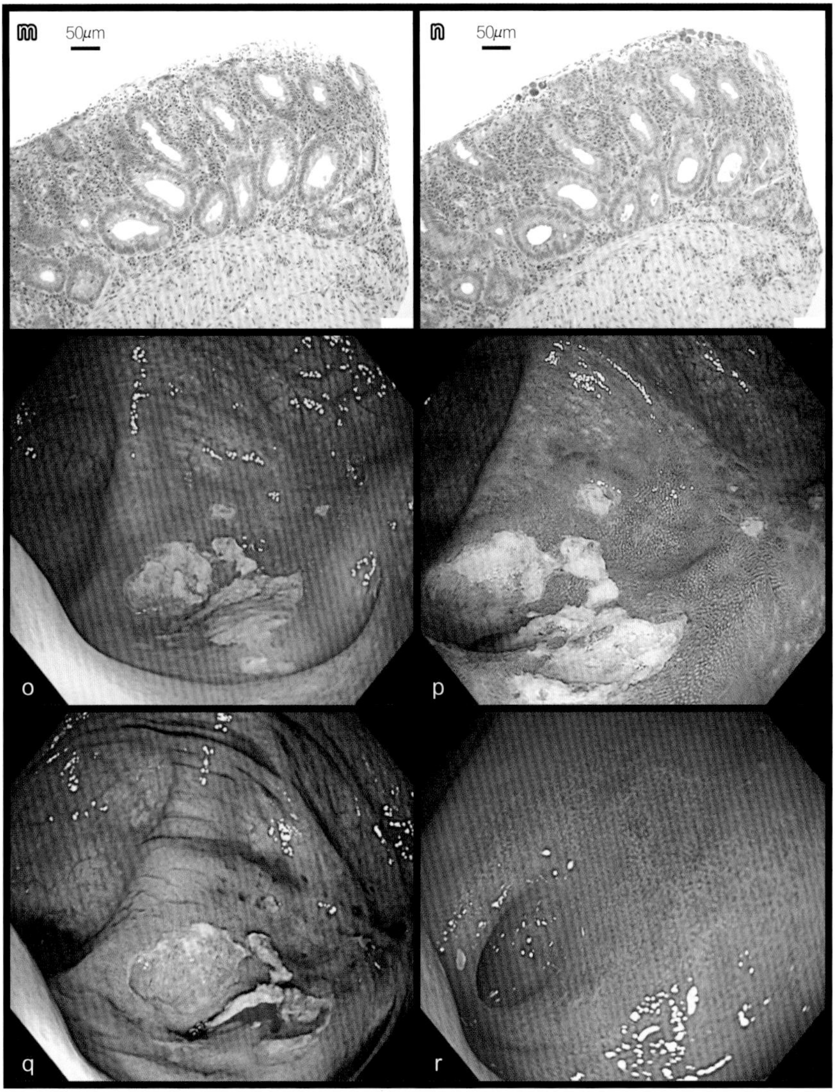

m： HE 染色所见。黏膜上附着的黏液中可见滋养体，稍不注意就有可能漏诊。
n： 与 **m** 几乎相同的切片 PAS 染色所见。PAS 染色后的滋养体清晰可见。
o： 局限于盲肠的病例（结肠内镜所见）。阑尾周围可见多发的类圆形溃疡。
p： NBI 观察所见。溃疡周边为正常黏膜。
q： 靛胭脂染色所见。
r： 给予甲硝唑（1500mg/d）治疗 2 周后，内镜复查所见。经过治疗后溃疡消失，黏膜逐渐恢复正常。

巨细胞病毒性肠炎

食管 ▶ ㊤21 页
胃 ▶ ㊤114 页
小肠 ▶ 14 页

- 巨细胞病毒（cytomegalovirus；CMV）可分为原发性和继发性。原发性为 CMV 在血管内皮细胞内增殖，继而血管内腔变窄，黏膜缺血从而形成溃疡。而继发性则是在原有的溃疡基础上感染 CMV，往往合并有溃疡性结肠炎和缺血性肠炎。
- CMV 肠炎是潜伏感染的 CMV 在机体免疫功能低下时再度激活而导致的疾病。
- CMV 肠炎患者大多具有免疫功能不全的背景，如：脏器或骨髓移植后、获得性免疫缺陷综合征（acquired immunodeficiency syndrome；AIDS）、服用免疫抑制药或抗肿瘤药等。除此之外，本病也多见于透析中的肾功能不全患者、手术后的患者、需要多学科诊治的重症患者，故对此类患者也需引起注意。另外，本病也可发生于没有基础疾病的老年人。

内镜所见及诊断技巧

- 本病可发生于食管 ~ 直肠的任何部位，多表现为类圆形溃疡和不规则溃疡，但由于本病也可呈现各种形态的溃疡（**a ~ d**），故往往难以进行鉴别诊断。
- 内镜下诊断要点：①类圆形穿凿性溃疡（**a**，**b**）、带状溃疡、环形溃疡（**d**）、纵向溃疡；②可形成二段溃疡（**b**）；③回盲瓣上和直肠下段出现溃疡等表现时需考虑本病的可能。
- CMV 结肠炎的症状多为腹泻及出血，发热较少见。
- 诊断 CMV 肠炎必须进行病理组织学检查（HE 染色及免疫组化染色）和血液 CMV 抗原检测（在日本纳入医保）。这些检查虽然特异度高但灵敏度较低，常呈现假阴性。
- 作为降低假阴性率的应对策略，内镜下诊断显得尤为重要。当患者背景及内镜表现均高度指向 CMV 肠炎时，即使 CMV 检测结果阴性，也可尝试进行诊断性抗病毒治疗。
- 虽然血液 CMV-DNA 检测和黏膜 CMV-DNA 检测未纳入日本医保，但这些检查也可降低假阴性率。

（大川 清孝）

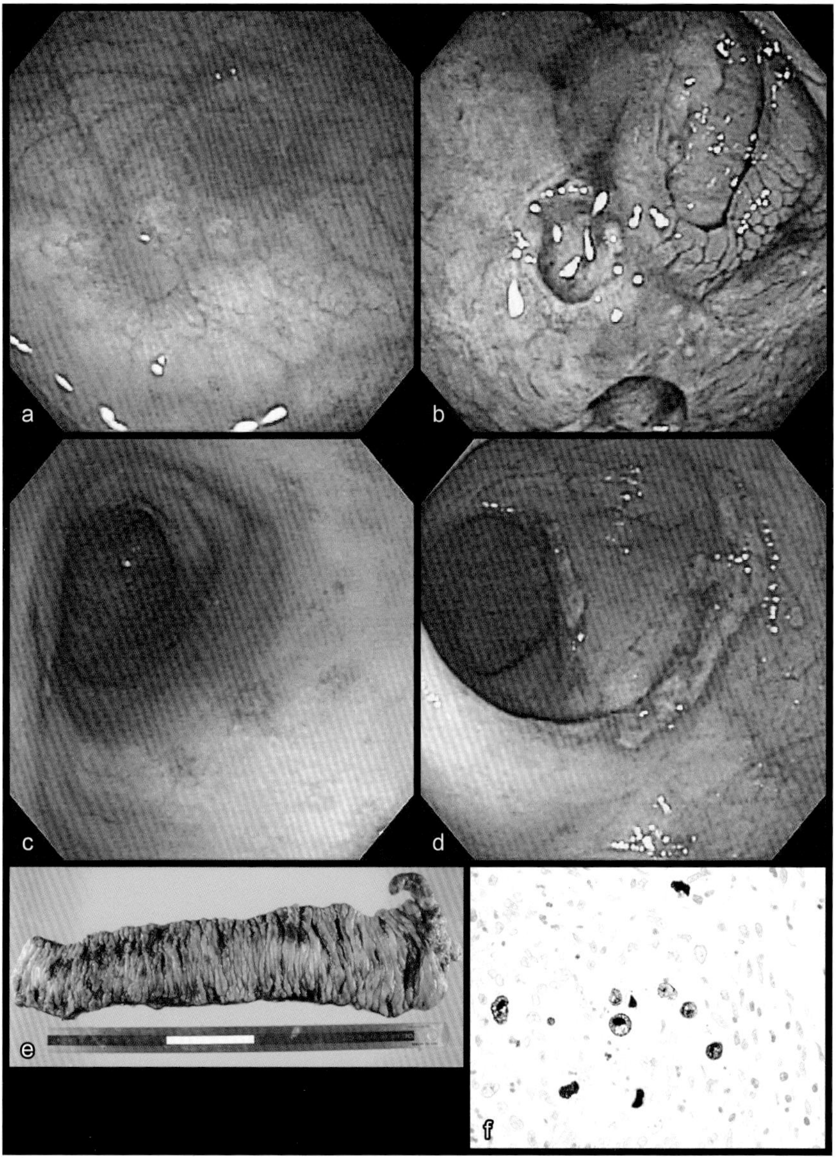

【20 余岁女性。大肠的 CMV 肠炎。因胶原病正在接受类固醇药物治疗】

a： 结肠镜所见（乙状结肠）。可见类圆形的穿凿性溃疡。

b： 靛胭脂染色所见。溃疡底部的一部分形成更深的二段溃疡。

c： 可见多发的阿弗他样改变。

d： 结肠镜所见（直肠）。可见发红的环形溃疡。

【40 余岁男性。大肠的 CMV 肠炎。AIDS 患者】

e： 大肠切除标本所见（盲肠～横结肠）。可见多发穿凿性溃疡，部分已经穿孔。

f： 病理组织所见（免疫组化染色）。可见较多 CMV 阳性的细胞，诊断为 CMV 肠炎。

放线菌病

- 放线菌病是由口腔、肠道、上呼吸道中常见的厌氧革兰阳性杆菌——以色列放线菌（*Actinomyces israelii*）引起的感染性疾病。
- 细菌可经由炎症、鱼刺损伤肠道、子宫内避孕器具（intrauterine contraceptivedevice；IUD）、手术等外伤产生的黏膜破损处侵入组织，形成慢性化脓性炎性肿块。
- 临床经过可大致分为以腹痛与发热为主要症状的初发期、形成炎性肿块的肿块形成期、形成通向腹壁或邻近脏器瘘管的瘘管形成期。
- 治疗上首选青霉素类抗生素，但由于术前诊断困难以及脓肿形成，导致抗生素难以在组织内达到有效浓度，故往往采用外科手术治疗。

内镜所见及诊断技巧

- 有关本病内镜表现的报道较少。本病没有特异性的内镜表现，可有黏膜面发红、糜烂、小隆起、黏膜下挤压等肠壁外炎症累及或类似肿瘤浸润的内镜表现。
- 有报道指出，本病在腹部不同部位的发生概率由大到小依次为回盲部、横结肠、骨盆部。
- 确诊需要对病变进行活检或穿刺吸引细胞学诊断，或从脓液中检出放线菌团块（Drüse），或进行脓液培养。但这些方法检出率不高，有报道指出术前诊断率只有 20%。
- 本病需与弥漫浸润型大肠癌、转移性大肠癌、肠系膜脂膜炎、肠道子宫内膜异位症、结肠憩室炎等相鉴别。
- 由于本病主要形成肠壁外炎性肿块，故除了内镜检查外，灌肠 X 线造影检查及腹部 CT 检查也有助于诊断。

参考文献

太田智之，他．放線菌感染症．胃と肠 37：389-394, 2002.

（森山 智彦，渕上 忠史）

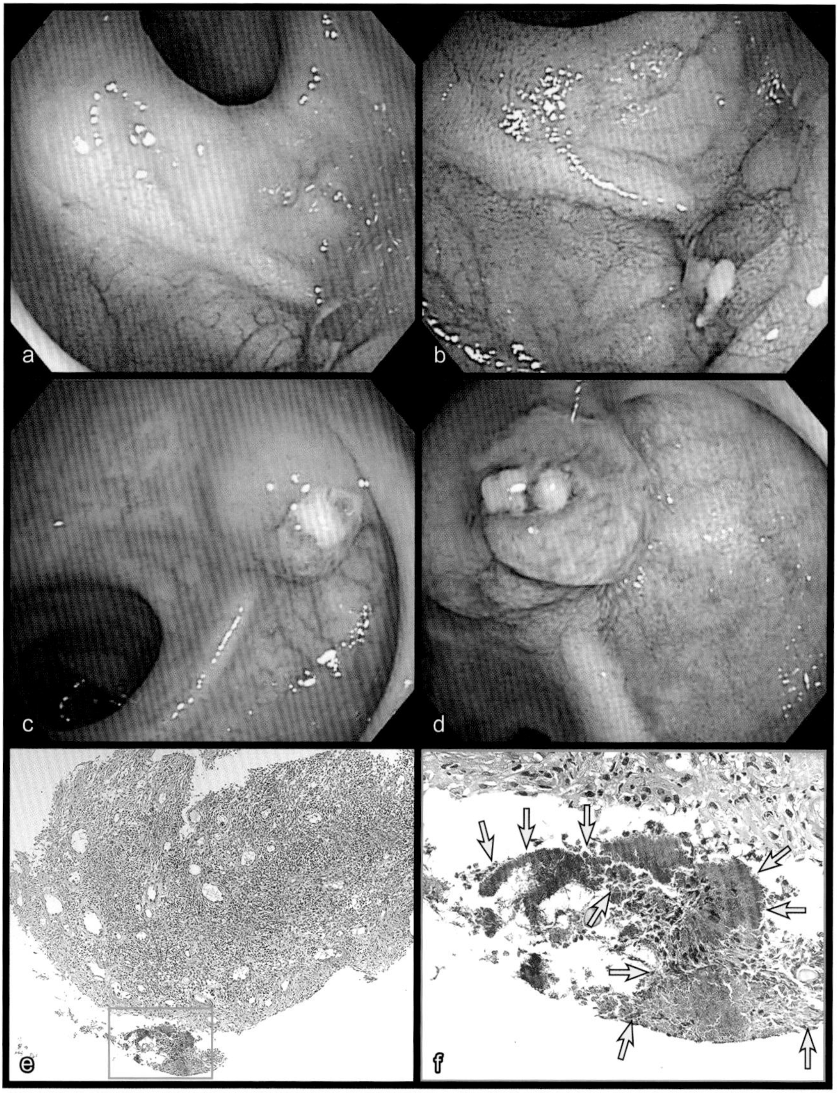

【70 余岁女性。放线菌病。肠癌术后】

a： 结肠内镜所见。结肠吻合口上可见黏膜下肿瘤样隆起，顶部伴有糜烂。

b： 靛胭脂染色所见。隆起表面可见正常黏膜覆盖。

c： 1 个月后内镜所见。黏膜下肿瘤成分增大，顶部可见发红的隆起。

d： 二段隆起部分具有肉芽样外观，可见脓性分泌物附着。

e： 活检组织所见。在中性粒细胞明显浸润的炎性肉芽组织中发现放线菌团块（Drüse）（□）。

f： **e** 的□放大所见。嗜苏木素的菌团表面突出的嗜伊红棒状小体前端可见中性粒细胞附着（⇨）。

衣原体直肠炎

- 本病是由 *Chlamydia trachomatis*（衣原体）引起的一种感染性病变。衣原体为专性胞内寄生增殖，易感染人体的睑结膜、尿道、子宫颈管、鼻咽、直肠等存在柱状上皮的区域。相比其他脏器的感染，直肠炎报道较少，不明之处较多。
- 感染通常由衣原体的原体侵入宿主细胞而造成。目前认为衣原体经肛门直接侵入或经由性器官、尿道的淋巴途径感染直肠。
- 沙眼衣原体被分为沙眼型、性病淋巴肉芽肿型（LGV）两种生物型，日本以沙眼生物型（non-LGV）感染较为常见，与日本以外国家相比症状较轻，也有无症状的病例。

内镜所见及诊断技巧

- 衣原体直肠炎主要发生在直肠下段，发生于直肠口侧处的病变较少见。
- 典型的内镜所见为“鲑鱼籽样黏膜”，具体特点为集簇的、光泽比较均匀的半球状小隆起（**a ~ e**）。隆起部分实际上是黏膜内淋巴滤泡的增生所致（**f**）。
- 因本病可合并为性传播疾病的阿米巴直肠炎，或在治疗后出现隆起的低平化，故有时也可呈现出没有隆起的小型阿弗他样改变等非典型表现。
- 衣原体的检测方法有直接免疫荧光抗体法、分离培养法、核酸检测法、核酸扩增检测（PCR）法、链置换扩增法（strand displacement amplification；SDA）、转录介导的扩增法（transcription mediated amplification；TMA）、实时定量荧光 PCR 法。临床常用检出率较高的 PCR 法。
- 当内镜检查怀疑有衣原体直肠炎时，检查结束时使用棉棒刮擦直肠黏膜采集标本。由于没有大肠专用的检查试剂盒，可使用妇科使用的衣原体检查试剂盒。
- 由于本病是性传播疾病，所以在确诊衣原体直肠炎的情况下，需排除消化道以外的衣原体感染，同时明确性伴侣是否感染等也很重要。

（松井 佐织）

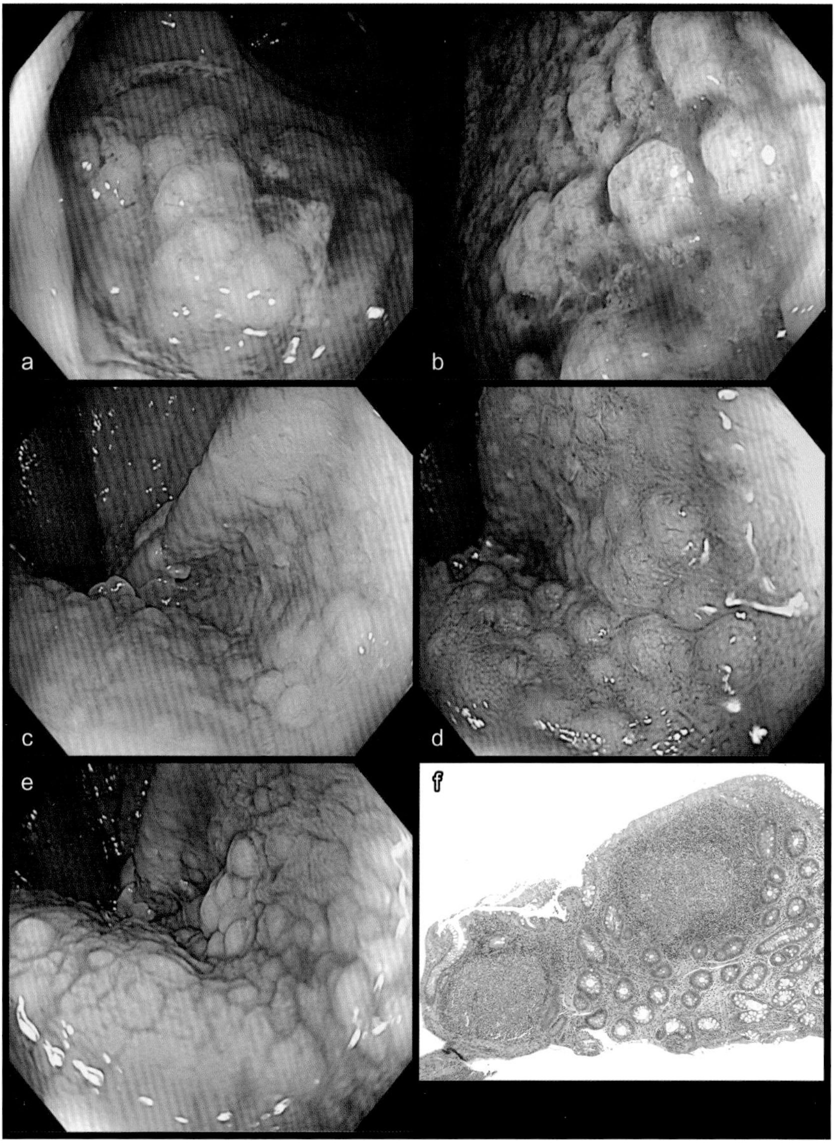

【40 余岁女性。衣原体直肠炎】

a： 常规内镜所见（直肠下段）。可见集簇分布的具有光泽的半球状小隆起。

b： 靛胭脂染色所见（直肠下段）。半球状小隆起的中央可见轻度凹陷。

【20 余岁女性。衣原体直肠炎】

c： 常规内镜所见（直肠下段 · 反转观察）。可见集簇分布的、具有光泽的半球状小隆起。

d： NBI 所见（直肠下段 · 反转观察）。可见隆起部血管延伸，但未见血管不规则。

e： 靛胭脂染色所见（直肠下段 · 反转观察）。可见半球状的小隆起集簇分布。

f： 活检组织所见。可见黏膜内的淋巴滤泡。

肠结核

食管 ▶ ㊤41 页

- 肠结核可分为由肺结核病灶排出的结核杆菌经吞咽后引起肠道感染的继发性肠结核，以及与肺部病灶无关、因吸入飞沫等物质内含有的结核杆菌直接感染肠道的原发性肠结核。过去原发性肠结核占半数以上，但据近年来的统计显示，伴有活动性肺结核的继发性肠结核居多，原发性肠结核仅占总体的 30% 左右。虽然日本的结核病感染人数骤减，但患病率仍为欧美等发达国家数倍以上，每年新发肠结核患者数约达 200 人。另外，近年来在应用抗 TNF-α 单克隆抗体制剂的炎症性肠病患者中出现的（肠）结核也成为一大临床问题。
- 肠结核除了出现腹痛、腹泻等消化道症状外，还伴有发热、食欲不振、体重减轻等症状，但临床上无症状的病例也不少见，仅根据临床症状和部分检查难以判断肠结核。
- 即使在结核病诊断手段飞速发展的今天，仍有不少肠结核病例难以明确诊断（即从病变部获取结核杆菌的病原学证明）。当灌肠 X 线造影、内镜所见和 γ 干扰素释放试验（interferon-gammarelease assay；IGRA）等强烈怀疑肠结核时，可进行诊断性抗结核治疗。若在治疗后出现症状和影像学等方面的改善，则可诊断为肠结核。另外，也有不少的肠结核因溃疡穿孔或治疗后的瘢痕收缩引起的肠道狭窄而接受手术治疗（肠道切除）。

内镜所见及诊断技巧

- 肠结核好发于小肠（回肠）、大肠（升结肠），特别是富含淋巴组织的回盲部，表现为各种形态的溃疡性病变及肠道变形。黑丸分型是经由大量尸检肠道标本的病理所见总结出结核病灶进展模式，是活动性肠结核的溃疡病变的肉眼分型参考标准（**图 1**），此分型也被广泛用于描述内镜下所见。
- 结核杆菌由肺部病灶经消化道侵入 Peyer 斑等淋巴滤泡，在该部位形成肉芽肿，因此感染初期在淋巴滤泡处形成粟粒大小（黑丸分型 Ⅰ 型）的小隆起（**a**）。接着淋巴滤泡内的坏死物质破溃进入肠腔，继而形成Ⅱ型小溃疡（**b**），接着慢慢向周围黏膜扩展，进展成Ⅲ型红豆大小的溃疡（**c**）。
- 这些小病灶沿着淋巴循环进展、融合后形成环状溃疡（ⅣA 型）（**d**），进一步进展则形成肠结核特征性的环周性环形、带状溃疡（ⅣB 型）（**e**）。

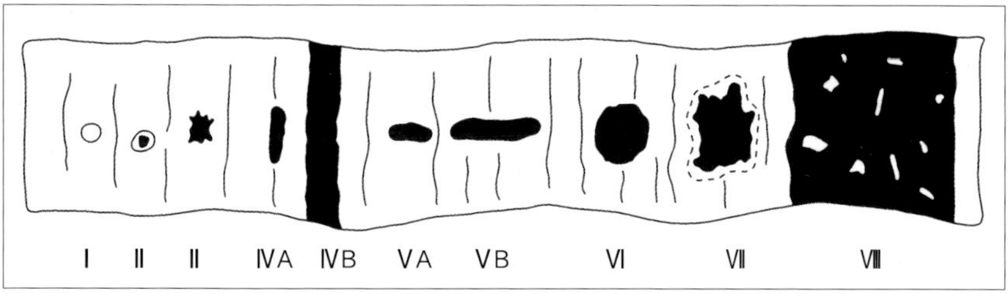

图 1　活动性肠结核的肉眼分型（黑丸分型）
Ⅰ型：初期的病变表现为粟粒大小的结核结节。
Ⅱ型：结节内的坏死物突破黏膜排入肠道，形成小溃疡。
Ⅲ型：Ⅱ型病灶稍稍增大后形成的红豆或扁桃仁大小的病灶。
Ⅳ型：沿肠道短轴方向的溃疡，即环状或带状溃疡（A：长径 2cm 以下；B：长径 2cm 以上）。
Ⅴ型：沿肠道长轴方向的溃疡（A：长径 2cm 以下；B：长径 2cm 以上）。
Ⅵ型：圆形或类圆形溃疡，大于扁桃仁大小。
Ⅶ型：不规则溃疡，大于扁桃仁大小。
Ⅷ型：溃疡相互融合，形成广泛的溃疡性病变。

- 另一方面，本病好发部位的回肠末端的 Peyer 斑上产生的小溃疡，往往沿纵轴方向融合，故容易形成Ⅴ型溃疡（**f**）。
- 此外，当Ⅲ型溃疡进一步向周围进展增大，超过大豆般大小时，会进展为Ⅵ型（**g**）或Ⅶ型（**h**）的不规则溃疡。并且多数这些Ⅳ型的环状溃疡以及Ⅵ・Ⅶ型的不规则溃疡一旦融合，可形成广泛的带状溃疡（Ⅷ型溃疡）(**i**)。
- 这些溃疡多同时混杂存在于同一病例中，发病初期仅有小病变混在，进一步进展后，不少病例可见Ⅳ型及Ⅴ型病变混合存在。另外，肠结核本身是一种自愈倾向较强的疾病，即使是活动期，同一区域也可同时存在溃疡瘢痕和活动性溃疡，这也是肠结核的特征性表现之一。
- 在肠结核的愈合期，可出现本病最具特征性的表现之一，即形成伴有多发溃疡瘢痕的萎缩带（萎缩瘢痕带）(**j**)。伴随着溃疡愈合，可出现回盲瓣口开大、肠道短缩、环形狭窄、假性憩室样改变等各种形态的肠道变形，能够获取肠道整体影像的灌肠 X 线造影（**k**）对这些表现的诊断价值比内镜更大。

参考文献

小林広幸，他．肠管感染症　肠管結核菌感染症の最前線．Intestine 23：153-160, 2019.

（小林 广幸）

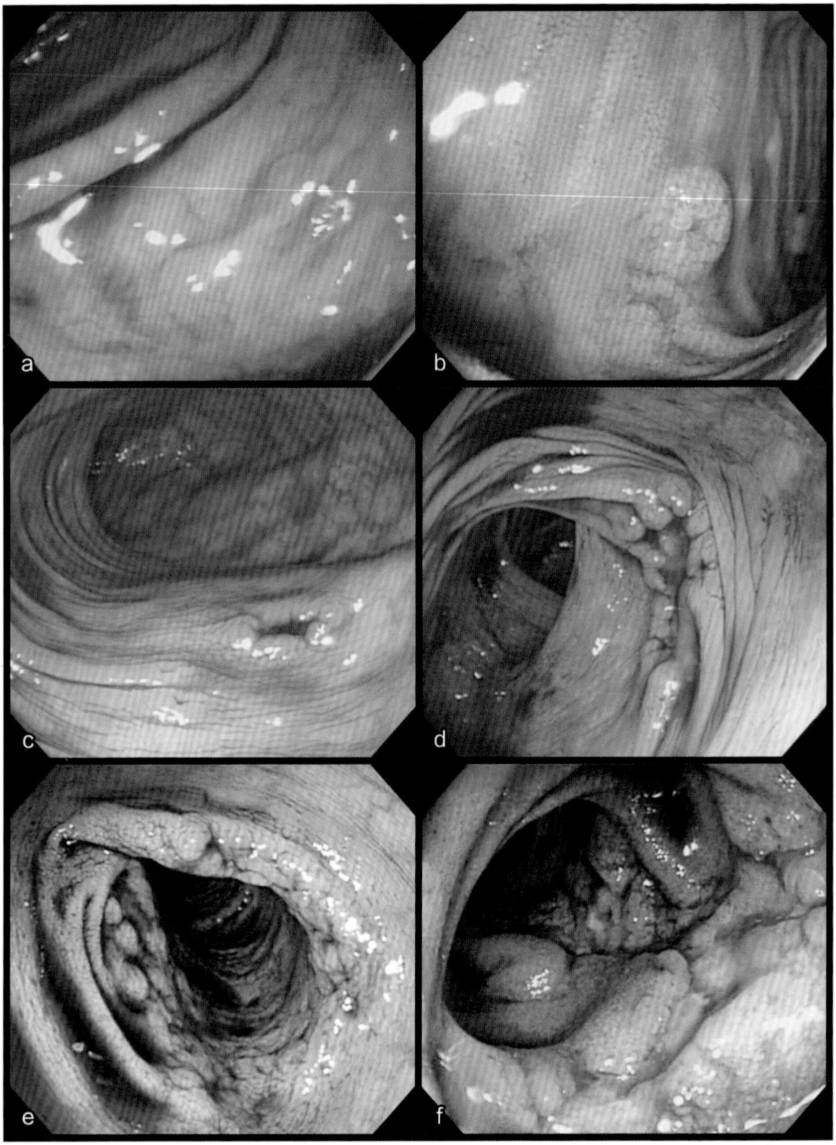

【肠结核】

a： 肠镜所见。淋巴滤泡处可见粟粒大小的小隆起（黑丸分型Ⅰ型）。

b： 淋巴滤泡处可见小糜烂（黑丸分型Ⅱ型）。

c： 淋巴滤泡处可见小溃疡（黑丸分型Ⅲ型）。

d： 可见沿肠道短轴方向融合的环状溃疡（黑丸分型Ⅳ A 型）。

e： 肠道内可见环周性的环形溃疡（黑丸分型Ⅳ B 型）。

f： 回肠末端内镜所见。Peyer 斑处可见纵向狭长的溃疡（黑丸分型Ⅴ型）。

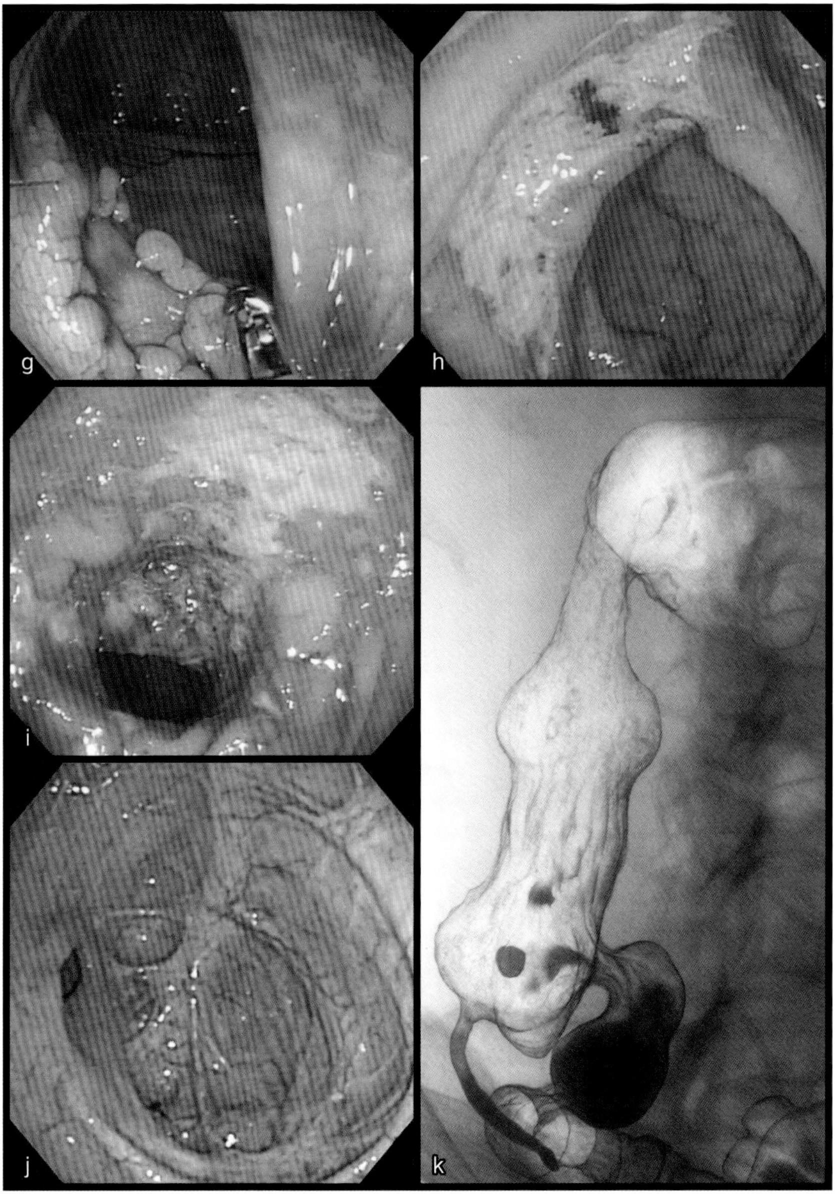

g： 肠镜所见。可见扁桃仁大小的类圆形溃疡（黑丸分型Ⅵ型）。
h： 可见大于扁豆大小的不规则溃疡（黑丸分型Ⅶ型）。
i： 可见不规则的溃疡融合形成的广泛溃疡（黑丸分型Ⅷ型）。
j： 盲肠可见伴有多发溃疡瘢痕的萎缩带（萎缩瘢痕带）及回盲瓣的变形（瓣口开大）。
k： 灌肠 X 线造影所见。升结肠到回盲部可见广泛的萎缩瘢痕带、假性憩室以及回盲瓣口的开大等表现，具有诊断价值。

药物所致的出血性大肠炎

- 药物所致的出血性大肠炎，是在服用抗生素数天后骤然起病，出现伴有剧烈腹痛、血性腹泻的出急性出血性大肠炎。有时会伴有低热，血液检查可见白细胞轻度升高。
- 一旦停用相关抗生素，症状便可快速改善，故预后良好。致病抗生素以青霉素类药物多见，其次是头孢菌素类药物，偶见新一代喹诺酮类药物的报道。
- 本病发病机制目前虽未达成共识，但有学说认为与抗生素的过敏反应导致血管痉挛而形成缺血性病变有关；也有研究认为抗生素的应用使肠道内菌群出现菌群交替，抗生素耐药菌株（尤其是产酸克雷伯氏菌）大量繁殖，从而造成肠炎。

内镜所见及诊断技巧

- 药物所致的出血性大结肠炎好发于横结肠及降结肠，呈区域性，较少发生于乙状结肠和直肠。有时全结直肠均可见病变，不过即使是这种情况，也常以横结肠处的糜烂最为明显。
- 病变很少形成明显的溃疡，其特征是黏膜内出血引起的环周性、弥漫性的糜烂·发红以及水肿明显、具有脓性分泌物的水肿状黏膜。轻症病例中可见散在的轻微糜烂及出血斑，轻症病例的一大特点是这些炎症表现可在短期内迅速改善。
- 本病需与溃疡性结肠炎、缺血性肠炎、沙门氏菌肠炎、肠出血性大肠埃希菌O157 肠炎等感染性肠炎进行鉴别。
- 溃疡性结肠炎与本病不同之处在于：可见从直肠起连续分布的病变，且有脓性分泌物附着。典型的缺血性肠炎表现为纵向溃疡，且好发于乙状结肠到降结肠。观察到以右半结肠为主的出血性大肠炎表现或类似缺血性肠炎表现的情况时，也需与大肠埃希菌 O157 引起的肠炎做鉴别，此时询问相关病史及粪便培养明确致病菌就显得相当重要。

（饭岛 英树）

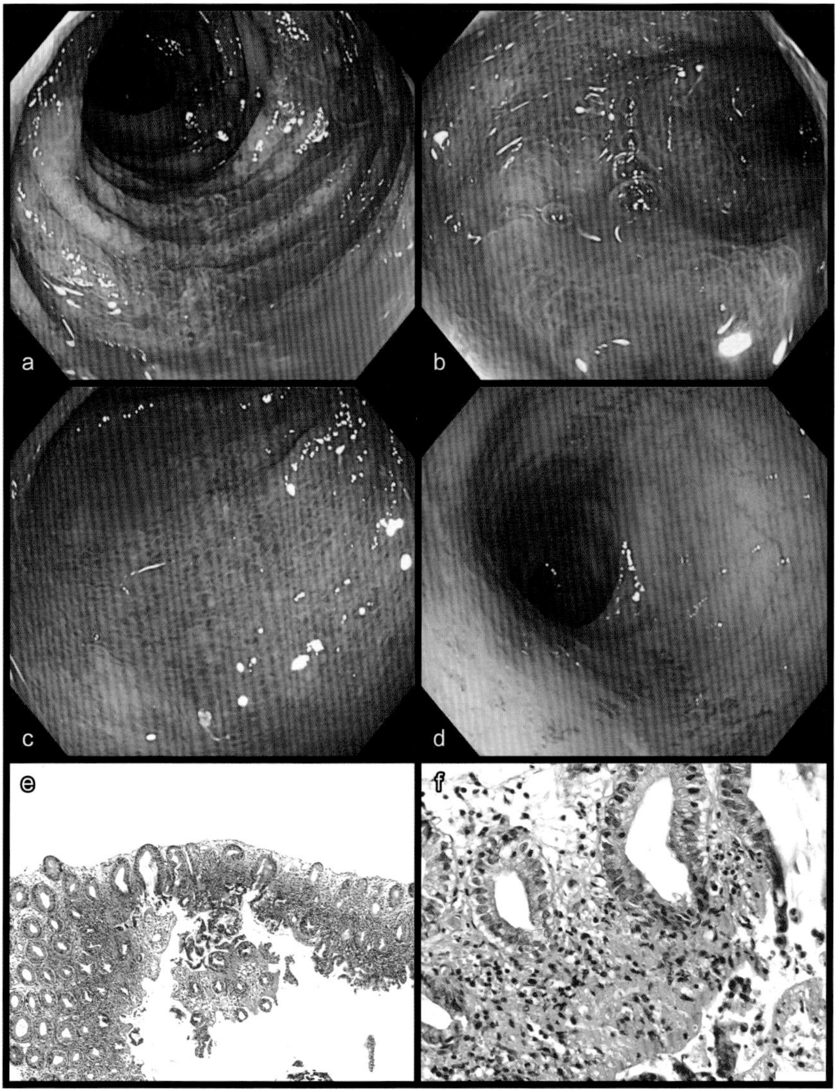

【50 余岁女性。药物所致的出血性大肠炎】

服用 5 天青霉素类抗生素，停药 1 天后出现腹痛，2 天后呕吐及血性腹泻，故进行肠镜检查。粪便细菌培养检查中检测出产酸克雷伯氏菌。

a： 肠镜所见（横结肠）。可见环周性、弥漫性糜烂、发红及显著水肿。

b： 可见弥漫的出血性炎症黏膜。

c： 可见黏膜内出血及脓性分泌物。

d： 肠镜所见（降结肠）。炎症呈区域性分布，降结肠可见炎症消退。

e： 活检组织所见（×40）。可见表层上皮剥脱、杯状细胞减少、隐窝萎缩等类似于缺血性肠炎的组织学表现。

f： 活检组织所见（×200）。可见黏膜固有层充血、血管内红细胞漏出以及疑似纤维蛋白沉淀物的嗜酸性渗出物。

免疫检查点抑制剂相关肠炎

- 免疫检查点抑制剂在突显其卓越抗肿瘤效果的同时，也导致了一些免疫相关不良反应（immune-related adverse events；irAE）。消化道是 irAE 发生概率较高的脏器，当肠道受累出现黏膜损伤时，可将其称为免疫检查点抑制剂相关肠炎。
- 常见的免疫检查点抑制剂有 CTLA-4 单抗和 PD-1/PD-L1 单抗。近年来，临床上除对上述药物进行单独应用外，也逐渐开始联合用药。
- 停药后症状无明显改善时，有时需加用类固醇激素或抗 TNF-α 单抗治疗。

内镜所见及诊断技巧

- 内镜所见与溃疡性结肠炎类似，可见血管透见性消失、颗粒状黏膜、发红、糜烂、溃疡等表现（**a～d**）。
- 病理学上可见炎症细胞浸润、隐窝脓肿、隐窝炎及细胞凋亡（**e，f**）。
- 本病需与感染性肠炎、艰难梭菌（*Clostridioides difficile*）相关疾病、巨细胞病毒性肠炎、放射性肠炎、胶原性结肠炎（collagenous colitis）、其他药物引起的结肠炎相鉴别。
- 明确免疫检查点抑制剂的使用史是与上述疾病鉴别的基本要点。

参考文献

Yanai S, et al. Nivolumab-induced colitis treated by infliximab. Clin Gastroenterol Hepatol 15：e80-81, 2017.

（梁井 俊一）

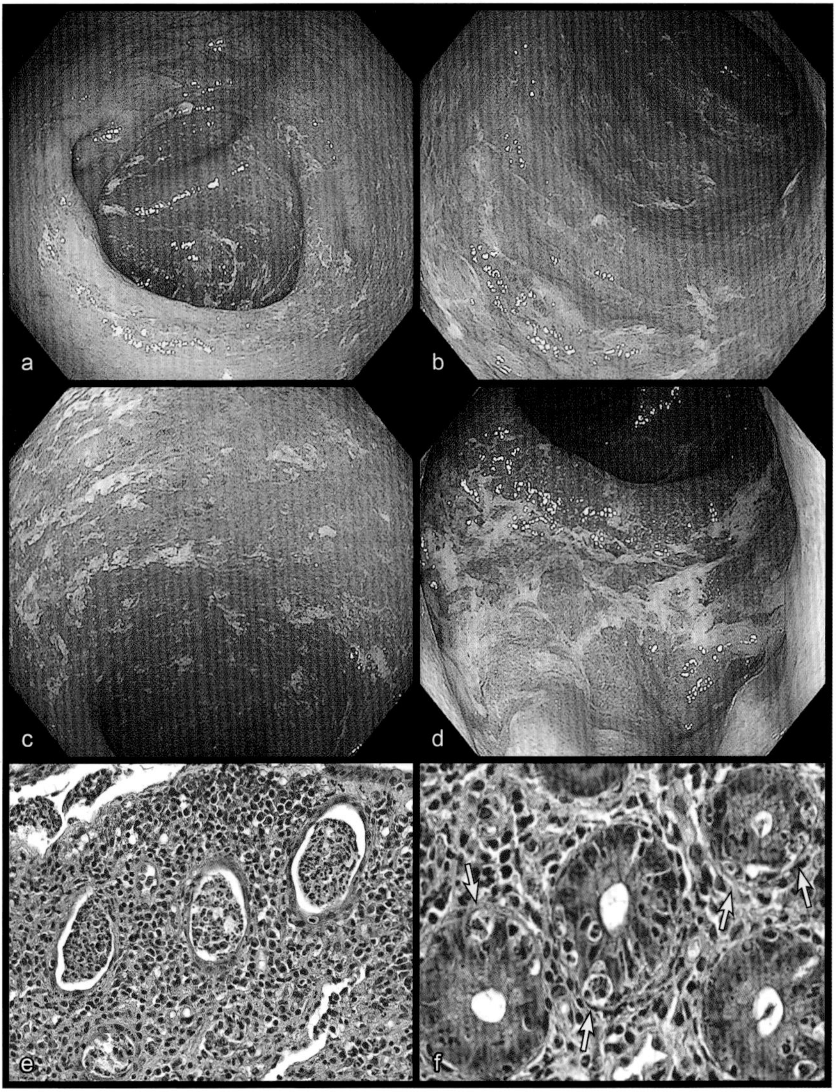

【50 余岁男性。免疫检查点抑制剂相关肠炎。纳武单抗治疗恶性黑色素瘤后发病】

a～d： 肠镜所见〔**a**：盲肠；**b**：乙状结肠；**c**：直乙交界部（Rs）；**d**：直肠下段（Rb）〕。可见血管透见性低下、有黏液附着的颗粒状黏膜。

e： 活检组织所见。可见炎症细胞浸润及隐窝脓肿。

f： 活检组织所见。可见大肠隐窝上皮的凋亡（⇨）。

帽状息肉病

- 帽状息肉病（cap polyposis）是 1985 年由 Williams 等提出的发生于大肠，尤其是直肠、乙状结肠的炎性息肉病，隆起病变顶部可见由帽状纤维脓性渗出物附着的肉芽组织，故以此得名。
- 通常认为结肠运动功能异常引起的慢性机械性刺激导致本病的发生，但近年来有许多报道指出，本病在 *H.p* 除菌疗法后得到治愈，这些结果提示本病可能与 *H.p* 感染有关。
- 本病无明显好发年龄，女性相对多见。症状以黏液性腹泻和黏液血便最常见，其次是下腹部疼痛和里急后重等。
- 5-ASA 制剂和类固醇药物通常无效，即使对病变进行内镜或外科手术切除，短期内复发的情况也不少见。

内镜所见及诊断技巧

- 典型病例可见从直肠到乙状结肠散在分布着发红的广基性隆起型病变（**a，b**）。呈疣状或毛虫状隆起，隆起顶部可见糜烂或脓性白苔附着（**c**）。病变之间的黏膜基本正常，但隆起周围有时可见白斑。靛胭脂染色后隆起变得更为清晰（**d**）。
- 非典型病例可见平盘状隆起、疣状病变、平坦的地图状发红等表现。此外，部分病变范围较大时也可累及右半结肠。同一病例不同时期的内镜表现也有所差异，有时典型表现也可转变为非典型表现。
- 用活检钳夹取的组织，常受切面方向干扰而无法获得本病典型的组织学所见。而 EMR 术后的标本由于可进行垂直方向的改刀，因而诊断较为容易。
- 活检组织的病理表现为：黏膜表面被覆由纤维脓性渗出物附着的炎性肉芽组织，黏膜表层可见炎症细胞浸润和上皮萎缩（**e，f**）。

（佐藤 邦彦）

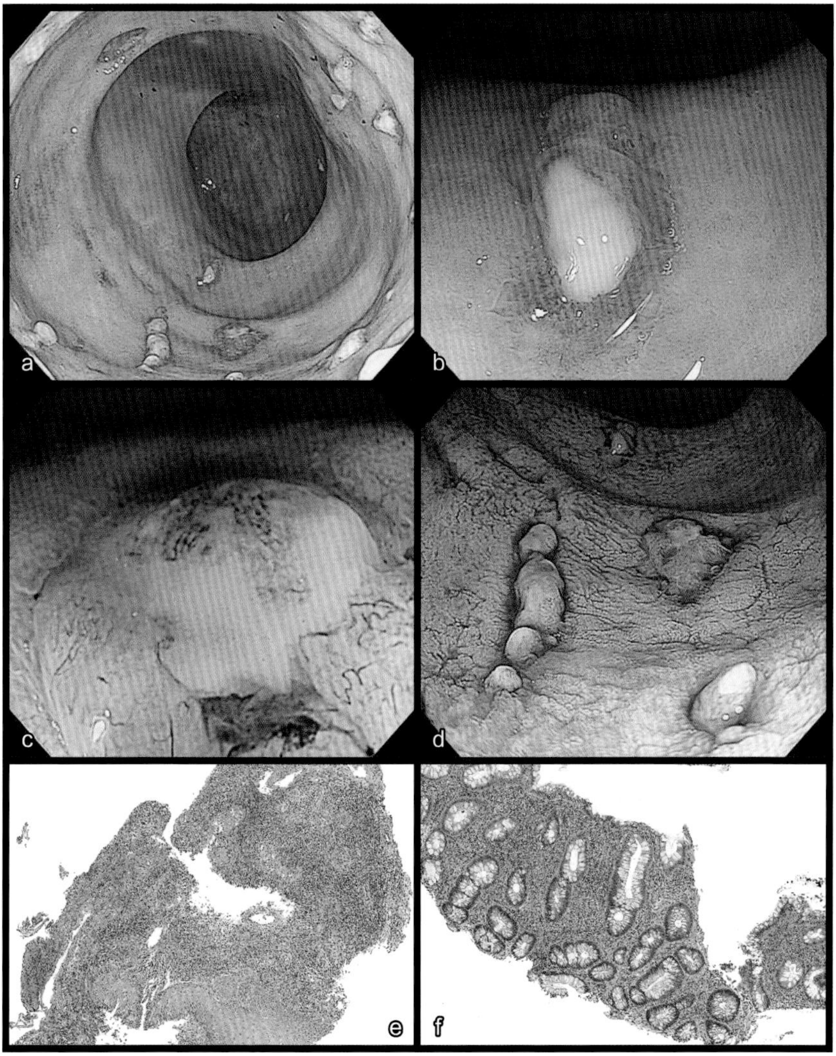

【70 余岁男性。帽状息肉病】

a： 直肠内镜所见（远景）。可见顶部有帽状脓性白苔附着的病变散在分布。

b： 内镜近距离所见。可清晰观察到脓性渗出物。

c： NBI 弱放大观察所见。可见血管蛇行及糜烂。

d： 靛胭脂染色所见。可见表面有大量黏液附着的隆起型病变，病变间可见正常黏膜。

e： 活检组织所见。可见溃疡底部的坏死物和炎性肉芽组织。

f： 可见混有中性粒细胞的炎症细胞浸润。

直肠黏膜脱垂综合征

- 直肠黏膜脱垂综合征（MPS）于 1983 年由 du Boulay 等提出，是对当时孤立性直肠溃疡（solitary ulcer syndrome of the rectum；SUS）及深在性囊性大肠炎（colitis cystica profunda；CCP）这类疾病的总称。
- 症状可见黏液血便、排便困难、肛门疼痛、排便不尽感，问诊时应着重询问有无排便习惯异常〔排便时间较长（15min 以上）及排便时的费劲感（strainer)〕。排便习惯异常是由各种肛门功能异常和排便功能异常引起的，排便时黏膜脱垂是本病的基本异常。
- 肉眼分类：平坦型、隆起型、溃疡型以及深在性囊性大肠炎型（隆起型的亚型)。好发于直肠下段至直肠中段，尤其多发于前壁侧。
- 活检组织下特征性的表现为因黏膜脱垂引起的慢性刺激所致的纤维肌性闭塞症(fibromuscular obliteration)。
- 治疗方式有改善异常排便习惯、摄入高纤维食物以及药物治疗（服用缓泻剂）等。

内镜所见及诊断技巧

- 早期病变往往为平坦型，表现为齿状线正上方的斑点状发红和下 Houston 瓣上的环形发红。表面呈发红的水肿状黏膜，有时出现在隆起型或溃疡型 MPS 的周边。
- 隆起型好发于直肠下段~肛管附近的齿状线口侧，表现为边界不清、广基~亚蒂的大小不一的毛虫状隆起。表面显著发红，多伴有白苔和糜烂。需着重与肿瘤性息肉进行鉴别。隆起型表现为黏膜下肿瘤（submucosal tumor；SMT）样形态时被称为 CCP。
- 相比于隆起型，溃疡型好发于更靠近口侧的直肠中 Houston 瓣的前壁。病变主体表现为边界相对清晰的浅溃疡，但边缘往往伴有环堤样的隆起或 SMT 样表现。除了单发病灶须与进展期癌、恶性 SMT 鉴别之外，本病还须与炎症性肠疾病、阿米巴痢疾、放射性直肠炎、出血性直肠溃疡等相鉴别。
- 当临床怀疑 MPS 时，须在病理申请单注明“建议明确有无纤维肌性闭塞症”等信息提示病理医生，使其诊断更有针对性。

参考文献

du Boulay CE, et al. Mucosal prolapse syndrome—a unifying concept for solitary and related disorders. J Clin Pathol 36：1264-1268, 1983.

（齐藤 裕辅，杉山 隆治）

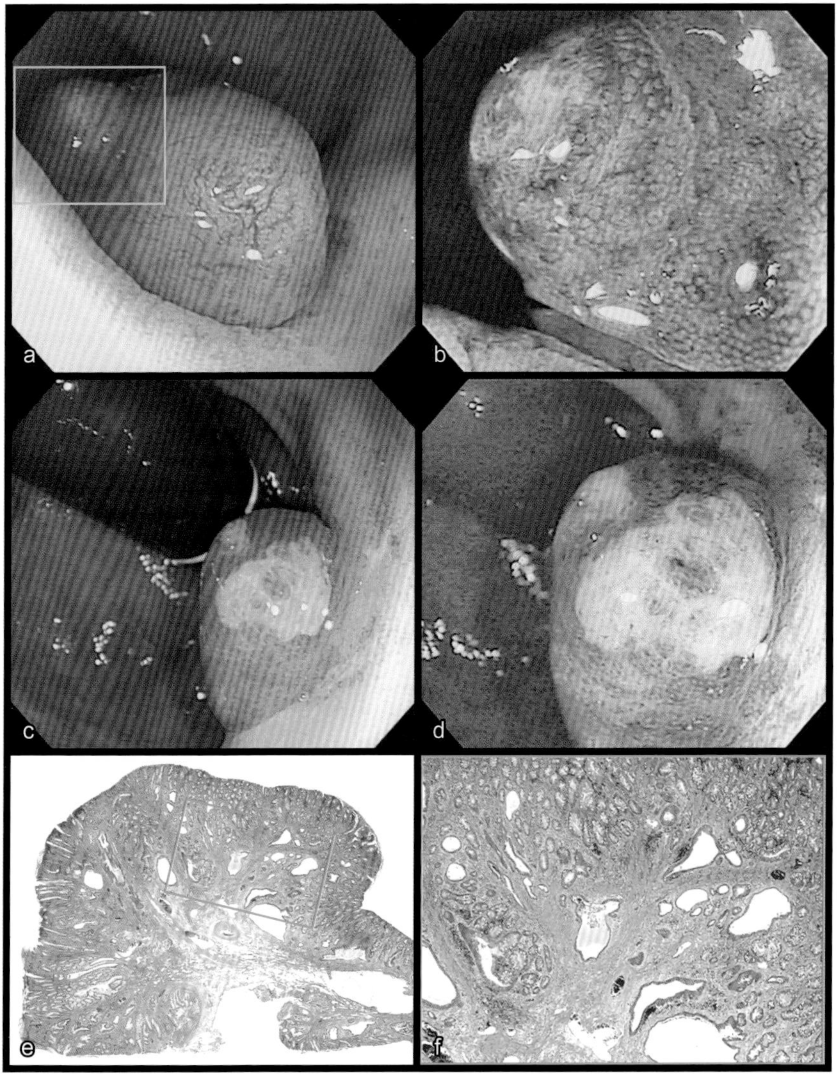

【直肠黏膜脱垂综合征】

a：肠镜所见。直肠下段前壁可见黏膜肿瘤样隆起型病变（▭）。表面的血管轻度扩张，顶部有黏液附着。

b：NBI 观察所见。隆起顶部可见黏液附着，同部位的黏膜结构模糊，但未见明显恶性依据。

c：反转观察。隆起顶部可见黏液附着。

d：NBI 观察所见。黏液附着部位的黏膜结构不清晰，但未见明显恶性依据。

e：经肛切除标本的病理组织所见。

f：e 的▭放大所见。可见黏膜毛细血管的增生扩张、黏膜的纤维肌性闭塞症（fibromuscular obliteration）以及幼稚上皮组成的增生性腺管。

显微镜下结肠炎

- 显微镜下结肠炎（microscopic colitis）是一种以慢性腹泻为主要症状，通过肠镜活检发现有特征性病理学所见进而得以诊断的原因不明性肠炎。大致分为淋巴细胞性结肠炎（lymphocytic colitis）和胶原性结肠炎（collagenous colitis）。
- 淋巴细胞性结肠炎以上皮内淋巴细胞增加为主要病理学特征，但本病报道主要集中于欧美国家，日本国内的报道非常罕见。
- 胶原性结肠炎是以大肠上皮正下方胶原带（collagen band）的沉积为主要病理学特征的疾病。
- 日本国内的胶原性肠炎几乎都是由药物引起的，绝大多数是在服用质子泵抑制剂（PPI）（特别是兰索拉唑）时发病。对于药物所致的胶原性结肠炎，治疗的基本原则是中止可疑药物的使用。

内镜所见及诊断 技巧

- 由于日本国内淋巴细胞性结肠炎非常罕见，故本文主要对胶原性结肠炎的内镜表现及诊断进行论述。
- 1976 年本病的概念被提出时，学界认为其内镜表现无明显异常，但近年来有不少关于本病特征性肠镜下表现的报道。
- 纵向溃疡 · 纵向黏膜裂伤（liner mucosal defect，mucosal tears）：表现为溃疡边缘发红、水肿不明显且边界清晰的纵向溃疡及黏膜裂伤（**a**）。有时也可见溃疡瘢痕（**b**）。这种表现可能是由于胶原带沉积导致黏膜脆性增加，从而造成黏膜表面撕裂。
- 裂纹样表现 · 猫抓征（cat scratch sign）：可见裂纹状及搔抓样（cat scratch sign）细浅凹陷（**c**）。
- 肠道内可见发红、水肿、血管透见消失、颗粒状黏膜和毛细血管增生（**d**）等表现。此外，由于黏膜脆性较高，活检可能导致黏膜撕裂（**e**）。
- 大肠上皮正下方观察到厚度超过 10μm 的胶原带即可明确诊断。黏膜固有层内淋巴细胞和浆细胞的浸润，隐窝结构完整也为本病特征（**f**）。
- 胶原带厚度在大肠内分布不均，右半结肠更为明显。诊断技巧是对包括深部结肠在内的区域进行多处活检。

（远藤 克哉）

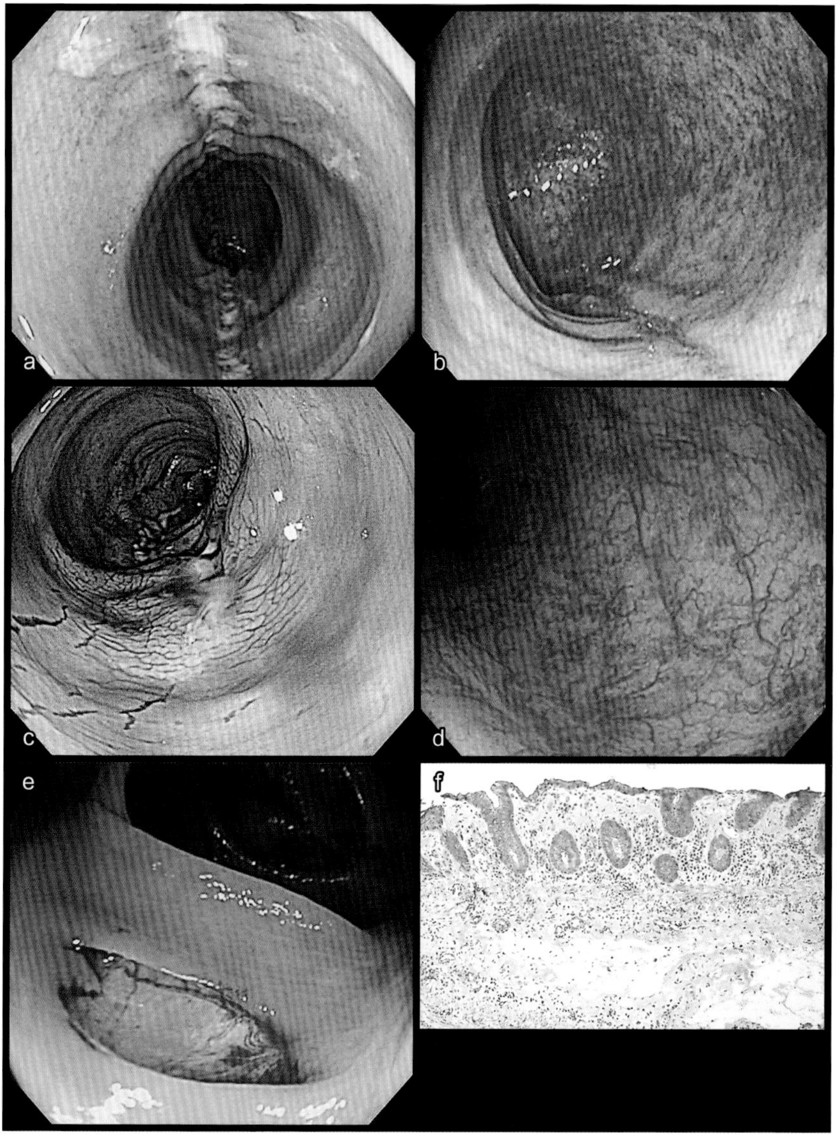

【胶原性结肠炎】
a：肠镜所见。横结肠可见长距离、边界清晰的纵向溃疡。
b：横结肠可见线状的纵向溃疡瘢痕。
c：横结肠可见搔抓样细浅凹陷（cat scratch sign）。
d：可见毛细血管的增生。
e：组织活检后形成的黏膜裂伤。
f：活检组织所见。大肠上皮正下方可见厚度超过 10μm 的胶原带。
（**a**、**b**、**e**、**f** 为同一病例）。

肠系膜静脉硬化病

- 肠系膜静脉硬化病是由于结肠壁内到肠系膜之间的静脉发生钙化，静脉回流障碍引起肠道慢性缺血性改变的罕见疾病。
- 最近日本国内调查表明，本病多发生于长期服用含山栀子成分的中药的人群，故认为其可能是导致本病的主要原因。其中以加味逍遥散、黄连解毒汤、辛夷清肺汤、茵陈蒿汤这几种方剂多见。
- 本病发展缓慢，虽然部分患者表现为腹痛、排便异常、肠梗阻等症状，但无症状的也不在少数。
- 本病多数情况下可通过特征性内镜表现得出诊断。约 90% 的肠系膜静脉钙化在普通 CT 中可检出。
- 迄今为止，报道病例中约有 20% 接受了手术治疗，但多数情况下仅通过停用中药就能改善症状，从而避免手术。

内镜所见及诊断技巧

- 内镜下最重要的表现为黏膜的色调异常，几乎所有病例中都可见到。
- 肠黏膜可见青铜色、暗紫色、红褐色、绿褐色、灰褐色等多种色调表现。
- 病变范围几乎均位于右半结肠，以横结肠为界，远端结肠通常未见异常。但极少数情况下病变可波及全结直肠及回肠末端。
- 约有 70% 的病例因水肿导致半月襞肿胀或伸展不良。约有 60% 的病例可见糜烂和溃疡，溃疡类圆形，往往可见隆起性白苔附着。
- 病变严重时可出现肠腔狭窄。
- 本病也可伴有血管扩张的表现。
- 活检组织可见黏膜固有层的胶原纤维沉积及静脉壁的肥厚。
- 内镜下仅表现为色调异常的情况有时会难以与结肠黑变病鉴别，但与肠系膜静脉硬化病不同的是，结肠黑变病不伴有水肿、糜烂和溃疡。
- 由于本病也可出现黏膜固有层胶原纤维沉积，故单从活检病理来看可能与胶原性结肠炎容易混淆，可根据内镜所见及病史差异对两者进行鉴别。

（清水 诚治）

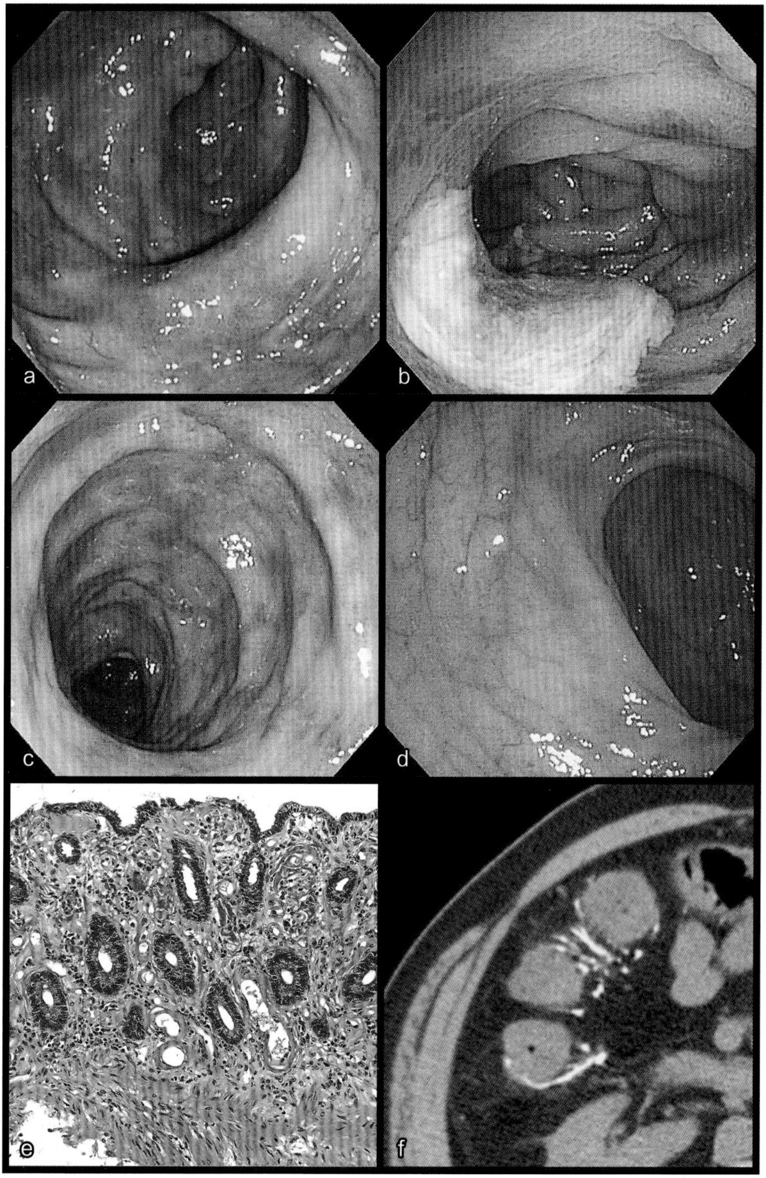

【50 余岁男性。肠系膜静脉硬化病】

a：肠镜所见（升结肠～盲肠）。可见黏膜色调异常（红褐色～绿褐色）及半月襞的肿胀。

b：肠镜所见（右半横结肠）。可见类圆形大溃疡及明显隆起的白苔。周边的黏膜呈红褐色且半月襞肿胀。

c：肠镜所见（左半横结肠）。色调异常及半月襞的肿胀相比深部结肠程度较轻。

d：肠镜所见（乙状结肠）。几乎未见异常表现。

e：活检组织所见。可见上皮变性伴有黏膜固有层的胶原纤维沉积及静脉壁肥厚。

f：平扫 CT 所见。可见结肠壁肥厚以及沿着肠系膜静脉分布的钙化。

肠系膜脂膜炎

- 肠系膜脂膜炎（mesenteric panniculitis；MP）是1960年由Ogden等报道的发生于肠系膜脂肪组织中原因不明的慢性非特异性炎症性疾病。
- 本病是以肠系膜的脂肪变性、淋巴细胞浸润为主的慢性非特异性炎症。欧美人群多发生于小肠系膜；日本则多见于大肠系膜，好发部位依次为乙状结肠、横结肠及升结肠系膜。
- 本病男女比为2～3：1，40岁以上患者约占72%，以中老年男性多见。
- 本病发病原因不明，诸多学说表明可能与细菌感染、过敏、自身免疫、腹部外伤、既往腹部手术等有关。
- 临床症状可有腹泻、腹痛、发热、腹部胀满感、腹部肿块等。
- 本病需与4型大肠癌、转移性肠癌、脂肪瘤、脂肪肉瘤、肠系膜恶性淋巴瘤、癌性腹膜炎、硬纤维瘤、类癌、缺血性肠炎、乙状结肠憩室炎等相鉴别。
- 治疗方法一般为保守治疗〔禁食、抗生素治疗、给予肾上腺皮质类固醇激素（泼尼松龙：约30mg/d）、免疫抑制剂、放疗等〕。如果炎症较重引起肠道狭窄，可考虑外科手术切除。

内镜所见及诊断技巧

- 内镜所见（**a～c**）：结肠环周血管透见消失，黏膜高度水肿，呈现伴有狭窄的铺路石样外观。病变部伸展不良（半月襞的间距缩短），但肠壁柔软，故内镜往往容易通过。有时可见发红和浅糜烂，但多数情况下不伴有溃疡。
- 灌肠X线检查（**d，i**）：与内镜检查相比，灌肠X线检查下的MP表现更具特征性。可见区域性的肠道管腔狭窄和伸展不良的表现。充盈相可见绒毛状凸起和拇指压痕征象。双重造影可见肠道的水肿和肠系膜侧明显的单侧性锯齿状阴影，以及黏膜皱襞皱缩聚集像（transverse ridging）。
- 腹部CT检查（**e～h**）：CT检查对本病诊断价值最高，可见伴有水肿的肥厚肠壁及其周围位于肠系膜侧边界不清、CT值高于脂肪组织的肿块状阴影。肥厚的肠道和脂肪组织之间可见绒毛状凸起征象。有时还伴有腹水。
- 单纯内镜检查除了在黏膜面看到明显水肿外，往往观察不到其他变化（这是因为病变主要位于黏膜下层至肠壁以外），难以诊断MP。因此诊断技巧是当内

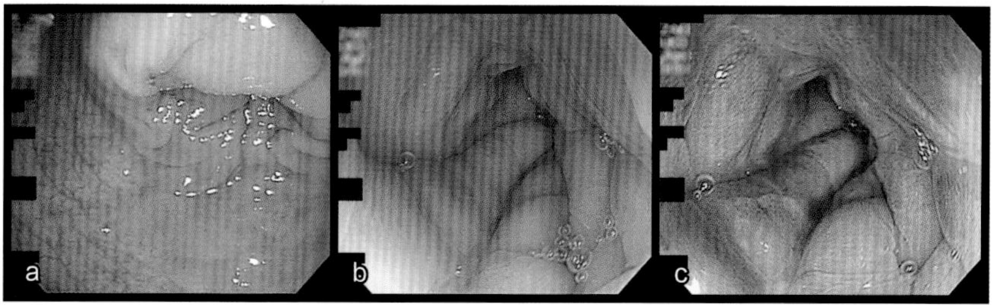

【肠系膜脂膜炎】
a： 肠镜所见〔直乙交界部（Rs）〕。肠腔狭窄但黏膜面未见异常。
b，c： 染色所见（**b**），NBI 观察所见（乙状结肠，**c**）。结肠环周血管透见消失，黏膜水肿，呈现伴有狭窄的铺路石样外观。病变部呈伸展不良但肠壁柔软。

镜观察到上述表现而怀疑 MP 时，需考虑行灌肠 X 线造影检查及 CT 检查。

- 灌肠 X 线检查时，要注意有无并存基础疾病（长病程溃疡性结肠炎合并 4 型结肠癌：**m～p**）。另外，注意黏膜单侧性皱缩聚集表现是在肠系膜附着侧（MP）还是肠系膜附着侧对侧（如乙状结肠憩室炎等：**j～l**）。
- 当长期出现或存在对治疗反应不佳、难治性的广泛溃疡和重度狭窄时，应警惕和 MP 有着类似影像表现的肠系膜下静脉闭塞导致的缺血性肠炎。
- 一些导致肠系膜下静脉闭塞的少见的静脉系统疾病如肠系膜炎症性静脉闭塞病（mesenteric inflammatory veno-occlusive disease；MIVOD）、特发性肠系膜静脉肌内膜增生（idiopathic myointimal hyperplasia of mesenteric veins；IMHMV）、肠淋巴细胞性静脉炎（ELP）、特发性肠系膜静脉硬化病，以及由于凝血纤溶异常导致静脉闭塞的抗磷脂抗体综合征、蛋白 C 和蛋白 S 活性低下等疾病需与本病相鉴别。为了鉴别这些疾病，需测定各种自身抗体和凝血纤溶因子。此外，还可进行动态 CT 扫描和血管造影检查来确定有无肠系膜下静脉的闭塞。

参考文献

Ogden WW, et al. Panniculitis of the Mesentery. Ann Surg. 151：659-665, 1960.

（齐藤 裕辅，垂石 正树）

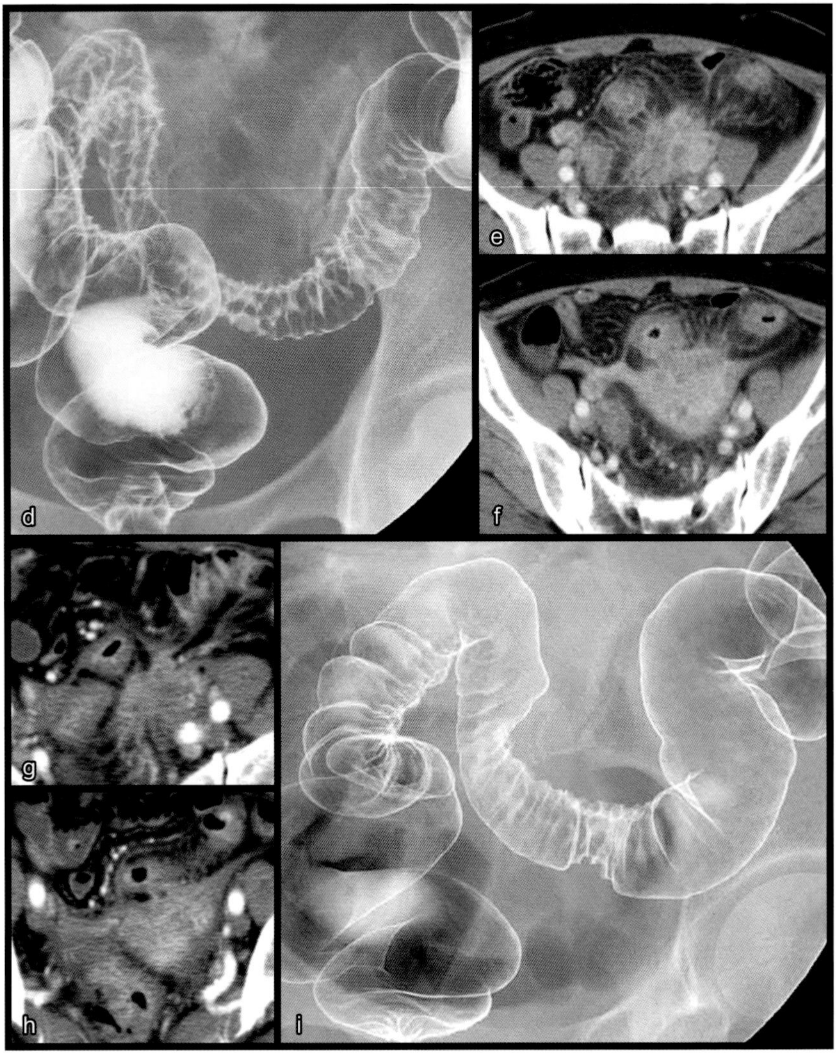

【肠系膜脂膜炎】(接上文)

d： 灌肠 X 线所见。从直乙交界到乙状结肠可见区域性的肠道狭窄和伸展不良的表现。可见肠道水肿表现和肠系膜侧明显的锯齿状阴影，即黏膜皱缩聚集像（transverse ridging）。

e，f： 腹部 CT 所见。乙状结肠肠壁环周性肥厚伴周围绒毛样凸起，肠系膜内部可见不均匀的高密度肿块。

g，h： 保守治疗（口服泼尼松龙，30mg/d）后影像学所见（腹部 CT）。乙状结肠肠壁肥厚轻度改善，周围绒毛状凸起消失，肠系膜内高密度肿块缩小。

i： 灌肠 X 线所见。直乙交界 ~ 乙状结肠的黏膜水肿、肠系膜侧明显的单侧性锯齿状阴影以及黏膜皱缩聚集表现得以改善。

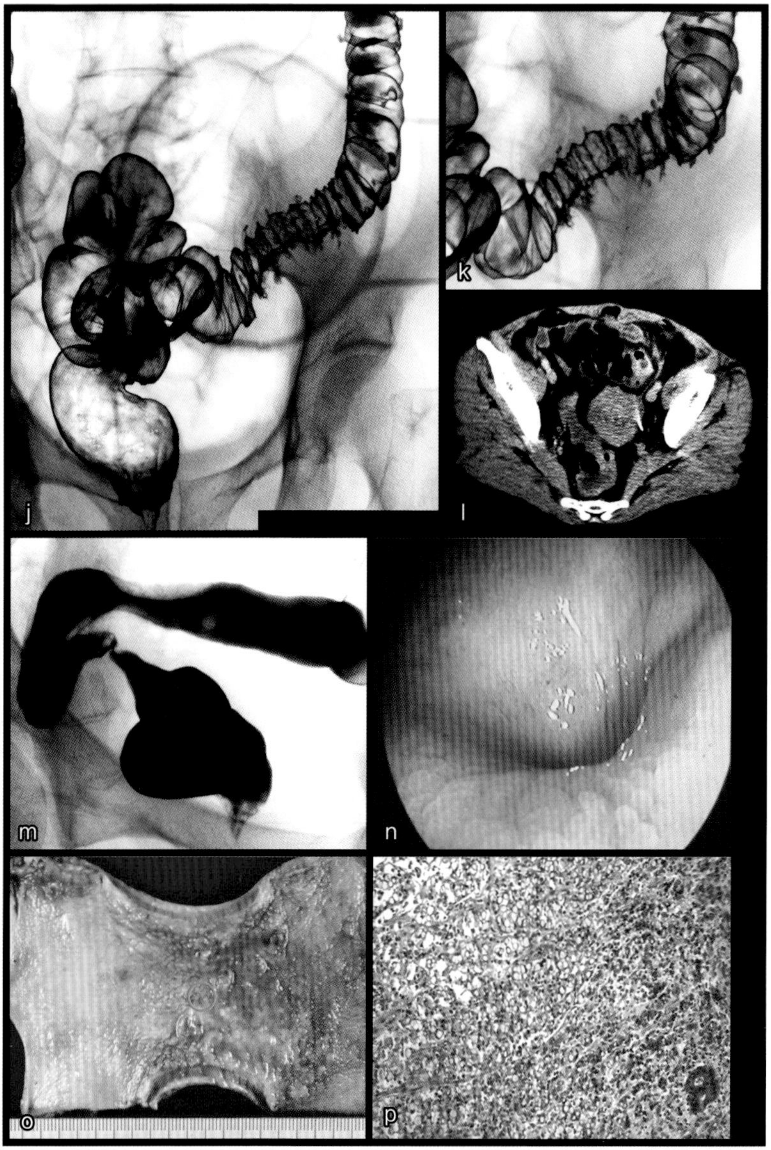

【乙状结肠憩室炎】

j，k： 灌肠 X 线所见。乙状结肠可见伴有黏膜皱缩聚集的单侧变形。病变位于肠系膜附着侧对侧，周围可见憩室，故诊断为乙状结肠憩室炎。

l： 腹部 CT 所见。乙状结肠可见肿块影。

【较长病程的溃疡性结肠炎合并 4 型肠癌】

m： 灌肠 X 线所见。直乙交界可见环周性狭窄，狭窄部向口侧、肛门侧平缓地移行至正常的肠腔管径。

n： 肠镜所见。直乙交界可见环周性狭窄，镜身无法通过。

o： 切除标本所见。可见以直乙交界为中心的环周性狭窄及肠壁肥厚（○为直乙交界的原发灶处）。

p： 病理组织所见。癌的主要组织学类型为印戒细胞癌。

缺血性大肠炎

- 缺血性大肠炎是由肠道黏膜的血运障碍所致的可逆性疾病，不伴有主干动脉明显的器质性闭塞。
- 本病最初分为坏疽型、狭窄型、一过性型。但近年来学界将反映不可逆肠道缺血的坏疽型除外，将缺血性大肠炎分为狭窄型和一过性型。
- 虽然发病机制不明确，但一般认为是血管因素（全身循环障碍、动脉硬化、血管炎、微血管痉挛等）和肠道因素（肠道内压上升、蠕动亢进等）相互作用，导致疾病发生。
- 典型的临床症状是突然腹痛和随后出现的腹泻及血性腹泻。
- 本病有 10%的复发率。

内镜所见及诊断技巧

- 由于本病属急性疾病，病情随时间推移变化较大，故出现上述特征性临床表现时应怀疑本病，须立即进行内镜检查。
- 起病数日内，可在易出血的水肿黏膜背景中见到发红及伴有薄白苔的纵向糜烂，为本病的特征性表现。有时白苔也可呈伪膜样隆起。
- 病变分布呈现一定区域性，好发于除直肠外的左半结肠。有时病变可环周累及肠腔。
- 由于间质的水肿和黏膜内出血，常可见发红的黏膜被白线分割，呈鳞片样外观。
- 循环障碍严重的病例可见黏膜呈暗红色色调，这种情况下肠镜检查穿孔风险增高，应尽量避免盲目进镜。
- 通常发红及糜烂可在数日内得以改善、治愈。
- 伴有厚白苔的病例可能会出现病程迁延，病情发展过程中可出现管腔狭窄。
- 急性期的病理组织可见出血、纤维蛋白渗出和腺管上皮细胞的变性、坏死、脱落等表现。病理特点为隐窝周围组织残存而上皮细胞脱落，故又形象地被称为“枯萎性坏死”“鬼影样外观”。

参考文献

飯田三雄．虚血性肠病変の臨床像．胃と肠 18：311-323, 1983.

（松野 雄一，森山 智彦）

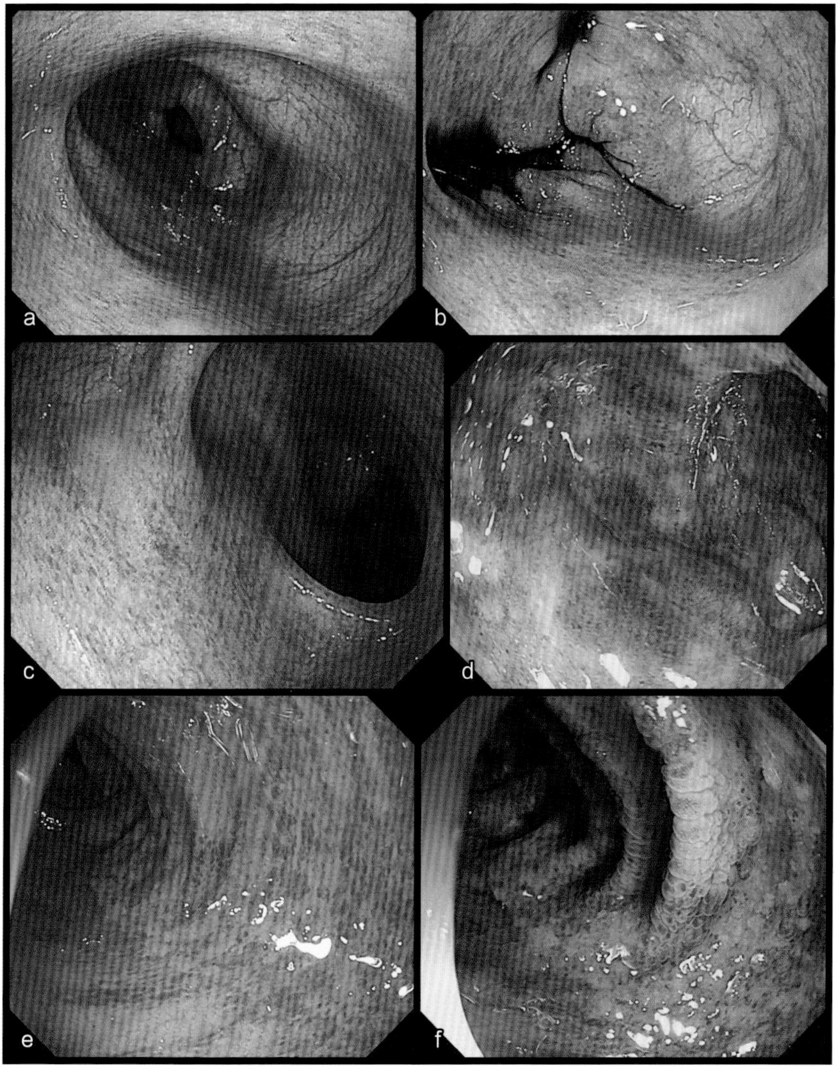

【30 余岁女性。缺血性大肠炎。因内镜检查的前处置而发病】

a： 结肠镜所见。乙状结肠可见纵向发红。

b： 近端乙状结肠靛胭脂染色所见。

c： 可见延伸至远端乙状结肠的纵向红斑。

【60 余岁女性。缺血性大肠炎。以腹痛、便血起病】

d： 结肠镜所见。乙状结肠中可见伴厚白苔的暗红色广泛性溃疡。

e： 乙状结肠可见纵向的浅而宽的溃疡，周围可见鳞片状黏膜。

f： **e** 的靛胭脂染色所见。

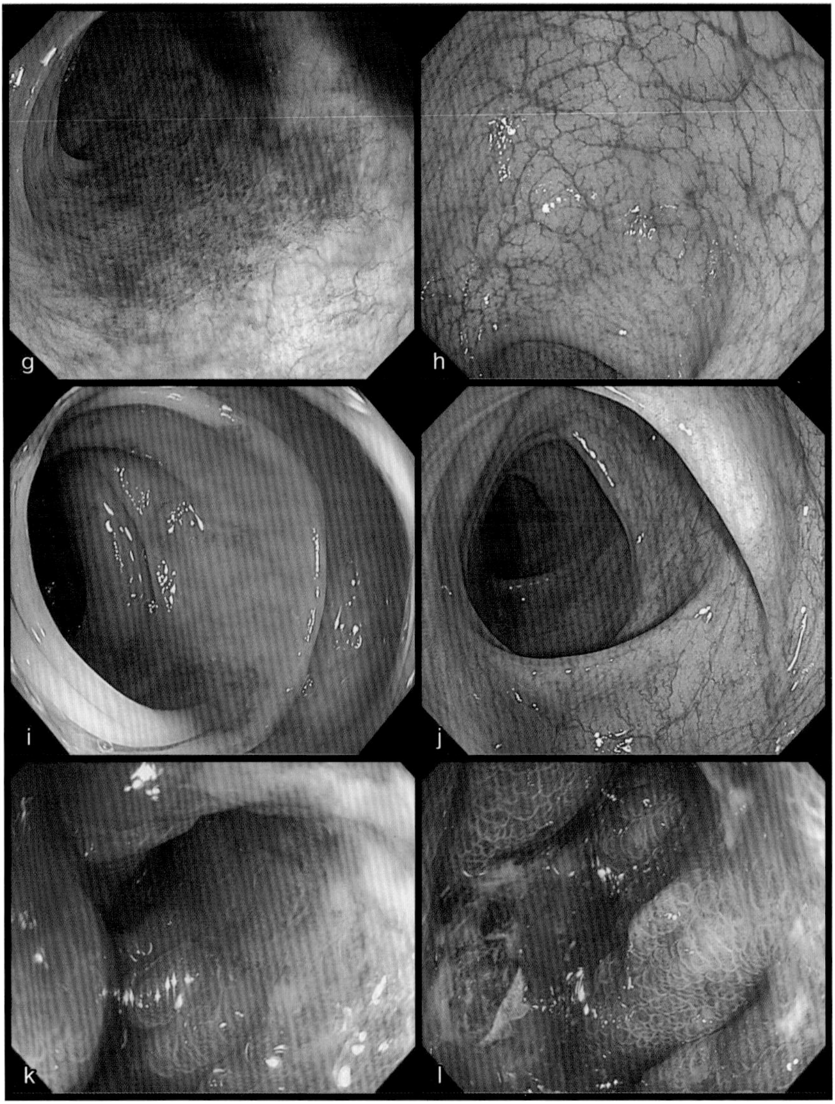

【60 余岁女性。缺血性大肠炎。以腹痛、便血起病】（接上文）

g： 更靠近肛侧的肠段也可见纵向浅溃疡及周围发红的黏膜。

h： 直肠未见异常。

i： 内镜所见（2 周后）。乙状结肠仅残留轻微的红斑。

j： 内镜所见（2 年后）。可见正常黏膜，未见溃疡瘢痕。

【60 余岁女性。缺血性大肠炎。以腹痛及便血起病】

k： 结肠镜所见。乙状结肠可见具有纵向分布倾向的溃疡和明显水肿的发红黏膜。

l： 溃疡底部一部分呈现暗红色，可见向周围蔓延的鳞片状黏膜。

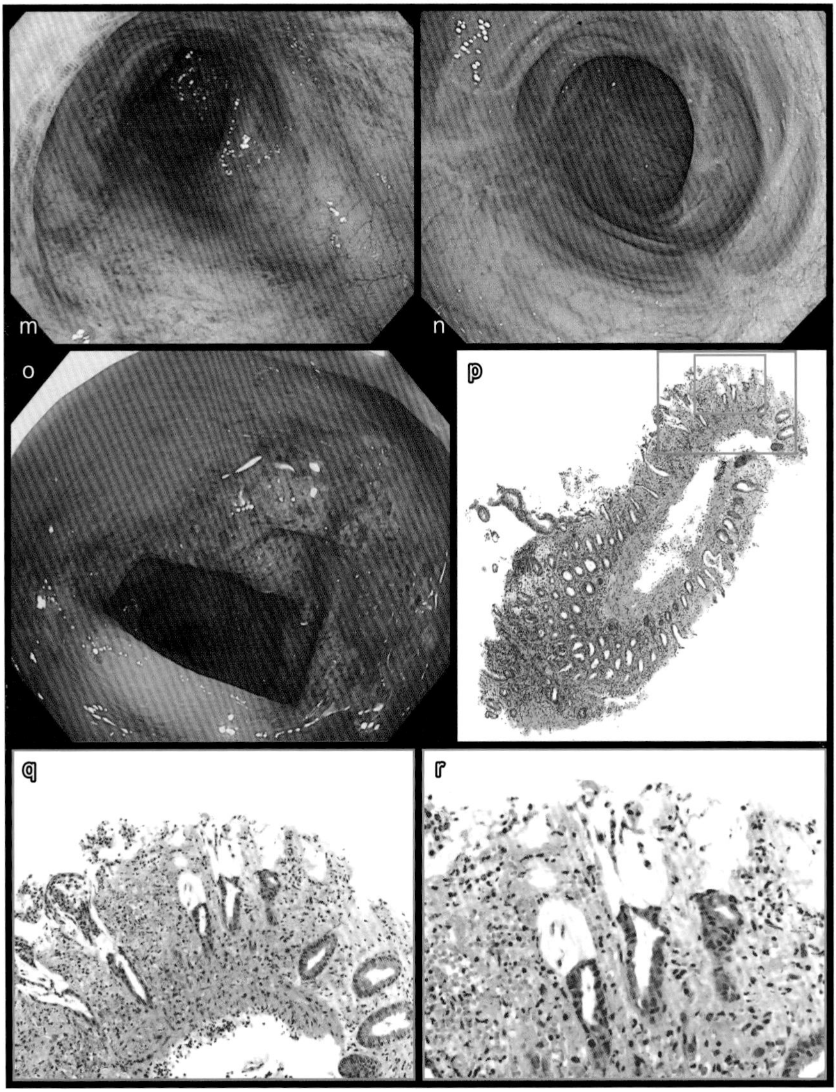

m：靠近肛侧的肠段可见延伸的纵向发红。
n：内镜所见（2 年后）。可见多发纵向分布的溃疡瘢痕。
【80 余岁男性。缺血性大肠炎。以腹痛及便血起病】
o：结肠镜所见。可见稍有纵向分布倾向的宽大暗红色黏膜。
p：活检组织所见（×40）。
q：p 的▭放大所见（×200）。可见因缺血所致的上皮脱落、黏膜间质水肿出血及纤维蛋白沉积。
r：p 的▭放大所见（×400）。可见黏膜表层变性坏死，而深部结构相对保留，即所谓的“枯萎性坏死”。

憩室炎，憩室出血

- 大肠憩室多为后天形成的假性憩室（压力性憩室），发生于肠壁的血管走行处。一般认为憩室增加与饮食习惯的西化有关系，但欧美患者的憩室多位于乙状结肠，而日本多为右半结肠憩室。由于大多数大肠憩室均无症状，故憩室本身并不属于治疗的适应证。
- 大肠憩室炎是由于憩室内细菌感染、繁殖所致。如果炎症轻微，大多可经保守治疗得到改善，但也有出现憩室穿孔在肠道周围形成脓肿的严重病例（**a**）。
- 因黏膜疝出而变得脆弱的憩室内细小动脉毫无征兆的破裂，造成了大肠憩室出血。由于是动脉性出血，出血量大时可导致贫血等状况。

内镜所见及诊断技巧

- 并发憩室炎或憩室出血等问题的患者大多可见多发憩室（**b**）。有些多发憩室的患者，检查时可见憩室周围黏膜水肿（**c**）或肠壁硬化、粘连，从而导致进镜困难。这些表现提示有轻微的憩室炎慢性反复发作的可能。
- 当怀疑憩室炎而施行的 CT 检查提示有穿孔或脓肿形成时，不建议进行以诊断为目的的急诊内镜。
- 如果怀疑便血是由大肠憩室出血所致，可进行急诊内镜下的止血治疗。但这种情况下肠道内大量积聚由血凝块和粪便混合而成的残渣，往往观察条件极其恶劣。因此，尽管有准备不充分的可能，但仍然建议口服清肠药进行肠道准备。
- 在多发憩室中找出导致出血的“元凶”极为困难。有时需要在内镜先端装上透明帽，并且耐心地拨开一个个憩室仔细寻找。
- 80% 的憩室出血可自行止住。
- 理想状况是找到憩室内显露的责任血管（**d**），但这种情况少见。
- 急诊 CT 血管造影可发现部分病例的出血点。
- 止血治疗，除了常规的止血夹法和局部注射法之外，还有近年来备受关注的内镜下套扎术（endoscopic band ligation；EBL 术）（**g**）。

参考文献

日本消化管学会（編）. 大肠憩室症（憩室出血・憩室炎）ガイドライン. 日消化管会誌 1 (Suppl), 2017.

（原田 馨太，冈田 裕之）

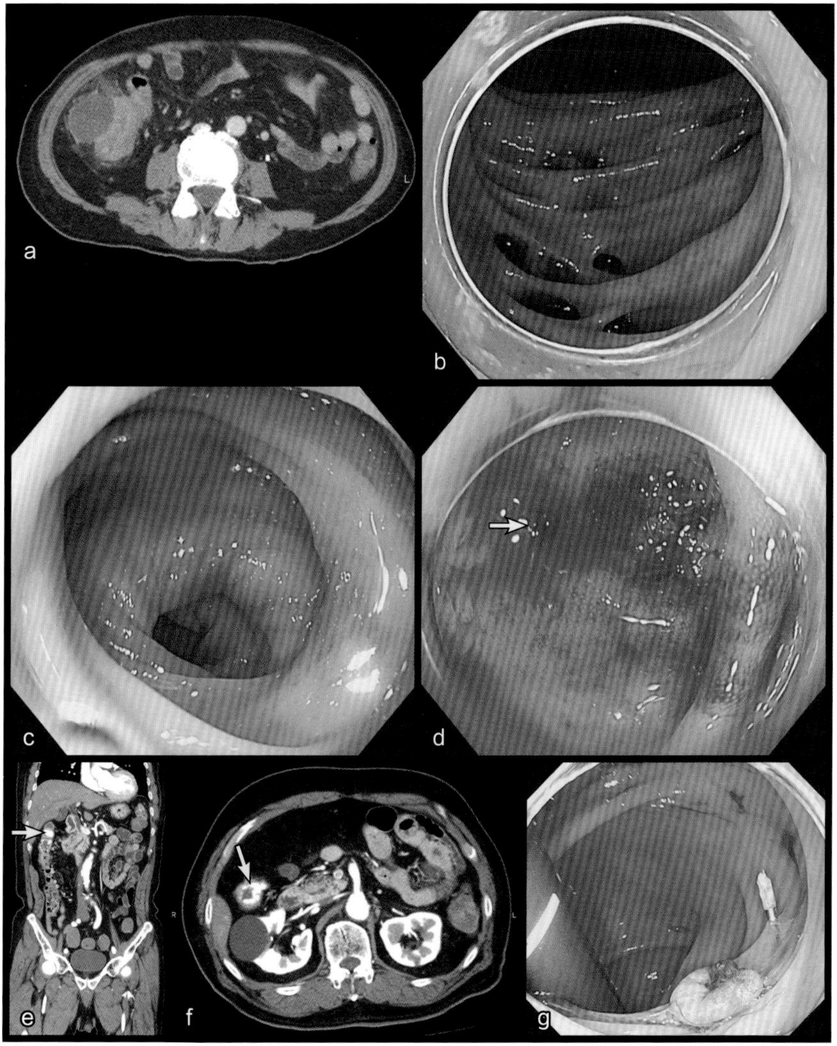

【憩室炎】

a： 胸部 CT 所见。升结肠憩室炎伴周围脓肿的病例。

b： 肠镜所见。透过先端的透明帽可见为数众多的憩室。

c： 肠镜筛查时偶然发现乙状结肠多发憩室的病例。黏膜可见发红水肿。

【憩室出血】

d： 肠镜所见。憩室内可见出血的显露血管（⇨）。

e，f： CT 血管造影所见。肠道内可见造影剂渗漏（⇨），在治疗前明确结肠肝曲处的憩室为出血灶。

g： 肠镜所见。明确出血憩室，并行 EBL 术止血的病例（止血治疗后）。

Crohn 病

食管 ▶ ㊤35 页
胃 ▶ ㊤104 页

- Crohn 病（Crohn' s disease；CD）是多见于 10～20 余岁年轻人的原因不明的肉芽肿性炎症性疾病，1932 年 Crohn 等首次将其作为回肠末端局限性炎症性疾病（regional ileitis）而报道。
- Crohn 病好发于小肠及大肠，在肠道全层性炎症的基础上出现各种各样的表现，多表现为肠道水肿及溃疡性病变，但疾病进展时也可出现肠道狭窄、瘘管等并发症，需进行手术治疗。
- 本病通常呈现反复发作、缓解交替的难治性慢性病程，是日本厚生劳动省指定的特殊疾病。根据 2015 年的流行病学数据估计，日本 Crohn 病患者总数超过 70 000 人。
- 近年来随着抗 TNF-α 单克隆抗体等生物制剂的广泛使用，本病的病程及预后得到了很大改善。

内镜所见及诊断技巧

- 肠道的典型病变为纵向溃疡（**a**）和铺路石样表现（**b**），这些均为诊断标准中的主要所见，在这些表现的基础上排除其他疾病，即可诊断 CD。
- 本病可发生于从口腔到肛门的任何部位。因此除了一般的上、下消化道内镜检查外，还需要确认同属好发部位的小肠有无病变（**c**）。
- CD 最常见的肠道并发症是消化道狭窄，尤其以小肠多见（**d**）。
- CD 早期病变为消化道阿弗他样改变 · 小糜烂，其特点为这些表现的纵向排列或表现为 Kerckring 皱襞上的沟槽样凹陷（**e，f**）。
- 上消化道病变属于诊断标准的次要所见，特征性的竹节样外观及十二指肠纵向分布的阿弗他样表现对诊断有一定帮助。

（平井 郁仁）

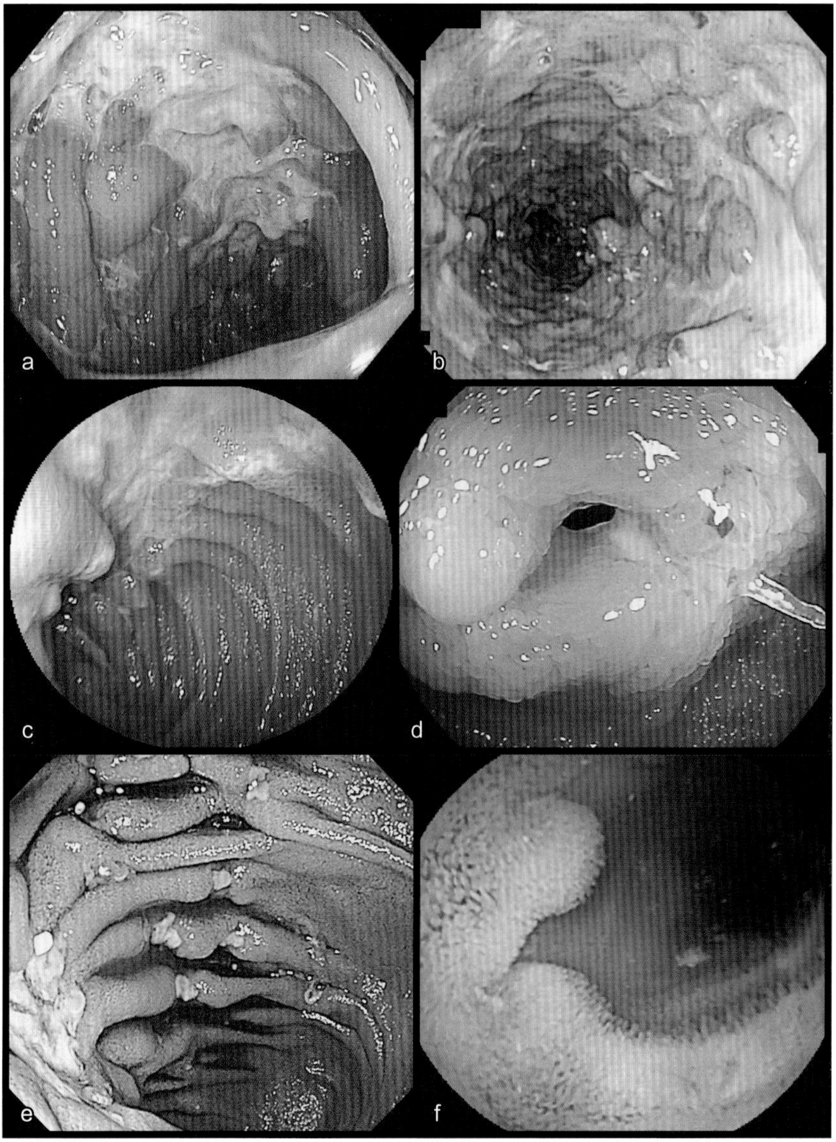

【Crohn 病】

a： 肠镜所见（升结肠）。可见大小约 6cm 的深大纵向溃疡。

b： 肠镜所见（降结肠）。在纵向溃疡、地图状溃疡之间的正常黏膜呈大小不等的多发隆起样改变，即铺路石样改变。

c： 小肠镜所见（回肠下段）。肠系膜附着侧（12 点方向）可见纵向溃疡。

d： 可见重度肠道狭窄，同时伴有浅小溃疡。

e： 小肠镜所见（回肠下段）。Kerckring 皱襞上可见具有纵向排列倾向的阿弗他样改变及散在的小糜烂，与地图样溃疡并存。

f： 胶囊内镜所见（小肠中段）。Kerckring 皱襞上可见沟槽样凹陷及阿弗他样改变。

溃疡性结肠炎

- 溃疡性结肠炎（ulcerative colitis；UC）为炎症性肠病的一种，被定义为“原因不明，主要累及黏膜，往往形成糜烂和溃疡的肠道弥漫性非特异性炎症”。
- 主要症状为持续性或反复性的腹泻、黏液血便及腹痛，呈复发缓解交替或慢性持续性病程。
- UC 的大肠病变通常由直肠向口侧连续分布（其间不含正常黏膜），可见环周性·弥漫性发红、糜烂和溃疡等表现。

内镜所见及诊断技巧

- 活动期可见血管透见性消失的粗糙、细颗粒状黏膜。此外还可见发红、糜烂、溃疡、脓性黏液的附着等表现，黏膜较脆且易出血。在重症病例中可见地图状溃疡，残留黏膜呈伪息肉样改变。有时也可见非连续性的阑尾孔处病变。
- 缓解期血管透见性恢复，可见枯枝状血管、瘢痕性黏膜及炎性息肉。
- 本病也存在区域性结肠炎、直肠豁免型（rectal sparing），或呈现类似 Crohn 病那样的铺路石表现的非典型病例。另外，如果合并巨细胞病毒感染等感染性疾病，就可出现深凿样溃疡和地图状溃疡。
- 诊断不应仅靠内镜观察和活检组织所见，还应根据临床表现、体格检查及相关检查结果进行综合分析。这其中，与感染性肠炎的鉴别最为重要，因此大便培养及活检组织培养为必查项目。此外，也应仔细询问有无放疗史或药物使用史等病史。
- 在疾病活动期，口服清肠药进行肠道准备可能会使病情恶化。特别是对重症病例，仅可在不进行肠道准备或通过灌肠预处理下对远端大肠进行观察。

参考文献

井上詠，他．大肠内視鏡．鈴木康夫（編）．炎症性肠疾患，第 2 版．日本臨牀 76（増刊号 3）：195-203, 2018.

（漆久保 顺，梁井 俊一）

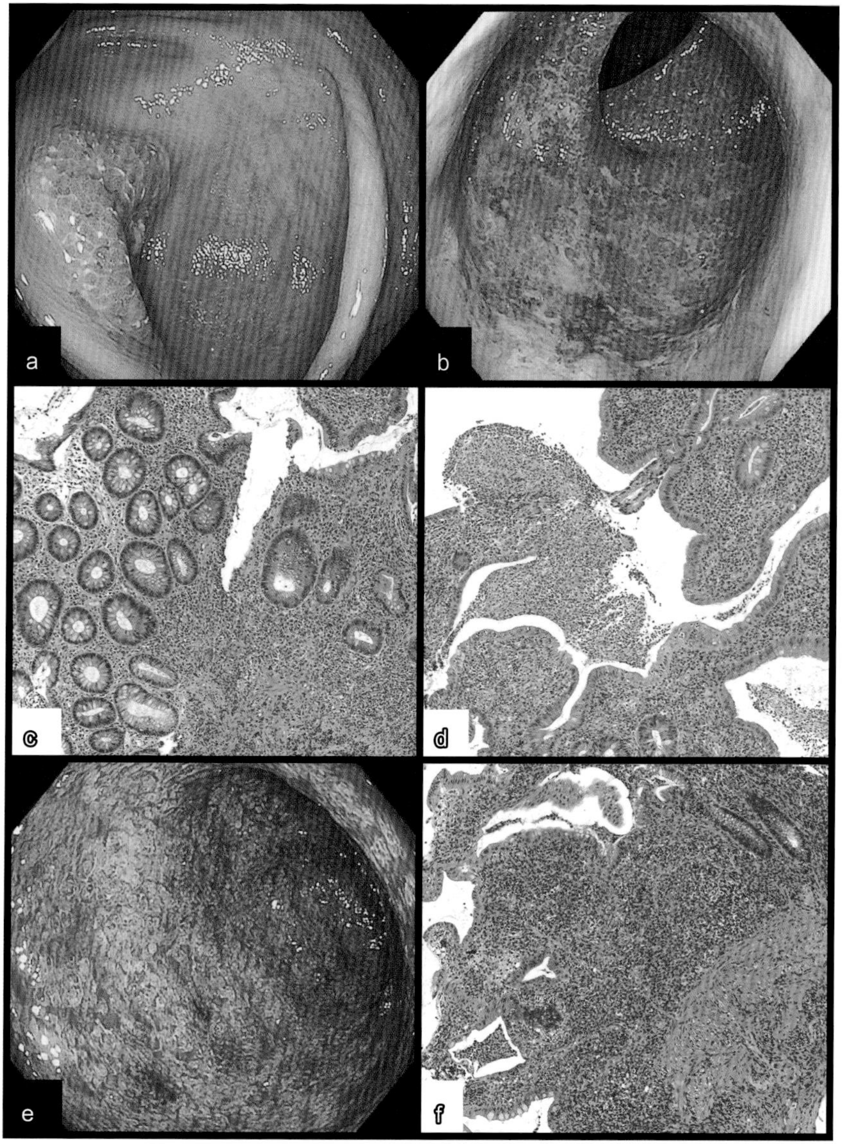

【50 余岁男性。直肠炎型溃疡性结肠炎】

a： 肠镜所见。阑尾开口部可见发红、颗粒状黏膜及脓性黏液附着。

b： 直肠下段（Rb）~直乙交界部（Rs）可见血管透见不良、颗粒状黏膜及脓性黏液附着。

c： 活检组织所见（阑尾孔处）。间质内可见夹杂中性粒细胞的炎症细胞浸润，同时可见隐窝扭曲和炎症。

d： 活检组织所见（直肠）。可见糜烂、与 **c** 相同的隐窝扭曲、隐窝炎、间质内中性粒细胞浸润。

【30 余岁男性。广泛结肠炎型溃疡性结肠炎】

e： 肠镜所见（乙状结肠）。直肠~乙状结肠可见易出血的粗糙黏膜。

f： 活检组织所见（乙状结肠）。可见隐窝密度减少、萎缩、扭曲，以及杯状细胞减少、隐窝脓肿、间质内淋巴细胞为主的炎症细胞浸润，呈现基底部淋巴浆细胞增多的表现。

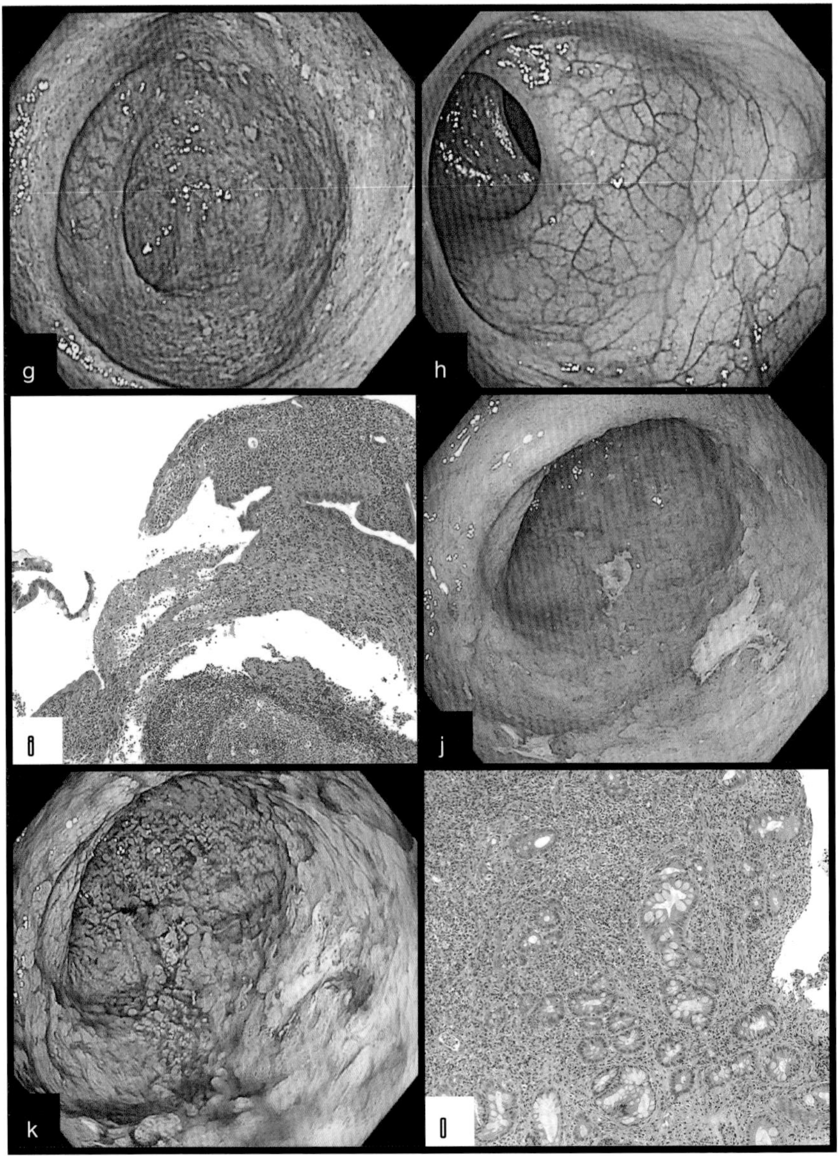

【20 余岁女性。并发原发性硬化性胆管炎（primary sclerosing cholangitis；PSC）的溃疡性结肠炎】

g： 肠镜所见。可见以近端结肠为主的黏膜粗糙、糜烂。

h： 远端结肠可见血管透见性良好的黏膜。

i： **g** 的活检组织所见。黏膜固有层内可见含有嗜酸性粒细胞的炎症细胞浸润，同时伴有溃疡形成。

【20 余岁男性。广泛结肠炎型溃疡性结肠炎】

j： 肠镜所见。降结肠可见黏膜粗糙、糜烂及不规则溃疡。C7-HRP 阳性。

k： 靛胭脂染色所见。降结肠可见黏膜粗糙、糜烂以及不规则溃疡。

l： 活检组织所见（降结肠）。可见隐窝大小不一且排列不规则、隐窝炎、隐窝脓肿、间质内炎症细胞浸润。

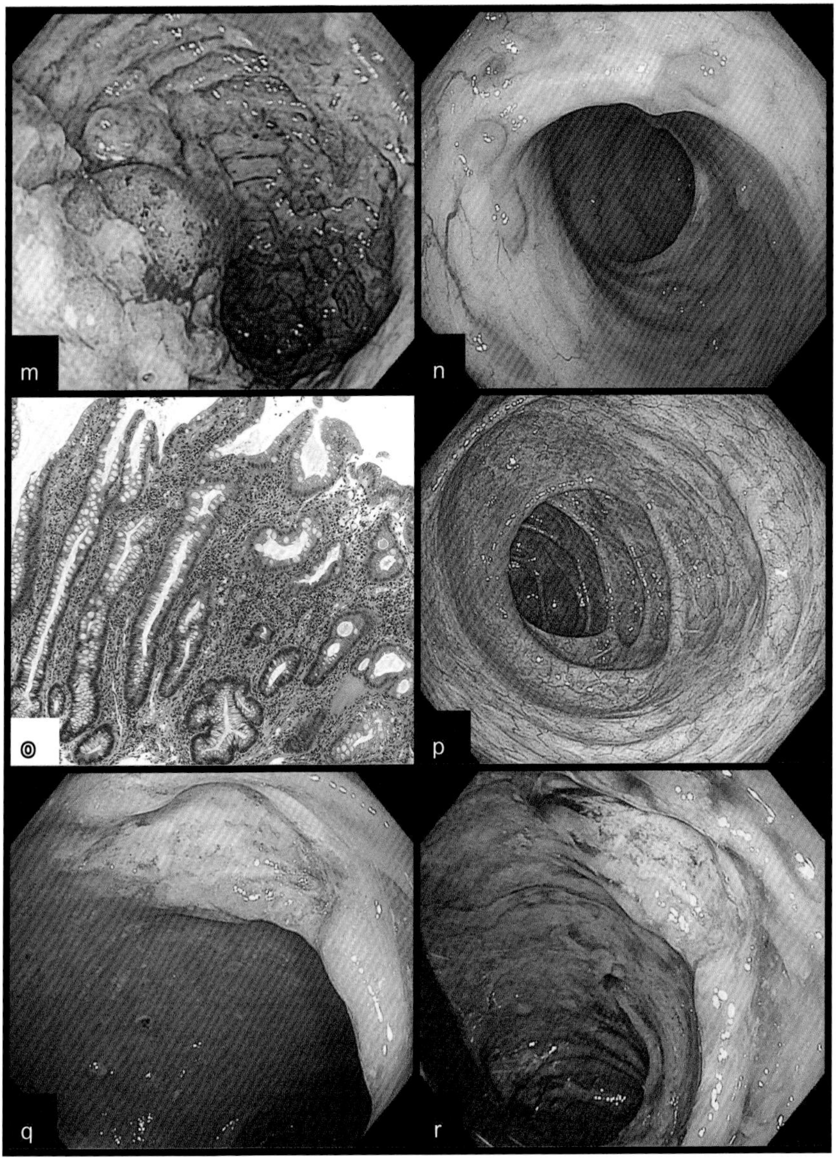

【40 余岁女性。广泛结肠炎型溃疡性结肠炎】

m： 肠镜所见（乙状结肠）。乙状结肠处的深凿样溃疡，可见肌层显露。

n： 缓解期。乙状结肠可见瘢痕性黏膜及炎性息肉。

o： **m** 的活检组织所见。可见部分溃疡组织、隐窝扭曲及杯状细胞减少。

【50 余岁女性。广泛结肠炎型溃疡性结肠炎】

p： 肠镜所见。缓解期。升结肠可见瘢痕性黏膜及枯枝状血管。

【50 余岁女性。广泛结肠炎型溃疡性结肠炎】

q： 肠镜所见。乙状结肠可见深凿样不规则溃疡。C7-HRP 阳性。

r： 靛胭脂染色所见。乙状结肠可见深凿样不规则溃疡。

放射性肠炎

- 放射性肠炎是发生于邻近放疗照射野的肠道的有害事件，可分为放疗过程中及放疗后数周内出现的早期损伤以及放疗结束数月后出现的晚期损伤。
- 早期损伤通常可逆，而晚期损伤则往往不可逆。本病在结合临床症状进行预判的基础上，通过内镜检查或影像学检查进行诊断。
- 发生概率最高的是前列腺癌盆腔外照射后的放射性肠炎所致的出血。平均在最后一次放疗后 15 个月左右出现症状，往往因排便时出现便血而就诊。虽然重离子放疗较少引起出血或肠道狭窄导致无法进镜这类事件，但仍无法完全避免。
- 对宫颈癌联合体外照射、腔内照射和组织内照射治疗时，可致严重的放射性肠炎，有时可见到深在的直肠溃疡或形成通向相邻器官的瘘管。

内镜所见及诊断技巧

- 典型内镜表现为直肠下段可见增生的扩张毛细血管，由于表层出现这些异位血管，故较易出血。
- 根据病变范围的不同，可分为散在性（局限性）和弥漫性（广泛性）(**a**)。肛管附近的扩张血管可通过反转观察得以辨认（**b**)。
- 对于与扩张血管合并存在的糜烂或溃疡，有时可通过反复清洗也无法脱落的白苔来辨认它们（**c**)。
- 对宫颈癌联用腔内照射时，也可在乙状结肠见到扩张血管（**d**)。
- 可根据放疗史和最后一次放疗至出现症状的时间窗预测晚期损伤的可能性。以腹痛和排便障碍为主要表现的病例中，为了排除肠道穿孔和肠梗阻等可能，需先进行影像学检查。在影像学检查无法明确诊断时，可使用预先带有 CO_2 送气功能的细径内镜谨慎地进行内镜检查，以明确有无狭窄（**e**)。
- 宫颈癌在联合应用组织内照射时，在直肠下段前壁可出现肠道穿孔，少数情况下甚至有瘘管形成（**f**)。

（千野 晶子）

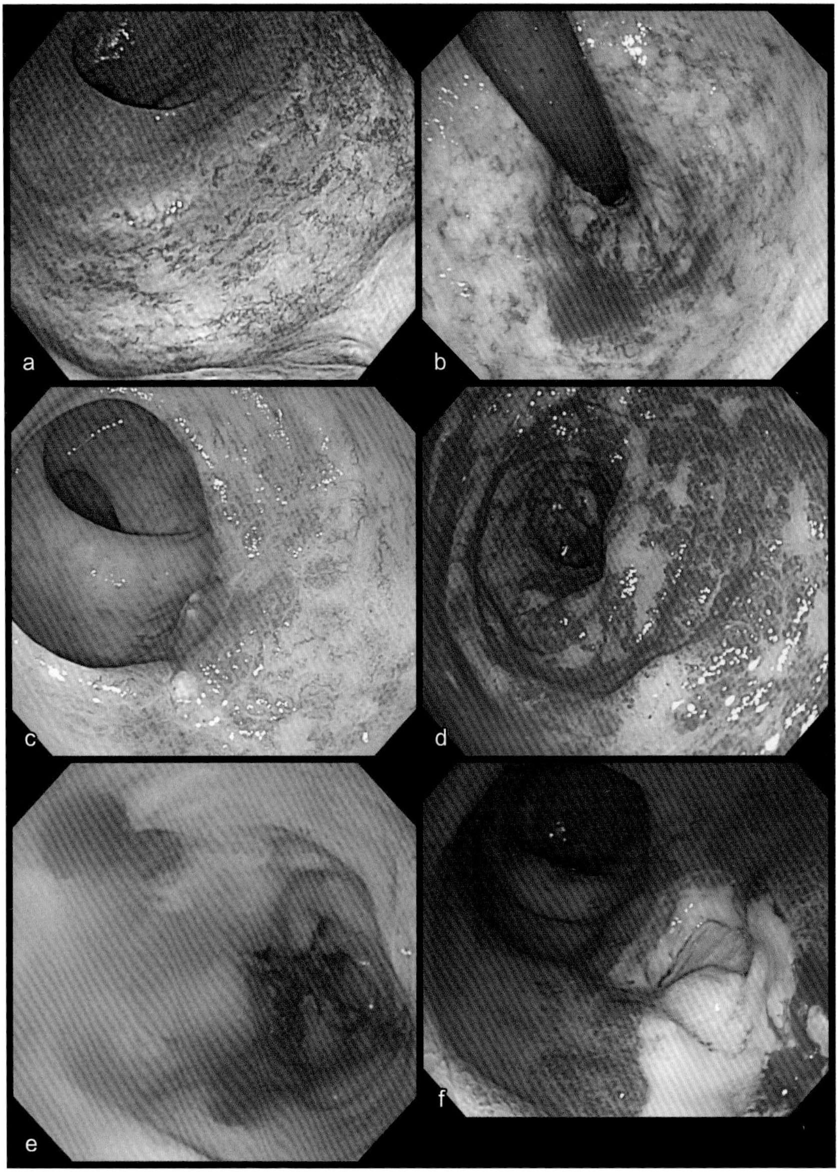

【放射性肠炎】

a：肠镜所见。前列腺癌盆腔外照射后的晚期损伤，直肠下段可见弥漫性血管扩张。
b：直肠反转观察所见。肛管附近可见环周性易出血的扩张血管。
c：直肠前壁可见扩张的毛细血管及伴有白苔的糜烂。
d：宫颈癌盆腔外照射联合腔内照射治疗后，可见连续分布至乙状结肠的扩张血管。
e：宫颈癌重离子放疗后，细径肠镜下可见管腔狭窄，无法继续进镜。
f：宫颈癌的盆腔外照射联合组织内照射治疗后，可见直肠前壁的溃疡及显露的阴道壁。

淋巴滤泡性直肠炎

- 直肠良性弥漫性淋巴滤泡增生疾病（benign and diffuse, lymphoid follicular hyperplasia in rectum；BDLHR）包括衣原体直肠炎、Crohn 病、溃疡性直肠炎（ulcerative proctitis；UP）、淋巴滤泡性直肠炎（lymphoid follicular proctitis；LFP）。
- LFP 由 Potet 等于 1985 年首次作为特发滤泡性直肠炎（idiopathic follicular proctitis）公开报道，特点是被覆正常黏膜、局限于直肠的淋巴滤泡增生，被认为是溃疡性结肠炎（ulcerative colitis；UC）的直肠炎型，即 UP 的一种亚型。1988 年 Flejou 等对 20 例直肠淋巴滤泡增生疾病进行了详细的临床及病理学特征研究后，将 LFP 定义为一种新疾病，并与 UP 区分开来。
- LFP 好发于 40 岁以下人群，无性别差异。通常全身情况良好，无发热及体重减轻，主要症状为与排便相关的间歇出血，有时可伴有里急后重、腹痛、便秘、痔疮等，但通常不伴腹泻。

内镜所见及诊断技巧

- LFP 的内镜表现：直肠中可见伴有弥漫性~散在性多发淋巴滤泡增生的颗粒状小隆起，不伴有溃疡。
- 在病理学上可见黏膜固有层有较多淋巴细胞及浆细胞，但中性粒细胞及嗜酸粒细胞较少甚至缺如。隐窝黏液分泌功能未受损，隐窝无增生、萎缩，且未见隐窝脓肿、溃疡及肉芽肿。
- LFP 的诊断为排他性诊断，需与 UP、衣原体直肠炎、低恶性度淋巴瘤进行鉴别。另外，还需与淋巴滤泡增生性疾病中的良性淋巴滤泡性息肉（benign lymphoid polyp/folcal lymphoid hyperplasia/rectal tonsil）、良性淋巴滤泡性息肉病（benign lymphoid polyposis/nodular lymphoid hyperplasia/lymphoid hyperplasia）进行鉴别。前者表现为好发于直肠的大型淋巴滤泡局限性增生，后者则为原本存在于小肠及大肠的正常淋巴滤泡异常肿大的状态。可根据病灶位置和大小进行鉴别。

参考文献

藤田浩史，他．リンパ濾胞直肠炎．胃と肠 46：1884-1888, 2011.

（长坂 光夫）

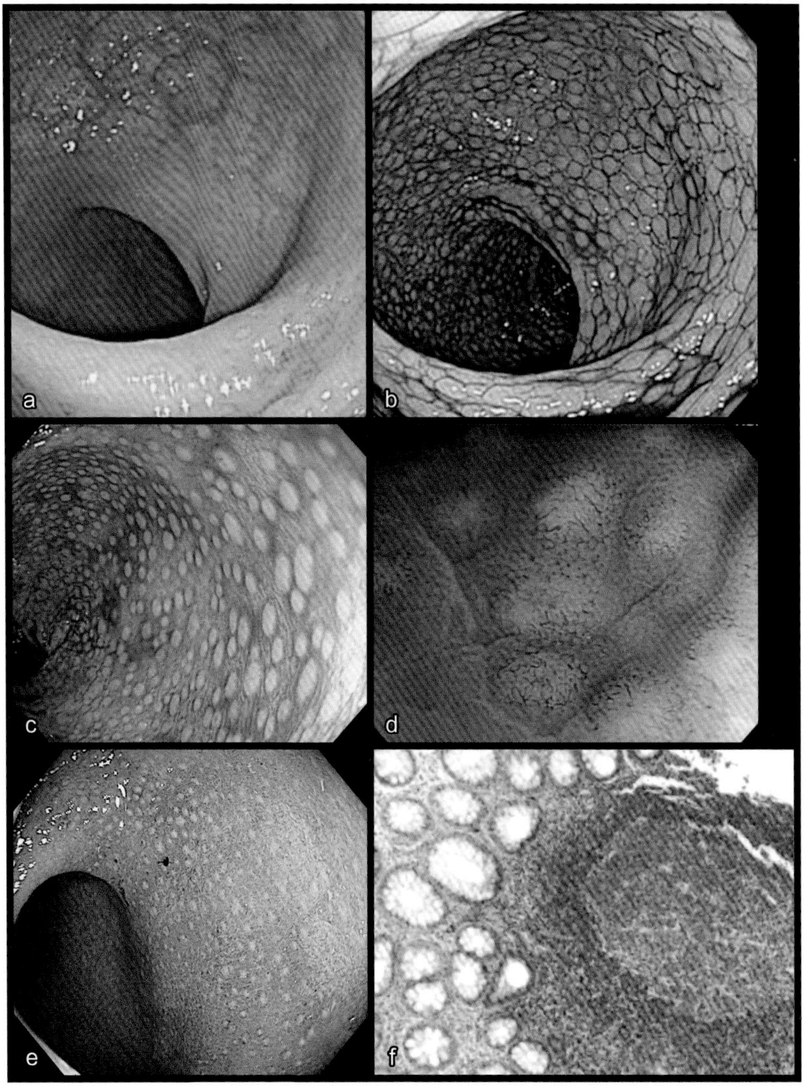

【LFP】

a： 常规内镜所见。直肠中可见点状闪光区域，黏膜表面具有凹凸感。

b： 靛胭脂染色所见。直肠中可见 2～4mm 的白色小半球状隆起增生呈弥漫、散在性分布。

c： 靛胭脂染色所见。

d： NBI 放大所见。

e： NBI 所见。

f： 病理组织像所见（高倍放大）。淋巴滤泡大，套区清晰并可见反应性的生发中心。隐窝扭曲、杯状细胞萎缩，无隐窝脓肿，黏膜固有层内未见提示急性炎症的中性粒细胞及嗜酸性粒细胞浸润。此外，隐窝上皮完整，未见糜烂等黏膜损伤。

急性出血性直肠溃疡

- 急性出血性直肠溃疡（acute hemorrhagic rectal ulcer；AHRU）通常出现于具有严重基础疾病（特别是脑血管疾病）的老年人，表现为突发无痛性大量新鲜出血，在接邻齿状线或其附近的直肠下段可见横轴较长、不规则地图状或带状的多发或单发的溃疡。
- 诊断基于临床表现及内镜所见，本病无特异性表现，应考虑为某些综合征的一种表现。
- 基础疾病以脑血管疾病多见，可能与动脉硬化及仰卧位长期卧床导致直肠下段血流障碍有关。
- 本病通常使用止血夹或止血钳进行内镜下止血，如内镜下止血困难时，经肛门结扎术和动脉栓塞术也非常有效。止血成功的话，能达到良好的缓解效果甚至治愈，但经常发生再次出血。

内镜所见及诊断技巧

- 齿状线正上方可见不规则地图状、带状或环状排列的浅溃疡。由于病灶多在齿状线附近，故直肠内反转观察往往较为有效。
- 溃疡周边炎症不明显，边界较为清晰。
- 大多数为 Forrest 分级 Type Ⅱa 以上的活动性出血或伴有血管显露。
- 按照形态可分为不规则型、环状型、类圆形型、Dieulafoy 型。其中 Dieulafoy 型在止血术后多发生再出血。
- 本病需与宿便性溃疡、巨细胞病毒性肠炎，NSAIDs 栓剂所致的直肠病变、溃疡型直肠黏膜脱垂综合征相鉴别。宿便性溃疡和溃疡型直肠黏膜脱垂综合征通常远离齿状线。巨细胞病毒性肠炎的病灶不单单存在于齿状线处，其他部位也可见到。NSAIDs 栓剂所致的直肠病变呈多种形态，但可延伸到直肠上段，分布范围较广，可根据有无药物使用史进行鉴别。
- 需与其他疾病鉴别时，可考虑进行活检。在病理组织学上，可见非特异性炎症细胞浸润、黏膜内出血和微小血栓及黏膜浅层坏死等表现。

参考文献

大川清孝，他．急性出血性直肠潰瘍．胃と肠 53：1028-1030, 2018.

（池上 幸治，藏原 晃一）

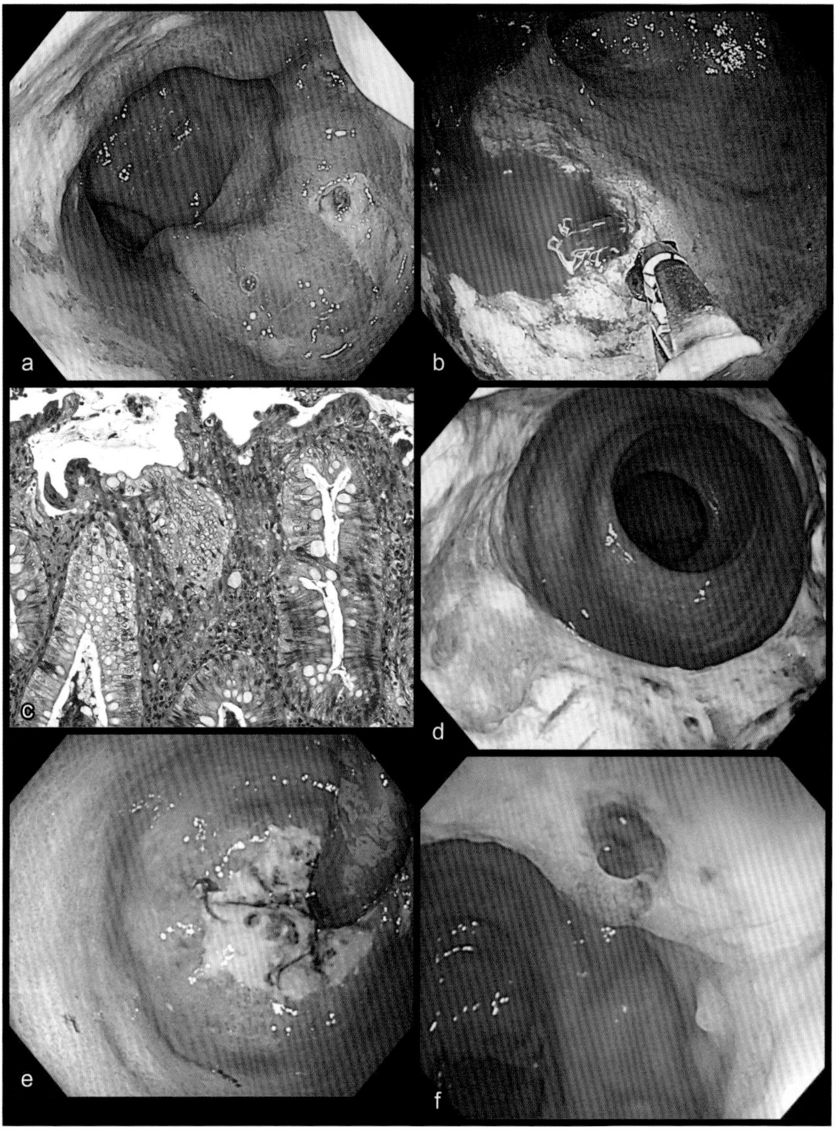

【70 余岁男性。急性出血性直肠溃疡】

a：肠镜所见。直肠下段（Rb）可见与齿状线相连、约环 3/4 周的不规则溃疡。

b：观察过程中可见溃疡底部显露的血管出现喷射性出血，遂予高频电凝止血。

c：溃疡边缘的活检组织所见。HE 染色下黏膜内可见明显的红细胞漏出。未见类似巨细胞病毒性肠炎中的包涵体等特异性炎症表现。

【80 余岁男性。急性出血性直肠溃疡】

d：肠镜所见。Rb 可见接邻齿状线环绕肛门的环形浅溃疡。

e：直肠内反转观察，可较为容易地辨认溃疡的形态。

【80 余岁女性。急性出血性直肠溃疡】

f：肠镜所见。Rb 的齿状线稍口侧可见血管显露，未见明显溃疡（Dieulafoy 型）。

NSAIDs 相关性肠病

胃 ▶ ㊤110 页

- NSAIDs 相关性肠病是指服用包括低剂量阿司匹林在内的 NSAIDs 药物导致正常小肠、大肠黏膜损伤的病变。
- 本病的诊断须满足以下几项：①明确肠道病变（溃疡、肠炎）；②明确 NSAIDs 的使用史；③排除其他疾病（包括病理组织学、病原学的排除诊断）；④停用 NSAIDs 后病变改善或痊愈。

表 1　NSAIDs 相关性肠病的分型及临床特点

内镜所见	溃疡型		肠炎型
	非狭窄型	膜样狭窄合并型	
症状（并发症）	无症状、血便（肠穿孔）	肠梗阻、贫血（口侧肠管破裂）	腹泻
病变部位	小肠、大肠		大肠
病理组织学所见	凋亡性细胞损伤型（或非特异性肠炎型）		非特异性肠炎型

- 本病从内镜表现可分为以局部溃疡形成为主的溃疡型和呈现弥漫性炎症表现的肠炎型。根据有无合并膜样狭窄，溃疡型进一步分为非狭窄型和膜样狭窄合并型。每种类型临床表现不同（**表 1**）。

内镜所见及诊断技巧

- 大肠病变按内镜表现，可分为溃疡型和肠炎型。溃疡型特征性表现为多发于回盲部附近的深部大肠的边界清晰的浅溃疡（**a～d**），少数伴有膜样狭窄（**g，h**）。溃疡好发于回盲瓣或结肠袋的嵴上，多表现为沟状或类圆形形态。病变周围的背景黏膜正常，无发红、水肿等肠炎表现。而肠炎型多呈现以右半结肠为主的出血性肠炎（**i，j**）或阿弗他性肠炎（**k，l**）表现。
- 小肠病变表现为微小黏膜缺损、糜烂、小溃疡（**m，n**）、纵向溃疡、环形溃疡（**o，p**）和膜样狭窄（**q，r**）等多种形态。形态上虽以环形溃疡和膜样狭窄具特征性，但最常见的表现还是多发性小溃疡。背景黏膜正常，未见炎性息肉和黏膜集中。小肠病变分类上属于溃疡型。
- 组织病理学上仅可见非特异性炎症细胞浸润。溃疡型尽管炎症细胞浸润轻微，但增殖带出现的核肿大及凋亡小体具有特征性（凋亡性细胞损伤型）（**e，f**）。另一方面，肠炎型较少见到凋亡小体，可见中度以上的炎症细胞浸润（非特异性肠炎型）（**表 1**）。

（藏原 晃一，松本 主之）

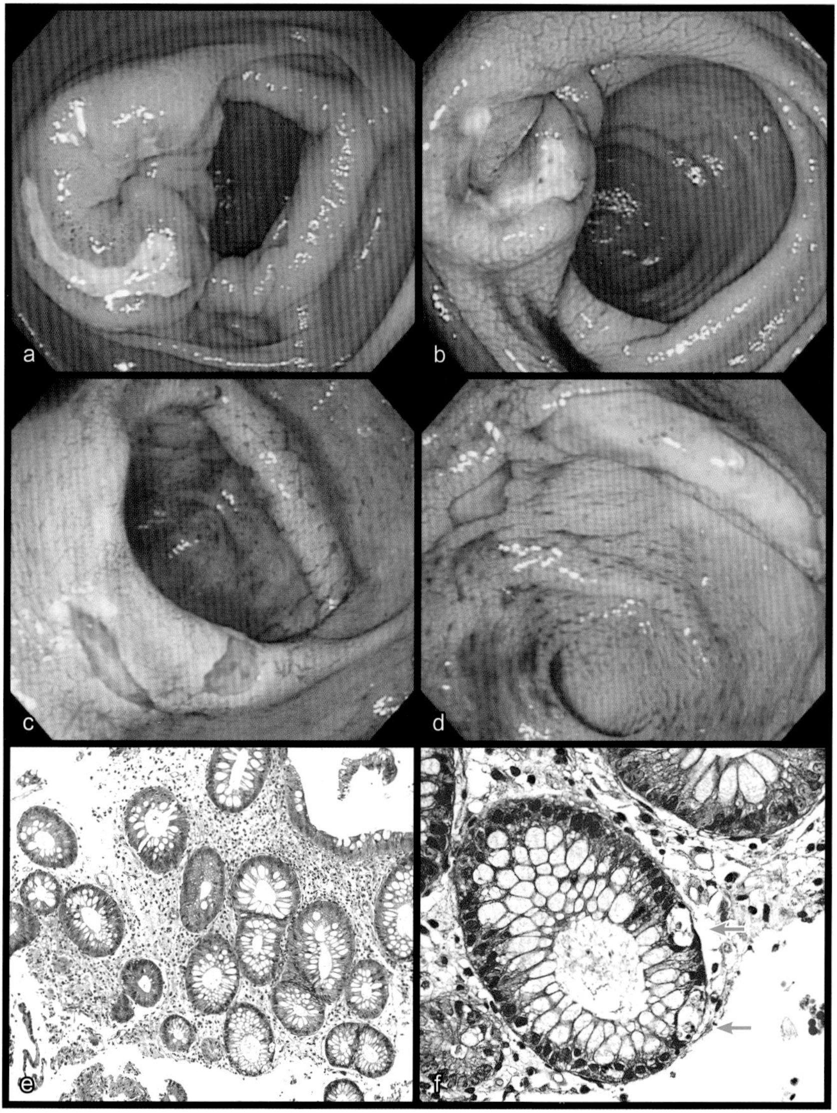

【40 余岁男性。NSAIDs 相关性肠病（溃疡型）】
a： 肠镜所见。回盲瓣上可见数个边界清晰的溃疡。
b： 靛胭脂染色所见。
【70 余岁男性。NSAIDs 相关性肠病（溃疡型）】
c： 靛胭脂染色所见。回盲瓣周围可见数个边界清晰的溃疡。
d： 盲肠可见边界清晰的多发溃疡。背景黏膜正常，无水肿及发红。
e： 活检组织所见（回盲瓣附近的溃疡边缘处活检）。可见轻度～中度的非特异性炎症细胞浸润。
f： e 的高倍放大所见。可见轻度核肿大及凋亡小体（⟶）。

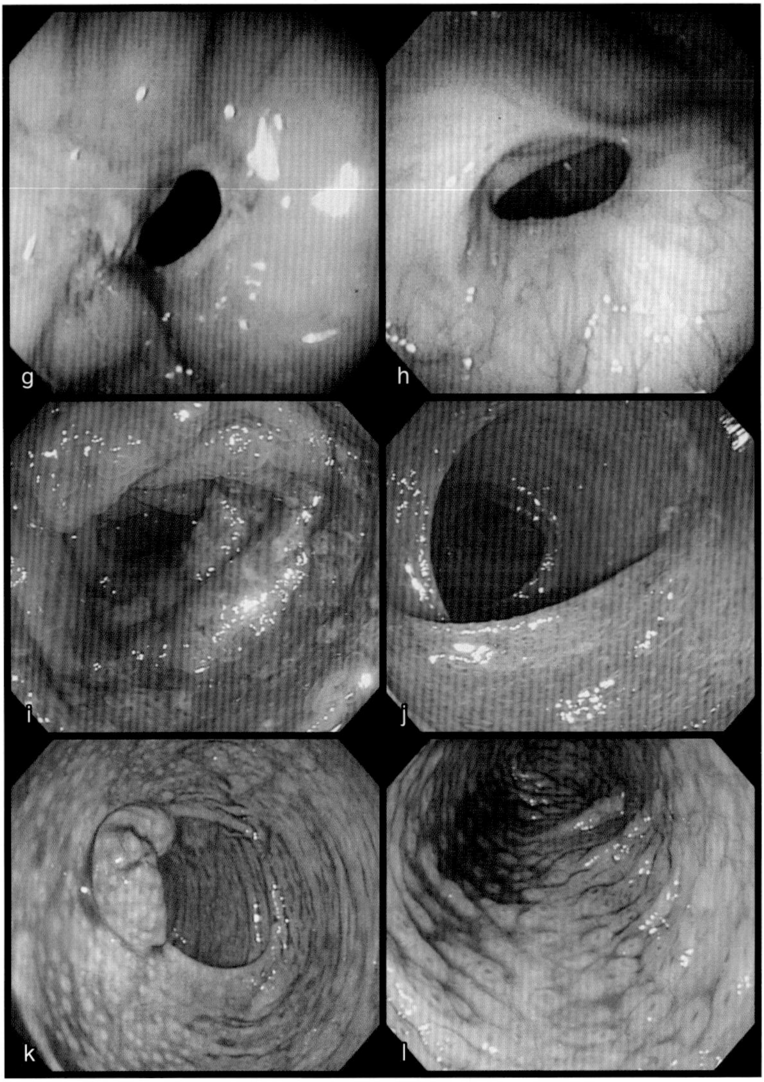

【50 余岁女性。NSAIDs 相关性肠病（溃疡型）】
g： 肠镜所见（诊断时）。回盲部的膜样狭窄表现合并开放性溃疡。因狭窄严重，内镜无法通过。
h： NSAIDs 停药 2 年后。可见膜样狭窄。溃疡已瘢痕化。
【40 余岁女性。NSAIDs 相关性肠病（肠炎型）】
i： 肠镜所见（升结肠）。可见明显的发红、水肿。
j： 肠镜所见（乙状结肠）。整个大肠可见以右半结肠为主的出血性肠炎表现。
【30 余岁男性。NSAIDs 相关性肠病（肠炎型）】
整个大肠可见阿弗他性肠炎。
k： 肠镜所见（升结肠）。可见环周多发的阿弗他样改变。
l： 肠镜所见（乙状结肠）。

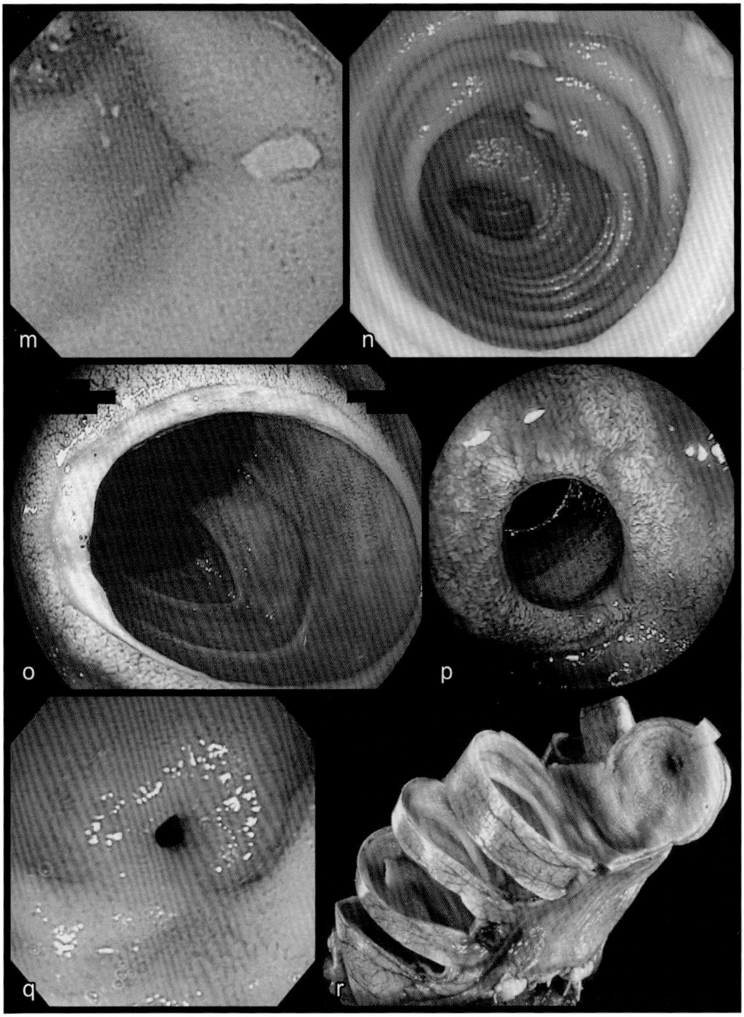

【80 余岁男性。NSAIDs 相关性小肠病变】

m： 胶囊内镜所见。下段小肠可见散在小溃疡。

n： 气囊小肠镜所见。回肠可见多发小溃疡。周围未见炎症性息肉等。

【70 余岁女性。NSAIDs 相关性小肠病变】

o： 气囊小肠镜所见（染色下）。回肠的 Kerckring 皱襞上可见边界清晰的狭小环形溃疡。

【50 余岁女性。NSAIDs 相关性小肠病变】

p： 气囊小肠镜所见（染色下）。回肠的 Kerckring 皱襞上可见边界清晰的环形溃疡，伴有轻度的环形狭窄。

【70 余岁男性。NSAIDs 相关性小肠病变（膜样狭窄合并型）】

q： 小肠镜所见（术中）。可见针孔状的回肠膜样狭窄部。

r： 切除标本。回肠的膜样狭窄部。其肛侧回肠可见与 Kerckring 皱襞分布一致的多发环形狭窄。

嗜酸粒细胞性消化道疾病

食管 ▶ ㊤25 页
胃 ▶ ㊤94 页

- 嗜酸粒细胞性消化道疾病分为嗜酸性粒细胞浸润局限于食管的嗜酸粒细胞性食管炎（eosinophilic esophagitis；EoE）和以胃、小肠、大肠为主的全消化道性病变的嗜酸粒细胞性肠胃炎（eosinophilic gastroenteritis；EGE）。
- 主要病理生理为由食物抗原诱发的过敏反应，以 T-helper 2（Th2）细胞介导的免疫应答为主。
- EGE 主要临床症状为腹痛、腹泻、呕吐，这些均为诊断的必需项。
- 有关 EGE 患病率方面的报道较少，亚洲各国（包括日本）在此方面的报道几乎没有，美国有少数调查显示患病率约 28 人 /10 万人。
- 糖皮质激素用于本病的治疗，对于难治性病例有时也会使用免疫抑制剂。

内镜所见及诊断技巧

- EGE 诊断的必要项：症状（腹痛、腹泻、呕吐），肠道黏膜活检可见嗜酸性粒细胞浸润（嗜酸性粒细胞 >20 个 /HPF），或腹水中存在大量嗜酸性粒细胞（2015 年诊断标准）。
- 对于 EGE 的诊断，内镜表现仅作为参考，但为了证实肠道黏膜有嗜酸性粒细胞浸润，又必须进行内镜检查及活检。
- 内镜检查下 EGE 的表现：小肠可见水肿、糜烂、发红、绒毛萎缩（**a，g～i，m，n**），大肠可见水肿、血管透见性消失、糜烂、发红（**b，c，j，o，p**）等。
- 内镜所见并不一定是 EGE 的特征性表现，CT 下小肠和大肠管壁肥厚等表现等也可作为参考。另外，当怀疑 EGE 时，即使内镜表现不明显也应积极进行活检，从而评估有无嗜酸性粒细胞浸润（**e，f，k，l，q，r**）。
- 其他可作为 EGE 诊断的参考指标：哮喘等过敏性疾病病史、外周血中嗜酸性粒细胞增多、糖皮质激素治疗有效等。本病需结合症状和内镜所见进行综合诊断。

（石原 俊治，石村 典久）

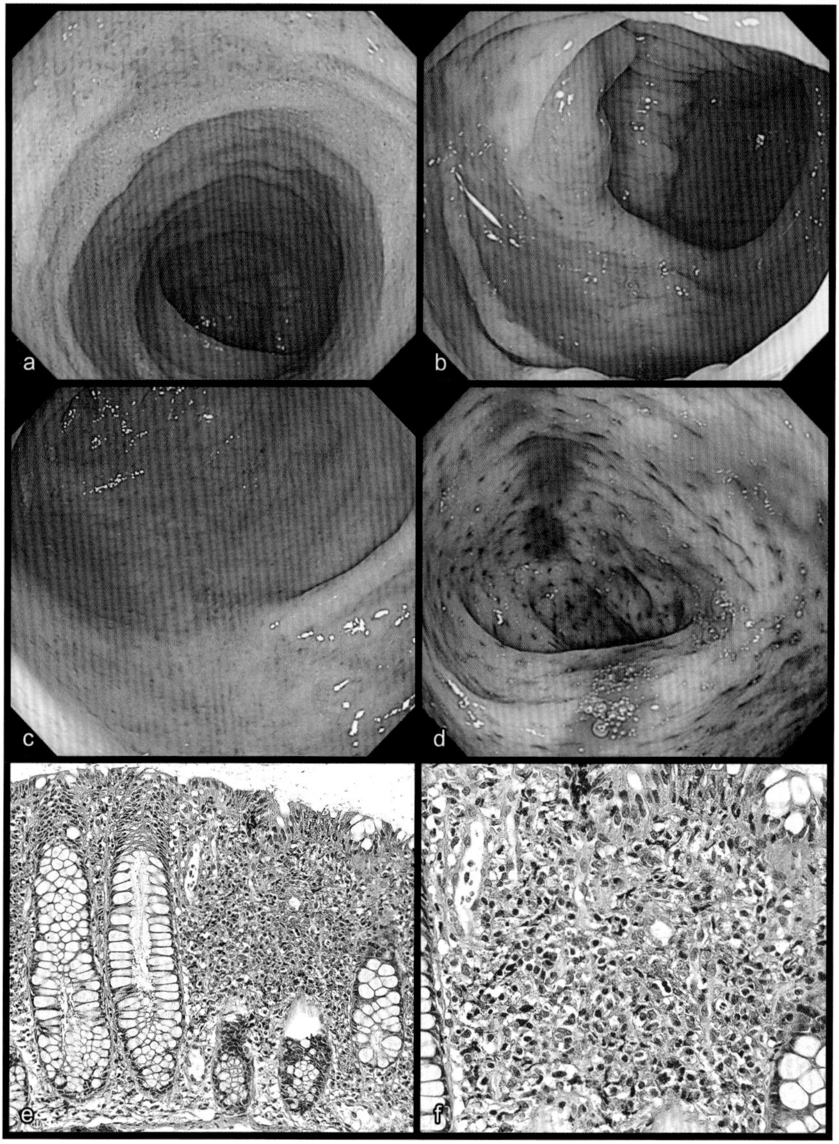

【10 余岁女性。嗜酸粒细胞性胃肠炎】

a： 小肠镜所见（回肠末端）。可见轻微糜烂性改变。

b ~ d： 结肠镜所见〔近端结肠（**b**），远端结肠（**c**）〕，靛胭脂染色所见〔远端结肠（**d**）〕。整个结肠黏膜呈发白水肿状，大部分黏膜的血管透见性消失。可见多发糜烂（小凹陷）。

e： 活检组织所见（HE 染色，近端结肠）。黏膜固有层可见弥漫、以嗜酸性粒细胞为主的炎症细胞高度浸润。

f： 活检组织所见（高倍放大）。可见 >60 个/HPF 的嗜酸性粒细胞浸润。

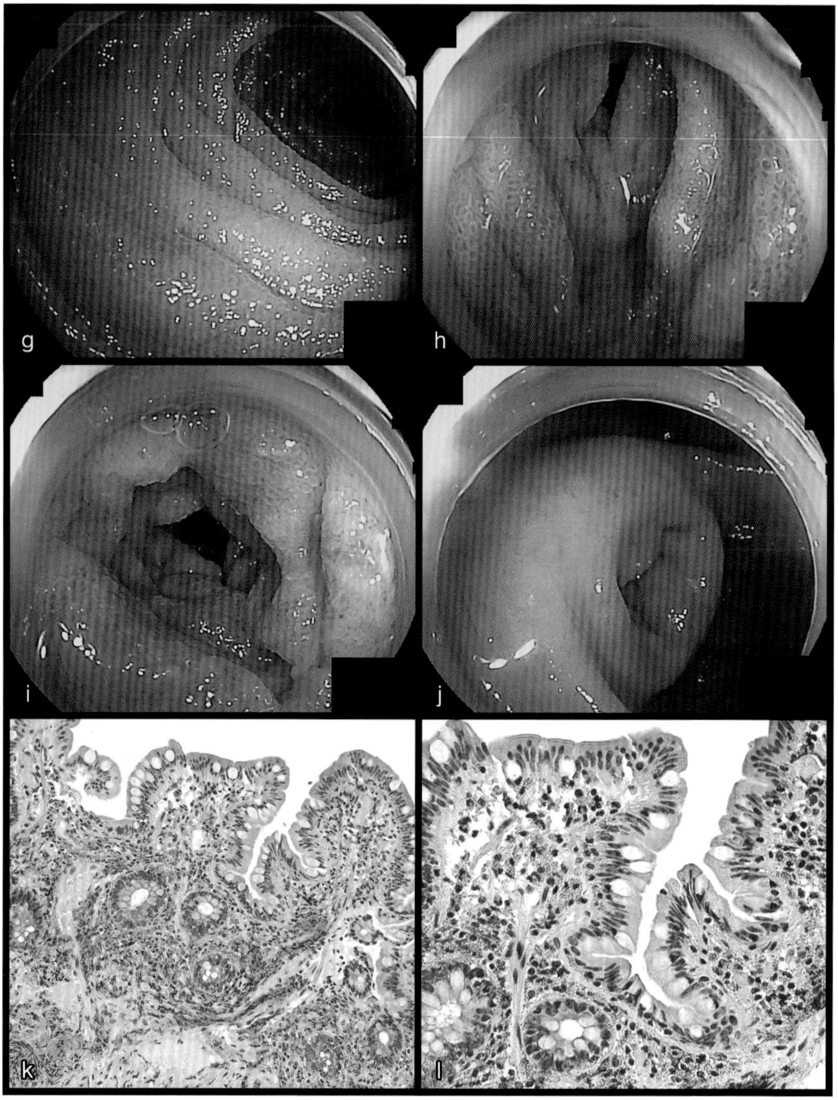

【20 余岁男性。嗜酸粒细胞性胃肠炎①】

g ~ i: 小肠镜所见〔回肠（**g，h**），回肠末端（**i**）〕。回肠整体水肿，可见散在发红黏膜。

j： 结肠镜送检（回盲瓣处）。组织水肿，且部分发红。

k： 活检组织所见（HE 染色，回肠）。黏膜固有层可见以嗜酸性粒细胞为主的炎症细胞高度浸润。

l： 活检组织成所见（高倍放大）。可见 >140 个/HPF 的嗜酸性粒细胞浸润。

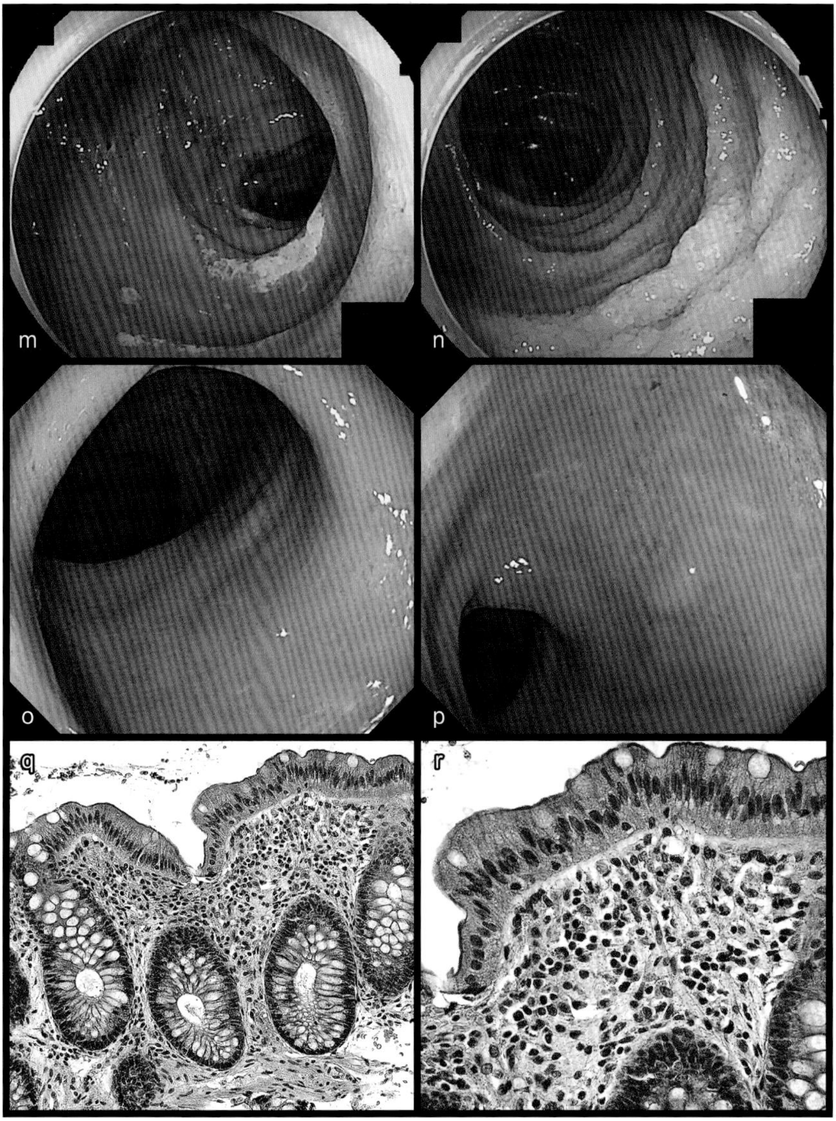

【20 余岁男性。嗜酸粒细胞性胃肠炎②】

m： 小肠镜所见（空肠上段）。黏膜呈水肿状，可见多发糜烂。

n： 小肠内镜所见（回肠）。黏膜水肿状，部分黏膜可见粗糙、发白及绒毛萎缩。

o，p： 结肠镜所见（远端结肠）。黏膜呈水肿状，血管透见性消失。部分可见发红和糜烂。

q： 活检组织所见（HE 染色，远端结肠）。黏膜固有层的间质水肿，可见以嗜酸性粒细胞为主的炎症细胞浸润。

r： 活检组织所见（高倍放大）。浸润的嗜酸性粒细胞＞40 个/HPF。

Behçet 病 · 单纯性溃疡

食管 ▶ ㊤37 页

Behçet 病

- Behçet 病（Behçet's disease；BD）是一种以复发性口腔内阿弗他样病变、皮肤病变、眼部症状以及外阴部溃疡为 4 种主症状的原因不明的炎症性疾病。由于 BD 还具有自身炎症综合征的特性，故其特点为临床症状与检查结果（包括内镜检查）的恶化及改善呈反复、周期性的交替变化。
- 根据"厚生劳动省 Behçet 病诊断标准"，将肠道 Behçet 病定义为具有典型回盲部溃疡性病变的完全型或不完全型病例。
- BD 中约 20% 伴有消化道病变，与神经 BD、血管 BD 一同被归为特殊型 BD。
- 肠道型 BD 需结合内镜下典型表现及病理组织学所见，在除外具有特异性表现的 Crohn 病（Crohn's disease；CD）及肠结核等疾病后，方可做出诊断。

内镜所见及诊断技巧

- 内镜所见的典型病变是回盲部的类圆形、边界清晰的深凿样溃疡或穿凿样溃疡。溃疡周围不伴有炎症。另外，由于溃疡的加重与改善反复发作，往往可同时见到有别于发病时期的溃疡瘢痕（**a**，**b**，**i**）。
- 在完全型或不完全型 BD 病例中，也可见到不少发生在回盲部以外的非典型病变，如出现在结肠、上消化道或小肠的病变。这些病变也以类圆形、穿凿样溃疡为特征（**e**）。
- 当非典型病变或回盲部的不规则形溃疡需与 CD 鉴别时，需综合包括病理组织所见在内的多个检查结果进行分析（**g**，**h**）。
- 切除标本的病理组织学典型表现：伴有少许纤维化及轻度炎症细胞浸润的烧瓶形深凿样溃疡（**j ~ l**）。
- 在与内镜下活检组织中不典型的 CD 进行鉴别时，需着重关注肠道 BD 更加局限的绒毛萎缩、隐窝扭曲以及浆细胞的浸润程度这几点表现（**d**，**h**）。
- 重症病例中，为了避免大出血和穿孔，有必要考虑使用抗 TNF-α 单抗制剂治疗（**c**，**f**）。

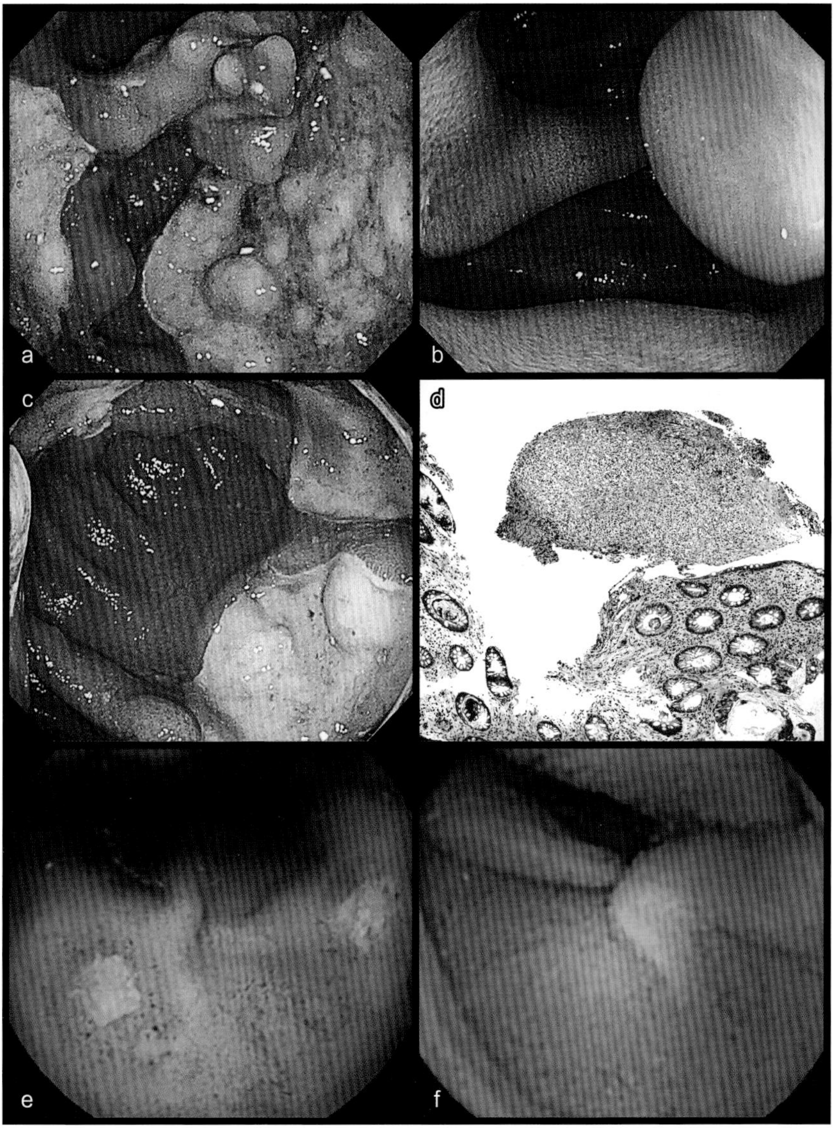

【20 余岁男性。肠道型 BD】

a： 肠镜内镜所见（治疗前）。回盲部可见周围变形、边界清晰的类圆形溃疡。

b： 回肠也可见边界清晰的类圆形溃疡。

c： 肠镜所见（抗 TNF-α 抗体治疗后）。可见回盲部的溃疡缩小。

d： 活检组织所见。溃疡边缘的活检组织所见，黏膜未见浆细胞的浸润。

【40 余岁女性。肠道型 BD】

e： 小肠胶囊内镜所见（治疗前）。回肠可见多发类圆形溃疡。

f： 小肠胶囊内镜所见（抗 TNF-α 单抗治疗后）。可见回肠多发溃疡得以治愈。

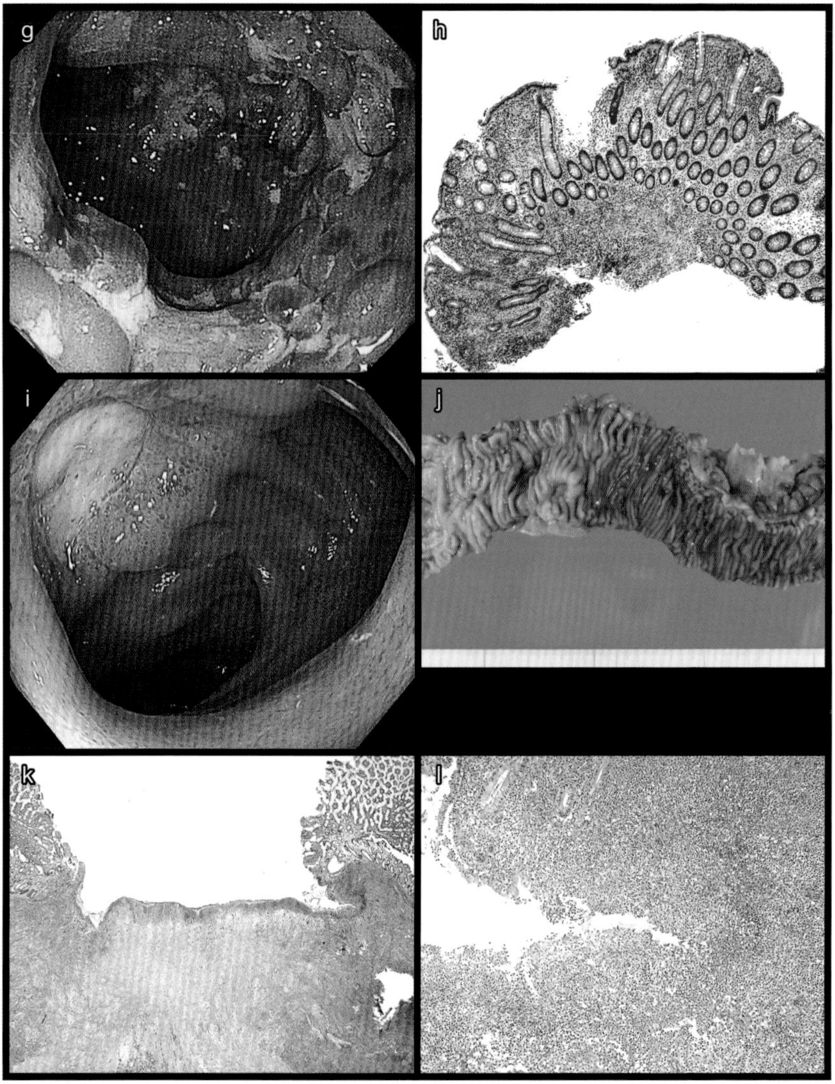

【30 余岁男性。伴有口腔阿弗他样病变、皮肤病变的 CD】

g： 肠镜所见。升结肠可见周围伴有炎症的地图状、穿凿性溃疡。

h： 活检组织所见。伴有非常局限、中等程度浆细胞浸润的慢性炎症表现。

【50 余岁男性。肠道型 BD】

i： 肠镜所见。回肠末端可见类圆形、穿凿性溃疡。

j： 切除标本。

k： 病理组织所见（弱放大）。可见底部平坦的溃疡及以中性粒细胞为主的非特异性炎症表现。浆细胞轻度浸润。

l： 病理组织所见（高倍放大）。溃疡边缘可见以中性粒细胞为主的非特异性炎症表现。

单纯性溃疡

- 与 CD 一样，需要与肠道型 BD 鉴别的另一种重要疾病为单纯性溃疡（simpleulcer；SU）。
- 本病的概念由武藤、渡边等于 1979 年提出，定义为“近回盲部慢性穿凿样溃疡”“边界清晰的圆形或卵圆形，深凿倾向强烈，好发于回盲瓣或其附近，且组织学上表现为慢性活动性非特异炎的 Ul-Ⅳ溃疡”。
- SU 说到底还是消化道病变形态学上的定义，它与具有肠道外表现的病变，即与口腔内出现阿弗他样改变的 BD 疑似病例之间的不同点经常在学界引起讨论。

内镜所见及诊断技巧

- 肠道型 BD 和 SU 均以好发于回盲部、周围不伴有炎症的类圆形穿凿性溃疡为特征，单从内镜表现很难严格区分肠道型 BD 和 SU（**a，c，g**）。
- 在病理组织学上，肠道型 BD、SU 均呈慢性活动性非特异性炎症，难以鉴别（**b，h，i**）。
- 尽管 SU 和肠道型 BD 在消化道中都可伴有回盲部以外的非典型病变，但相比于肠道型 BD，SU 较少出现回盲部以外的溃疡性病变。
- 根据治疗反应性的不同，相比于 SU，肠道型 BD 或口腔内出现阿弗他样病变的 BD 疑似病例对抗 TNF-α 单抗疗法的反应性可能更高（**d**）。
- 具有 8 号染色体三体异常的骨髓增生异常综合征相关性小肠 · 大肠溃疡病变是一种对免疫调节治疗反应较差、类似于肠道型 BD 或 SU 的病变。通过内镜和组织病理学检查也很难将其鉴别开来（**e，f**）。
- 对于口腔内阿弗他样改变等肠道外病变先于肠道病变出现，或在 SU 病程中出现 Behçet 病的征象等情况，因其发生机制不明，临床上很难进行鉴别诊断。

参考文献

飯塚文瑛，他（編）. 肠管ベーチェット病のすべてがわかる診療ハンドブック. 先端医学社，2018.

（樱庭 裕丈，福田 真作）

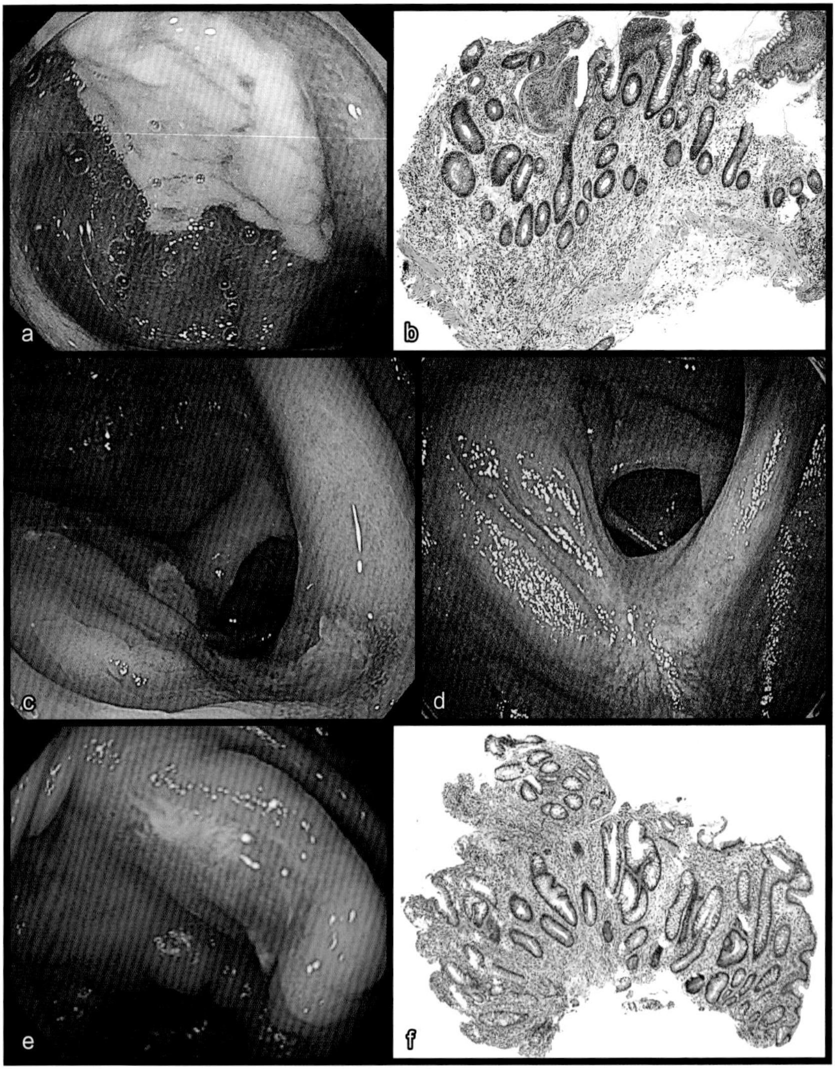

【70 余岁女性。狭义 SU】

a： 肠镜所见。回肠末端可见边界清晰的类圆形溃疡。

b： 活检组织所见。可见以中性粒细胞为主的局限性、非特异性炎症表现。

【30 余岁男性。广义 SU，合并口腔内阿弗他样改变的 BD 疑似病例】

c： 肠镜所见（治疗前）。回盲部可见周围不伴有炎症的类圆形溃疡。

d： 结肠镜所见（抗 TNF-α 单抗治疗后）。可见类圆形溃疡得以治愈。

【60 余岁女性。8 号染色体三体异常的骨髓增生异常综合征合并大肠溃疡】

e： 结肠镜所见。升结肠周围可见不伴有炎症的类圆形溃疡。

f： 活检组织所见。可见轻度单核细胞浸润伴中性粒细胞浸润。

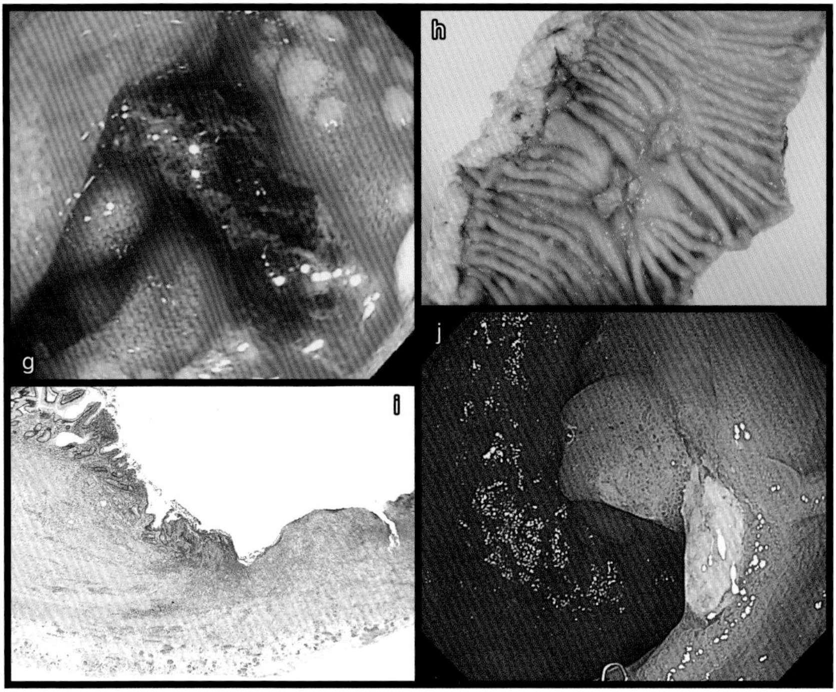

【40 余岁男性。广义 SU，合并口腔内阿弗他样改变的 BD 疑似病例】

g： 肠镜所见。可见回肠末端伴有出血的类圆形穿凿性溃疡。

h： 切除标本所见。

i： 病理组织所见。溃疡呈现以中性粒细胞为主的非特异性炎症，单核细胞轻～中等度浸润。

j： 肠镜所见。术后吻合口可见类圆形溃疡。

大肠静脉曲张

- 大肠黏膜下层的静脉扩张所形成的状态称为大肠静脉曲张。随着病情进展，除了黏膜下层，黏膜固有层内的小静脉也会怒张进而导致出血。
- 消化道静脉曲张的好发部位为食管与胃，但少数也可发生于小肠及大肠。
- 大肠静脉曲张多为门静脉系统的循环障碍所致的门－体侧支循环血流增加引起的继发性静脉曲张。病因有：病毒性肝炎、原发性胆汁性胆管炎等引起的肝硬化，肝外门静脉闭塞，特发性门静脉高压，炎症及恶性肿瘤引起的门静脉狭窄或闭塞，Budd-Chiari 综合征，伴有心功能不全的淤血肝，腹部手术或外伤、腹膜炎等既往病史引起的门静脉高压。
- 除此之外，血管形成异常、先天性异常、肠系膜静脉血栓等也是引起本病的原因。还有极少部分原因不明的特发性大肠静脉曲张。

内镜所见及诊断技巧

- 黏膜固有层到黏膜下层可见怒张、扭曲的静脉，类似于食管静脉曲张。大肠静脉曲张也可按照食管静脉曲张内镜所见诊断标准分为直线状（F1）、串珠状（F2）及结节 · 肿块状（F3）（**a～c**）。与食管静脉曲张相同，红色征（RC；red color）也成为其出血的危险因素。
- 本病大多局限于直肠，其次好发于乙状结肠和盲肠，少许情况下可遍及整段结直肠。继发性静脉曲张分布区域与肠系膜上静脉或肠系膜下静脉的引流区域一致，而特发性则多见于整段大肠。
- 由于注气后曲张静脉会瘪陷而变得不清晰，所以在怀疑静脉曲张时要严格控制气量以免过度注气。胶囊内镜检查可在不注气的情况下进行，这有助于静脉曲张的诊断（**d～f**）。
- 超声内镜下可扫查到与隆起一致的第 3 层低回声区域。

参考文献

Kawasaki K, et al. Idiopathic ileocolonic varices depicted by colon capsule endoscopy. Dig Endosc 28: 615, 2016.

（川崎 启祐，松本 主之）

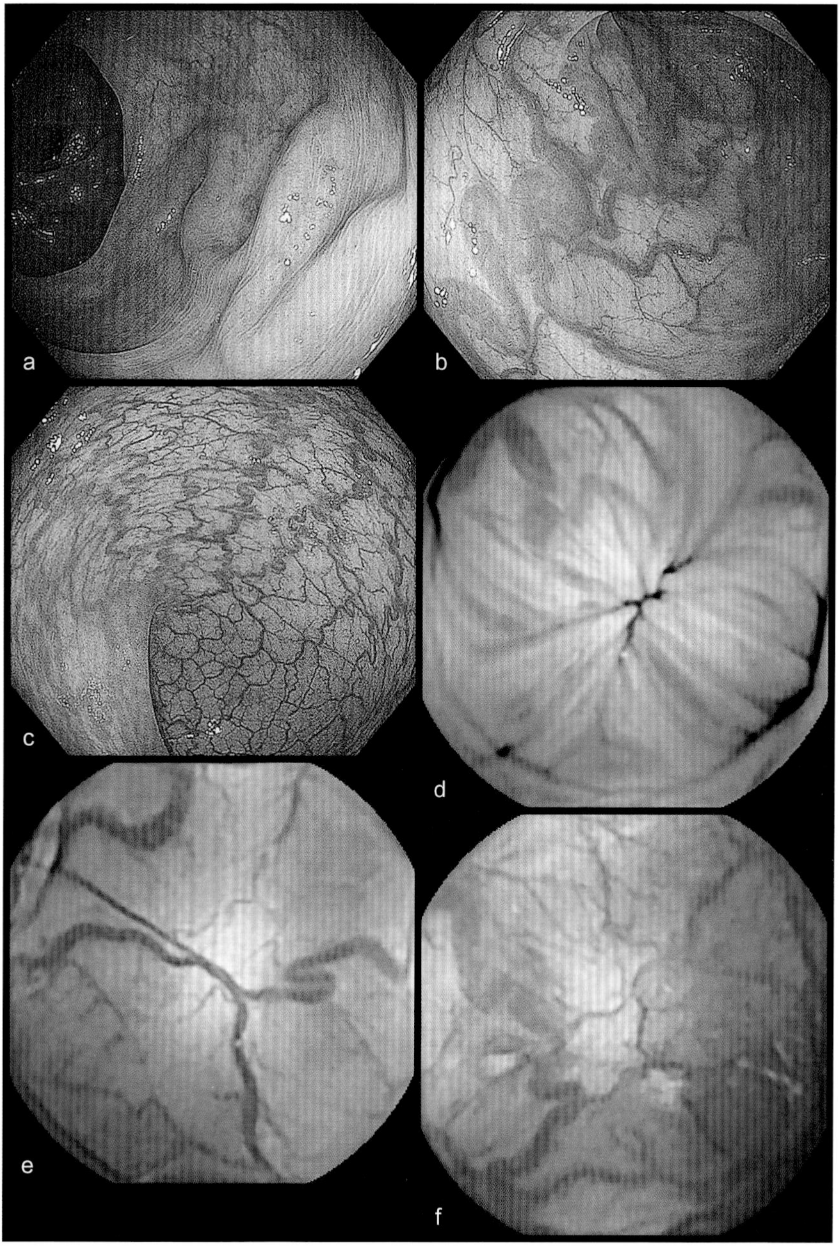

【大肠静脉曲张】

a ~ c: 肠镜所见。横结肠（**a**）、乙状结肠（**b**）、直肠（**c**）可见怒张、扭曲的血管。

d ~ f: 胶囊内镜所见。横结肠（**d**）、乙状结肠（**e**）、直肠（**f**）可见怒张、扭曲的血管。

动静脉畸形

大肠 ▶ 142 页

- 本病于 1960 年由 Margulis 等报道，是引起下消化道出血的先天性错构瘤性血管性病变。大肠内病变好发于回盲部及升结肠。动静脉畸形（arteriovenous malformation；AVM）是存在于黏膜下层的扩张的异常血管，需要与存在于黏膜固有层内扩张的血管，即血管发育不良（angiodysplasia；AGD）相鉴别。
- 本病好发于 60 岁以上的人群，无明显性别差异。
- 临床上可表现为不伴有腹痛的间歇性大量血便及劳动时心悸、气喘等贫血症状。
- 本病好发部位依次为小肠（41%）、右半结肠（38%）、降结肠（11%）及直肠（8%）。
- 病理组织学表现：扩张、肥厚的动静脉弥漫浸润肠道全层直至浆膜。组织学上可见相对较大的动静脉短路、吻合以及动静脉与毛细血管显著的扩张增生。
- 治疗手段有外科切除（79%），以及内镜下切除、内镜下凝固法或硬化疗法止血治疗等（10%），以及动脉栓塞术、血管加压素动脉注射法等借助血管导管的治疗（8%）。
- 本病预后良好，总体再出血率约 8%，内镜治疗后的病例约有 18% 的再出血率。

内镜所见及诊断技巧

- 内镜下表现有：黏膜下肿瘤样的隆起性改变（47%），黏膜下血管扩张、蛇行及血管增生（36%），活动性出血（15%），边界清晰的明显发红黏膜（9%），糜烂及溃疡（9%），无明显异常（8%）。伴有发红的隆起型病变、放射状延伸的扩张毛细血管是与年龄有关的 AGD，要注意与 AVM 进行区分。
- 活检有出血风险，且病理往往也难以确诊，故不推荐活检。
- 血管造影表现：动脉期多见流入动脉的扩张和早期静脉回流（74%）、异常血管的扩张和集簇（血管畸形巢）（55%）、血管外漏出（17%）、肠壁毛细血管层浓染表现（68%）等。
- 超声内镜（EUS）检查可见表现为无回声区域的扩张异常血管遍布肠壁全层（主要位于黏膜下层）。多普勒 EUS 下 90% 以上的病例均可见动脉血流信号。
- 诊断技巧：对于不伴有腹痛的下消化道出血，需将 AVM 纳入鉴别诊断。进行

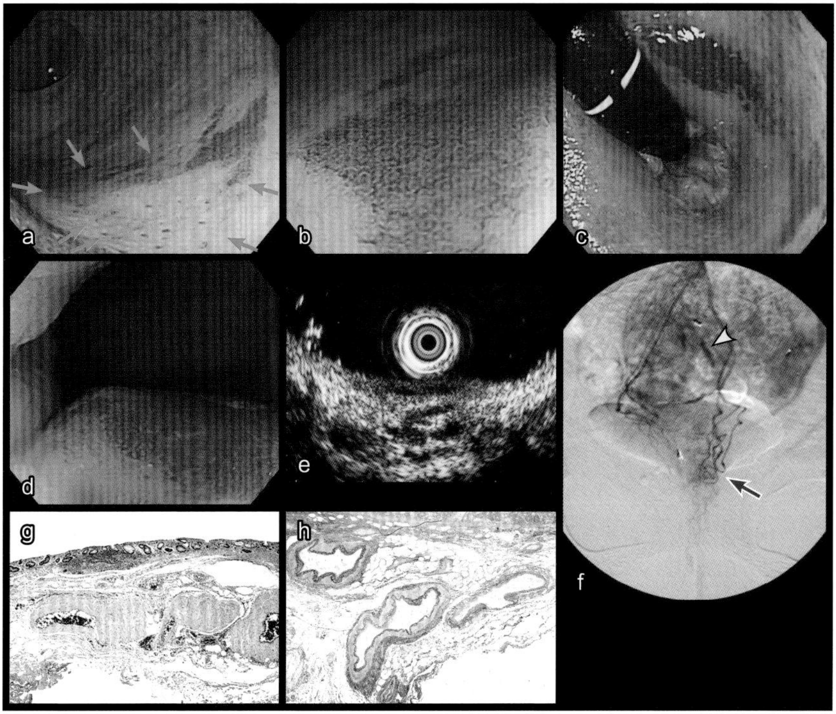

【动静脉畸形】

a： 肠镜所见。Rb 可见明显发红的毛细血管扩张以及靠近前壁的淡淡的发红带（→）。
b： 强烈发红处的放大所见。黏膜上皮正下方可见毛细血管扩张的表现。
c： 反转观察。发红带环绕 Rb 近半周。
d： 肛缘附近也可见到黏膜下肿瘤样明显发红的缓坡状隆起型病变。
e： EUS 所见。黏膜完整，黏膜下可见扩张增生的异常血管。
f： 血管造影所见。血管造影的后期动脉相可见 Rb 左侧壁的流入动脉扩张浓染（→）及早期静脉回流表现（▷）。
g： 经肛门外科切除所见（HE 染色）。黏膜下可见扩张、肥厚的脉管及其附近扩张、增生的毛细血管。
h： 弹性纤维染色所见（Elastica van Gieson 染色）。可见扩张、肥厚的动静脉，故诊断为动静脉畸形。

造影 CT 以明确造影剂有无渗漏。强烈怀疑血管性病变时，需考虑血管造影。当通过血管造影发现 AVM 的征象后，下一步可考虑行血管造影下的栓塞术或外科手术切除。当怀疑结直肠（含回盲部）出血时，在血管造影前也可先行结肠镜检查。

参考文献

Margulis AR, et al. Operative mesenteric arteriography in the search for the site of bleeding in the unexpected gastrointestinal hemorrhage. Surg 48：534-539, 1960.

（齐藤 裕辅，稻场 勇平）

直肠 Dieulafoy 溃疡

胃 ▶ ㊤108 页
大肠 ▶ 120 页

- 与发生在胃体上部的 Dieulafoy 溃疡一样，出现在直肠中，在极其狭小的溃疡内部可见粗大血管显露的病灶，被称为直肠 Dieulafoy 溃疡。
- 本病与急性出血性直肠溃疡（acute hemorrhagic rectal ulcer；AHRU）类似，好发于有基础疾病的、长期卧床的老年人中，往往是造成无痛性大出血的原因。
- 病因尚不清楚，可能是由于黏膜下存在的先天或后天性异常大动脉在黏膜受到损伤后所致。
- 发病人群多集中于年轻人及老年人，呈现双峰特点。
- 有些病例可见 AHRU 和直肠 Dieulafoy 溃疡并存，提示两者有可能属于同一范畴的疾病。

内镜所见及诊断技巧

- 病变部位几乎都在直肠下段的齿状线附近（5cm 内）。
- 病灶几乎均为单发，极少数病例可见多发病灶。
- 大量出血往往导致全身状况较差，故有时允许在不进行肠道前处理的情况下进行内镜观察。
- 若能见到活动性出血，病灶定位较为容易。未见活动性出血时，则必须充分冲洗以暴露责任血管。
- 本病特征是显露血管的周围几乎未见溃疡形成。
- 内镜下止血夹止血术和结扎术对出血的治疗效果较为满意，纱布填塞有时作为一种急救措施也非常有效。
- 本病即使暂时停止出血，也很容易再发出血，故应采取相应的止血术进行干预。
- 若病灶处有血凝块附着，应用钳子去除，暴露责任血管后再进行内镜治疗。
- 最近有部分病例报道，发现因金属异物刺入肠道的内镜表现与本病相似，故需注意鉴别。

（清水 诚治）

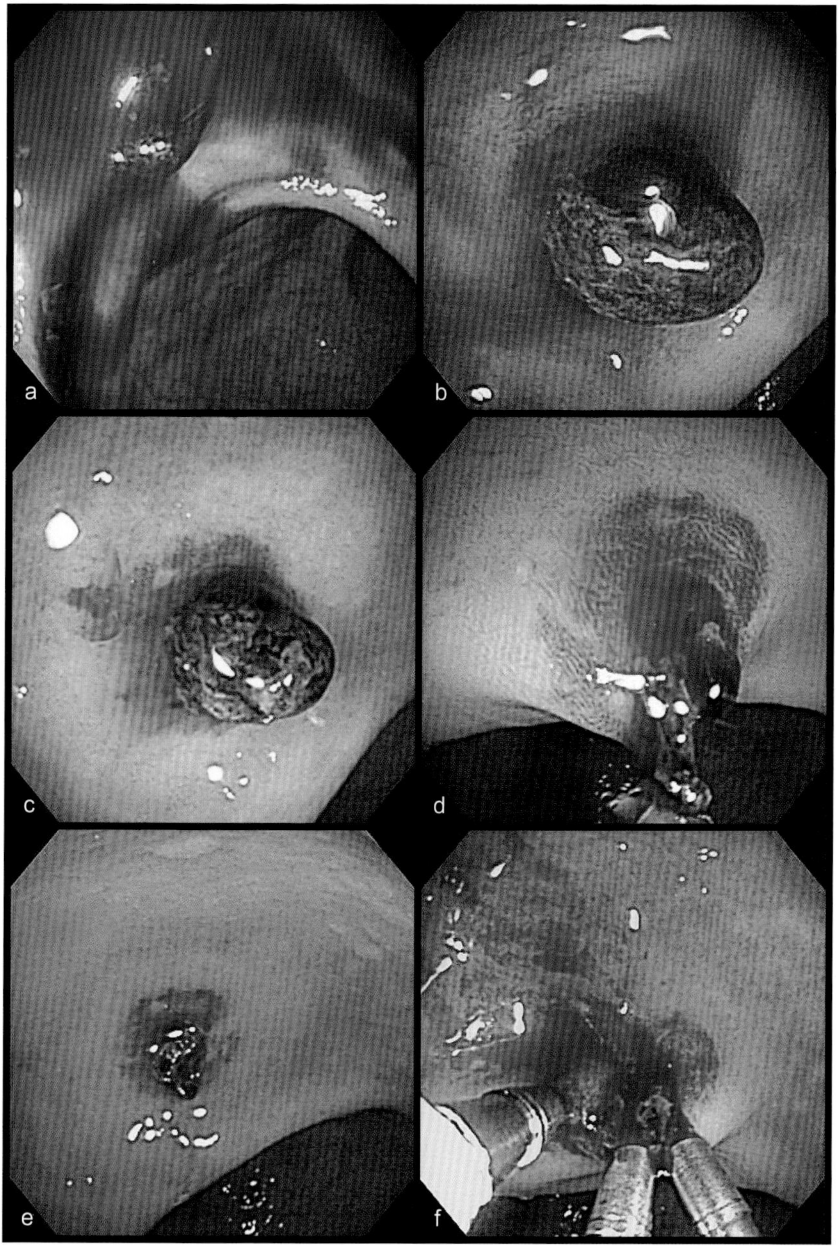

【90 余岁女性。直肠 Dieulafoy 溃疡】

a： 肠镜所见（直肠）。脑梗死后入院治疗过程中排出大量鲜血便，故行急诊内镜检查。内镜下未见活动性出血，但直肠壁可见血液附着。

b，c： 反复冲洗后，直肠下段可见血凝块附着。

d，e： 用钳子去除血凝块后，可见显露的血管。

f： 金属夹夹闭止血。其后未见出血，治疗效果较好。

蓝色橡皮泡痣综合征

小肠 ▶ 42 页
大肠 ▶ 138 页

- 蓝色橡皮泡痣综合征（blue rubber bleb nevus syndrome；BRBNS）是以皮肤（**a**）和消化道为主的全身多发血管瘤病，较为罕见。
- 本病的血管瘤在组织学上属于海绵状血管瘤。但近年来又认为其属于静脉畸形（venous malformation）。多为散发病例，也有伴有 *TIE2/TEK* 基因突变的家族性病例见诸报道。
- 消化道病变随年龄增加有增大、多发趋势，故不同大小的静脉畸形同时混在于消化道中是本病的一大特征。

内镜所见及诊断技巧

- 内镜下可见亚蒂~广基的黏膜下肿瘤，呈类圆形及蓝色多房性外观。病变增大时黏膜变薄，血管性变化逐渐变得醒目（**b ~ d**）。
- 消化道出血是影响生命预后的重要因素。除手术治疗外，近年来也有利用内镜下切除或内镜下局部注射硬化剂（聚醚醇）治疗本病的报道（**e，f**）。
- 从皮肤表现来看，需与遗传性出血性毛细血管扩张症（HHT）和多发性副神经节瘤等相鉴别。在皮肤上发现多发蓝色血管瘤后，积极进行包括消化道在内的全身检查，若在消化道及多个器官中发现血管瘤，则可明确诊断。

参考文献

Kumei T, et al. Endoscopic injection sclerotherapy for duodenal vascular malformation in blue rubber bleb nevus syndrome. J Gastroenterol Hepatol 34：963, 2019.

（鸟谷 洋右）

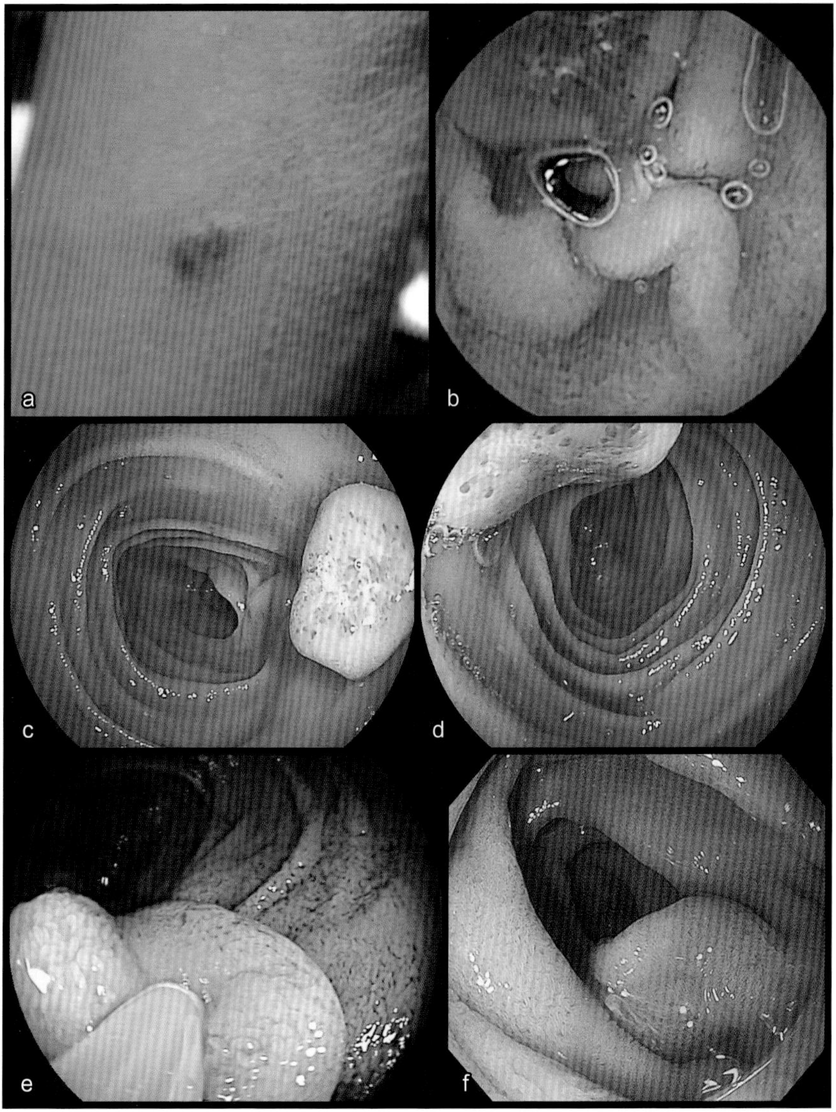

【蓝色橡皮泡痣综合征】

a： 皮肤病变。可见蓝色的橡胶乳头样触感的静脉畸形。
b： 小肠病变的胶囊内镜所见。可见表面伴有发红色调扩张血管的深蓝色黏膜下肿瘤。
c： **b** 的双气囊小肠镜所见。可见大小约 15mm、表面伴有扩张血管样发红的黏膜下隆起。
d： **c** 近距离观察所见。表面稍显深蓝色，可见明显的扩张血管。
e： 注射聚醚醇时的内镜所见。穿刺病灶中央并注入聚醚醇。
f： **e** 病灶 1 个月后的内镜表现。可见病灶消退。

IgA 血管炎，EGPA

- IgA 血管炎（旧称：Schönlein-Henoch 紫癜）被归类于原发性血管炎中的免疫复合物性小血管炎。其机制为过敏引起的全身性小血管炎，特征为伴有白细胞破碎性血管炎的皮肤紫癜。
- 诊断标准：①以下肢为主的紫癜，未见血小板减少；② 20 岁以下发病；③发作性腹部绞痛；④活检提示血管壁有粒细胞浸润。满足 2 项以上即可诊断为 IgA 血管炎。
- 嗜酸性肉芽肿性多血管炎（旧称：Churg-Strauss 综合征）(eosinophilic granulomatosis with polyangiitis；EGPA)，归属于原发性血管炎的 ANCA 相关性小血管炎。以支气管哮喘、嗜酸性粒细胞增多、血管炎综合征为三主征，是一种具有过敏和坏死性肉芽肿性血管炎两方面特点的疾病。
- 诊断标准：①支气管哮喘；②嗜酸性粒细胞增加（10% 以上）；③单或多发性神经炎；④肺部浸润；⑤鼻窦异常；⑥血管外嗜酸性粒细胞增加（活检评估）。满足 4 项以上即可诊断为 EGPA。

内镜所见及诊断技巧

- 关于 IgA 血管炎、EGPA 在消化道中的好发部位，IgA 血管炎好发于十二指肠、小肠，而 EGPA 好发于空肠、回肠。但是无论哪一种疾病，都可累及胃与大肠。
- 内镜下，无论哪种病变都主要表现为多发性发红、水肿、糜烂、结节状黏膜及溃疡。另外，IgA 血管炎还可见到点状出血和血肿样变化（**a～g**），EGPA 可见到深凿样溃疡和环状溃疡（**i～o**）。
- IgA 血管炎和 EGPA 都可导致消化道穿孔，尤其是 EGPA 所致的消化道穿孔往往预后不良。
- IgA 血管炎的病理所见为白细胞破碎性血管炎（leukocytoclasticvasculitis）（**h**），而 EGPA 的病理特点为伴有周围组织嗜酸性粒细胞明显浸润的小血管肉芽肿性或纤维素样坏死性血管炎及血管外肉芽肿（**p，q**）。但由于消化道活检的阳性率很低，所以需综合临床表现、皮肤活检组织结果、内镜所见等进行诊断。

参考文献

Kawasaki K, et al. Gastrointestinal involvement in patients with vasculitis：IgA vasculitis and eosinophilic granulomatosis with polyangiitis. Endosc Int Open 7：E1333-E1343, 2019.

（川崎 启祐，松本 主之）

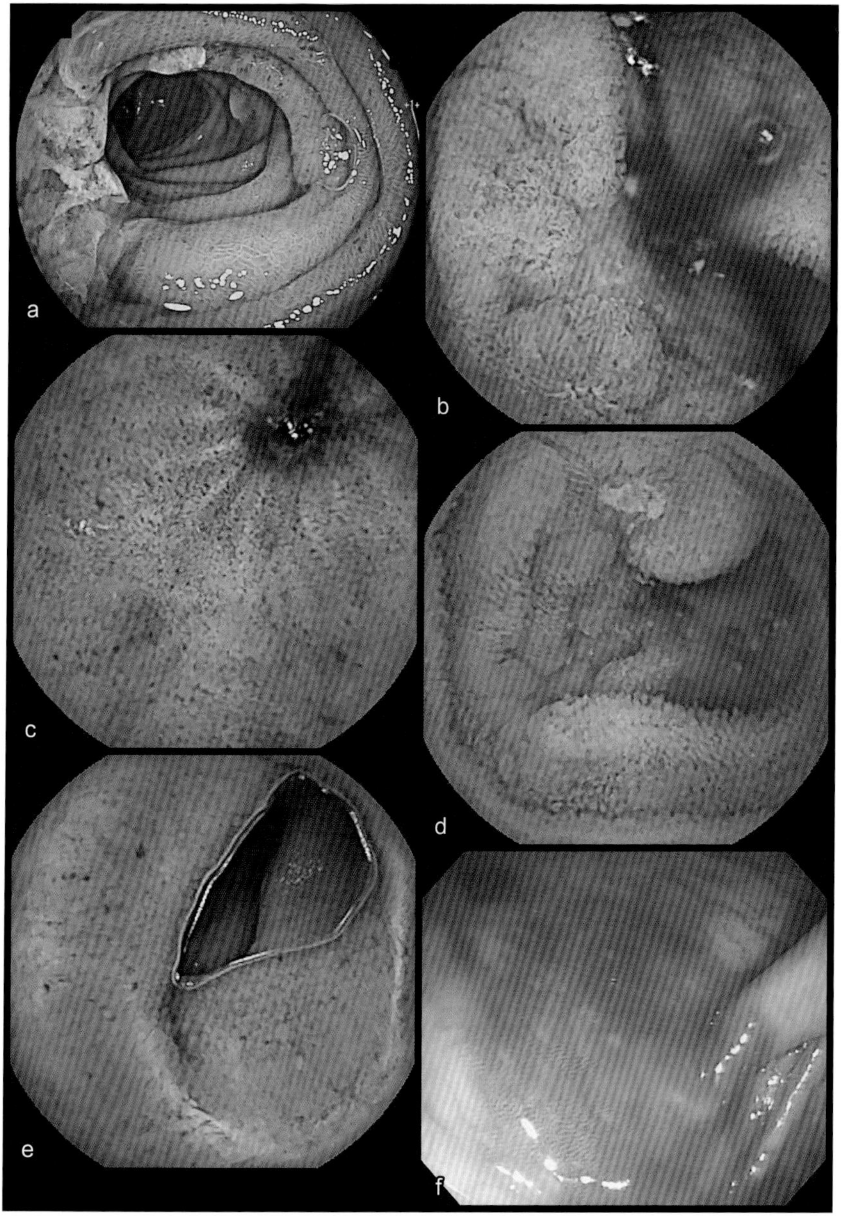

【 IgA 血管炎 】

a： 气囊小肠镜所见。空肠可见伴有白苔的不规则溃疡。

b ~ e： 胶囊内镜所见。空肠可见易出血性溃疡（**b**），回肠可见发红（**c**）、小溃疡（**d**）及点状出血（**e**）。

f： 结肠镜所见。降结肠可见发红。

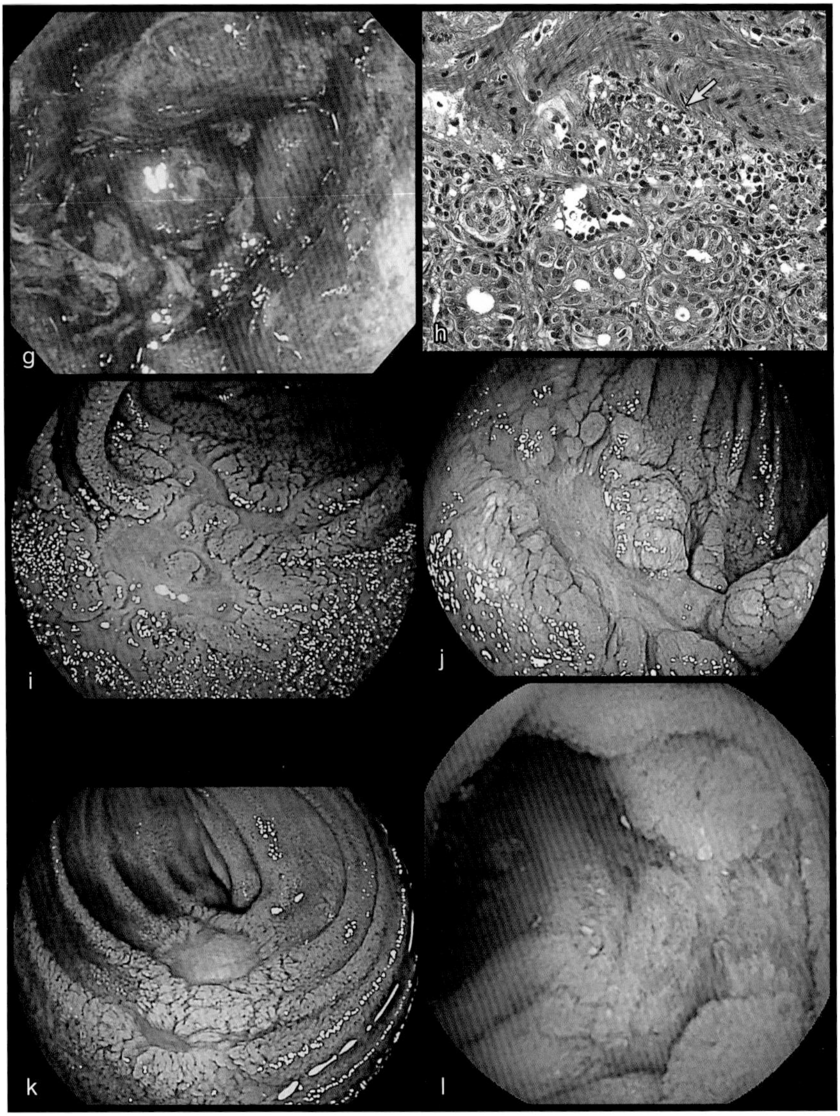

【IgA 血管炎】（续）

g： 结肠镜所见。乙状结肠可见血肿样改变。

h： 活检组织所见。可见白细胞破碎性血管炎（leukocytoclastic vasculitis）表现（⇨）。

【EGPA】

i～k： 气囊小肠镜所见（色素喷洒所见）。可见空肠的不规则溃疡（**i**）、环形溃疡（**j**）以及回肠的圆形溃疡（**k**）。

l： 胶囊内镜所见。空肠可见深凿样溃疡。

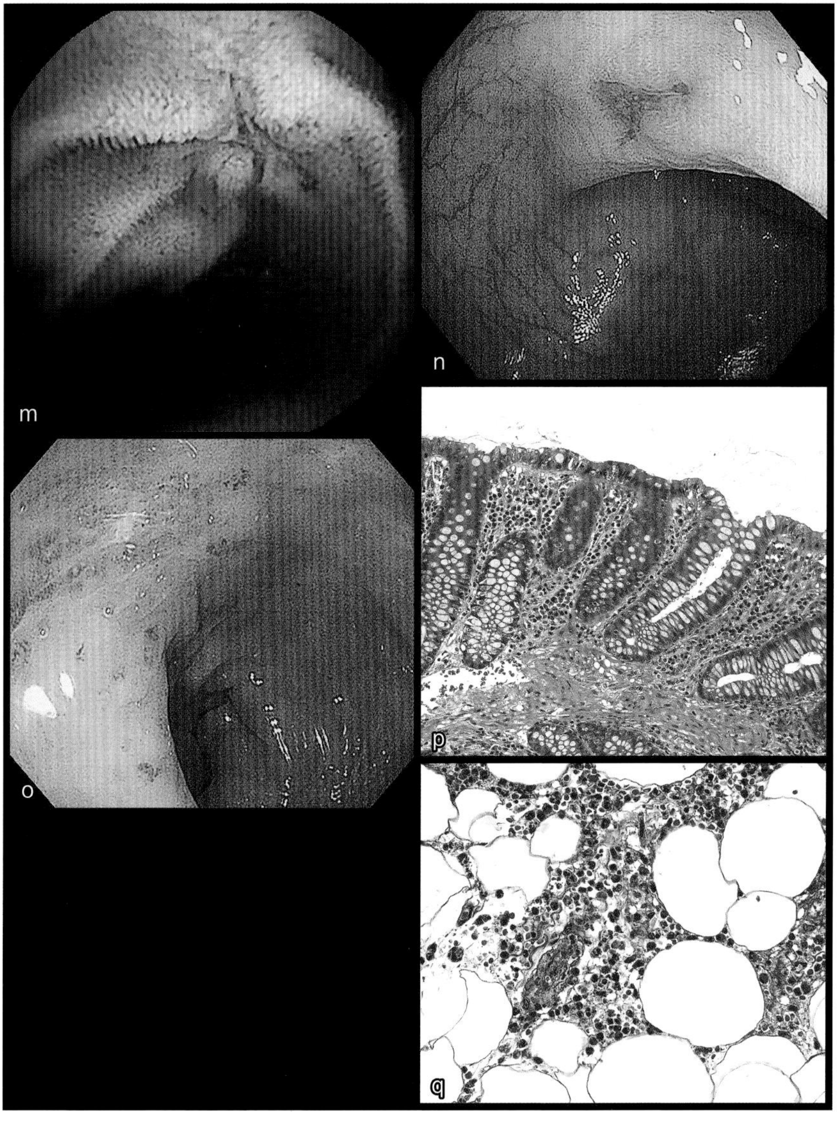

m： 胶囊内镜所见。回肠内可见小溃疡。
n，o： 结肠镜所见。可见乙状结肠糜烂（**n**）和直肠黏膜发红（**o**）。
p，q： 活检组织所见。黏膜上皮正下方的固有层可见嗜酸性粒细胞浸润（**p**）。可见伴有显著嗜酸性粒细胞浸润的血管炎表现（**q**）。

淀粉样变性

胃 ▶ ㊤122 页
十二 ▶ ㊤207 页

- 淀粉样变性是指不溶的淀粉样蛋白在全身或局部组织沉积，导致脏器功能损害的一种疾病。最常沉积于消化道的淀粉样蛋白是 AL 型与 AA 型。淀粉样蛋白可沉积于消化道的任何部位，其中以十二指肠及小肠多见。
- AA 型是以炎症急性期增加的血清淀粉样蛋白 A 为前体物质产生的。过去认为多合并于结核病等感染性疾病，但近年来发现其几乎都是继发于风湿病、血管炎综合征、Crohn 病等慢性炎症性疾病。故又被称为继发性（反应性）淀粉样变性。
- AL 型来源于免疫球蛋白轻链，可见于原发性淀粉变性、多发性骨髓瘤及巨球蛋白血症中。
- 此外，本病也可由因慢性肾功能不全而增加的 A β_2M 型和转甲状腺素蛋白来源的 ATTR 型沉积所致。

内镜所见及诊断技巧

- AA 型可见广泛分布的细小颗粒状黏膜和粗糙黏膜（**a，b**）。病理上可见淀粉样蛋白在黏膜固有层及黏膜下层的血管壁周围沉积。
- AL 型内镜下的典型所见为皱襞肥厚表现及黄白色的黏膜下肿瘤样隆起（**c**）。病理可见在黏膜肌层、黏膜下层及固有肌层处块状沉积的淀粉样蛋白（**d**）。
- 淀粉样蛋白沉积量增多时，可出现溃疡、糜烂、黏膜易出血等改变（**e**）。另外，AL 型有时可出现黏膜下血肿（**f**）。
- 由于内镜表现多样，诊断时需仔细观察并结合病理表现。把握患者的基础疾病和全身状况也有助于诊断。

（藤冈 审）

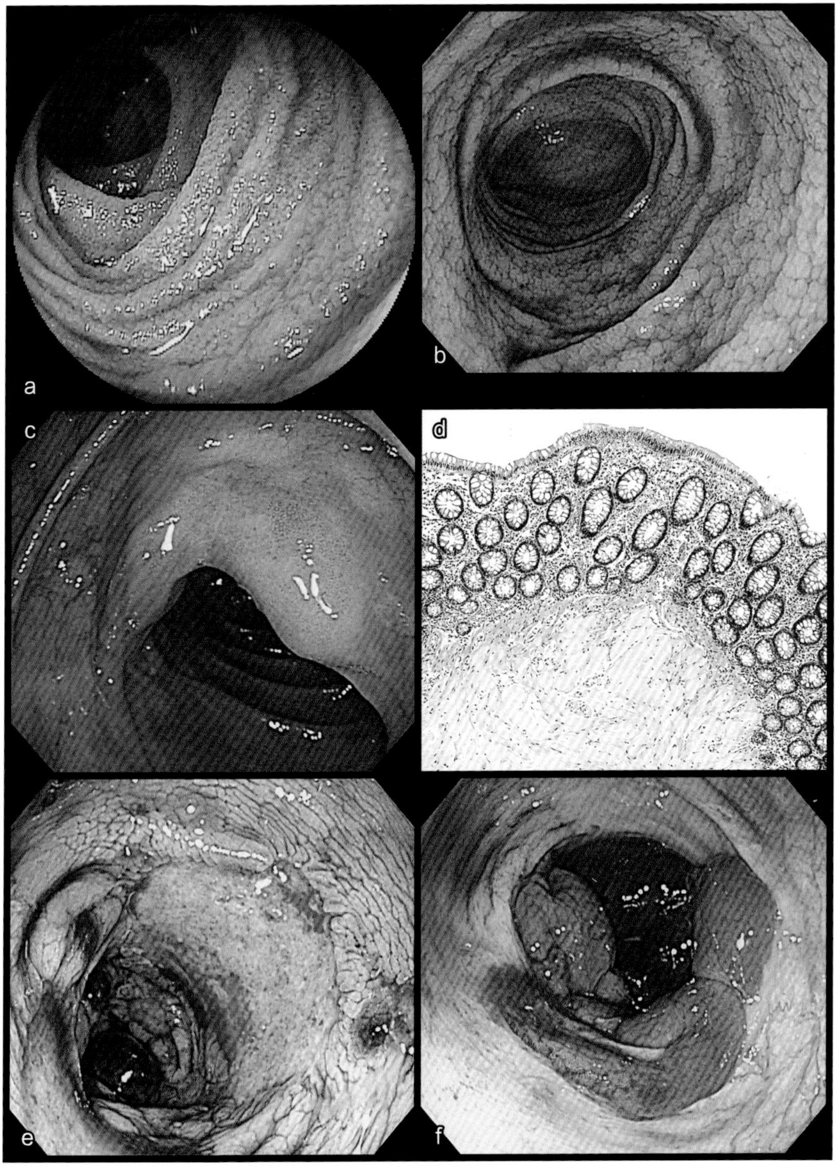

【60 余岁女性。淀粉样变性（AA 型）】

a： 气囊小肠镜所见。染色下可见细小颗粒状黏膜。

【60 余岁男性。淀粉样变性（AA 型）】

b： 肠镜所见。全结直肠可见广泛分布的裂纹状粗糙黏膜。

【70 余岁女性。淀粉样变性（AL 型）】

c： 肠镜所见。全结直肠可见散在分布的黄白色黏膜下肿瘤样隆起。

d： **c** 的病理组织所见。黏膜肌层到黏膜下层可见嗜酸性无结构的块状淀粉样蛋白沉积。

【60 余岁女性。淀粉样变性（AL 型）】

e，f： 肠镜所见。盲肠到乙状结肠可见多发溃疡（**e**）及黏膜下血肿（**f**）。

系统性红斑狼疮（SLE）

- 约半数的系统性红斑狼疮（systemic lupus erythematosus；SLE）患者在病程中会出现腹痛、食欲不振、呕吐等消化系统症状。发生原因虽然也与治疗药物和细菌、病毒感染有关，但报道显示，8% ~ 27% 的患者是由 SLE 本身引起的消化道病变所致。
- SLE 的消化道病变大致可分为两种：呈现急性病程的，以肠道水肿与黏膜障碍为特点的狼疮性肠炎；呈现慢性病程的蛋白漏出性胃肠病。其中狼疮性肠炎又可分为好发于小肠的缺血性肠炎型与好发于大肠的多发溃疡型。
- 免疫复合物在血管壁沉积所致的血管内皮细胞损害及补体活化中性粒细胞所致的血管炎是消化道病变主要的病理生理机制。不过，血管炎多见于浆膜侧及黏膜下组织，内镜下活检多难以诊断。

内镜所见及诊断技巧

- 在 SLE 的治疗过程中，除了 NSAIDs 等药物引起的药物性消化道损伤外，有时还会合并巨细胞病毒性肠炎、淀粉样变性等，这些都难以与 SLE 本身引起的消化道病变区分。另外，本病也需与 Crohn 病、Behçet 病、血管炎相关疾病等其他慢性炎症性疾病相鉴别。诊断需要在严格排除这些疾病的基础上进行。
- 缺血性肠炎型狼疮性肠炎好发于小肠，内镜下可观察到水肿状黏膜，但黏膜自身几乎未见病变（**a**）。X 线造影检查可见广泛的锯齿样改变、管腔狭窄化及指压痕等表现（**b**）。另外，CT 下腹水潴留、环周性肠管壁肥厚、肠系膜动静脉扩张等表现的出现率较高（**c**）。
- 多发溃疡型狼疮性肠炎好发于直肠和乙状结肠，可见类圆形溃疡和不规则穿凿性溃疡等多种溃疡性病变（**d，e**）。此型中对类固醇药物等治疗产生抵抗的难治性病例较多见，有时会出现穿孔和瘘管。
- 在蛋白漏出性肠胃病中，小肠黏膜可有细微颗粒状变化、绒毛肿大及糜烂等表现（**f**）。但一般来说，黏膜面的变化不明显。

（藤冈 审）

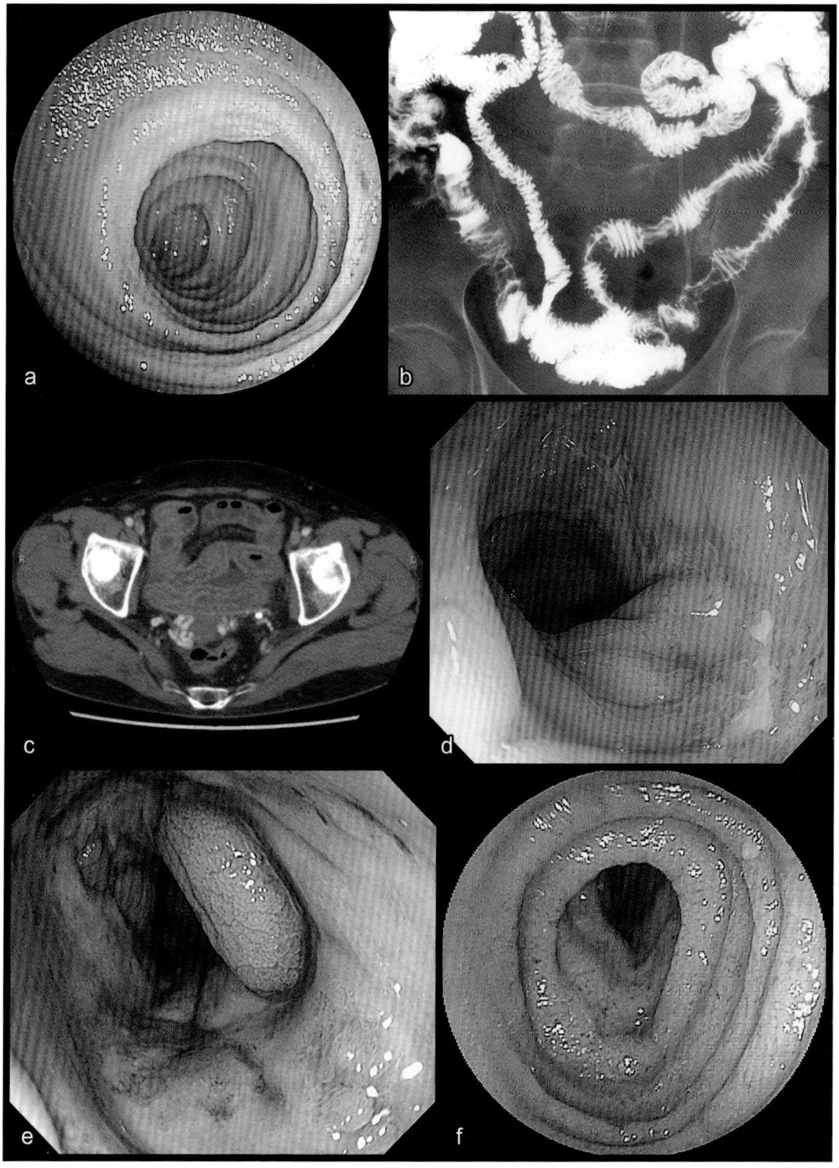

【60 余岁女性。缺血性肠炎型狼疮性肠炎】

a： 气囊小肠镜所见。小肠中段到回肠末端可见水肿样改变，但黏膜面的异常不明显。

b： 经口小肠造影 X 线所见。从盆腔内小肠到回肠末端可见锯齿样改变和指压痕。

c： 腹部 CT 造影所见。回肠壁明显肥厚。

【30 余岁女性。多发溃疡型狼疮性肠炎】

d，e： 结肠镜所见。远端乙状结肠到直肠可见多发大小不一、形态不规则的溃疡。

【50 余岁女性。蛋白漏出性胃肠病】

f： 气囊小肠镜所见。可见广泛水肿的微细颗粒状黏膜，同时可见散在的小糜烂灶。

成人 T 细胞白血病/淋巴瘤（ATL）

- 成人 T 细胞白血病 / 淋巴瘤（adult -cell leukemia-lymphoma；ATL）是由于逆转录病毒科的人类嗜 T 细胞病毒（human t-cell leukemia virus type Ⅰ；HTLV-1）感染引起 CD4 阳性的外周 T 淋巴细胞肿瘤化所致的一种疾病。HTLV-1 携带者的 ATL 发病率为 0.6‰ ~ 0.7‰ / 年。
- 根据有无白血病转化、脏器浸润、高 LDH 血症、高钙血症及其程度，临床上将 ATL 分成急性型、淋巴瘤型、慢性型和闷燃型（隐袭型）。
- 由于正常 CD4 阳性细胞减少可引起 T 细胞性免疫缺陷，所以本病的特征之一是可合并难以见于正常人的特殊感染和机会性感染。

内镜所见及诊断技巧

- 确诊消化道 ATL 浸润，除了血清抗 HTLV-1 抗体阳性之外，还需证明消化道有 ATL 细胞浸润，以及证明肿瘤组织中有克隆性整合的 HTLV-1 前病毒。ATL 患者中也有因合并机会性感染所致的消化道病变，需要加以鉴别。
- ATL 比较容易出现消化道浸润。宇都宫等对 134 例 ATL 尸检进行研究，发现其中 59 例（44%）出现消化道浸润，食管、胃、小肠、大肠浸润的比例分别为 12.7%、22.4%、24.6% 和 17.9%。
- 与 B 细胞淋巴瘤相比，ATL 在浸润小肠及大肠时更易形成多发性、弥漫性病变（**a，b**）。肉眼形态多表现为多发溃疡（**c**）或多发肿块，但内镜下也可见多发性淋巴瘤样息肉病（multiple lymphomatous polyposis；MLP）样小隆起（**d**）、多发Ⅱc 样凹陷（**e**）、黏膜水肿样改变（**f**）等细微黏膜改变或者上述表现混杂存在等多种形态。
- 有时即使黏膜改变极其轻微，也已伴有 ATL 细胞的浸润，所以对“乍一看正常”的部位进行活检也相当重要。

参考文献

宇都宮興，他．成人 T 細胞性白血病における消化管病変の特徴．日網内系会誌 30：401-418, 1990.

（江崎 干宏，田中 贵英）

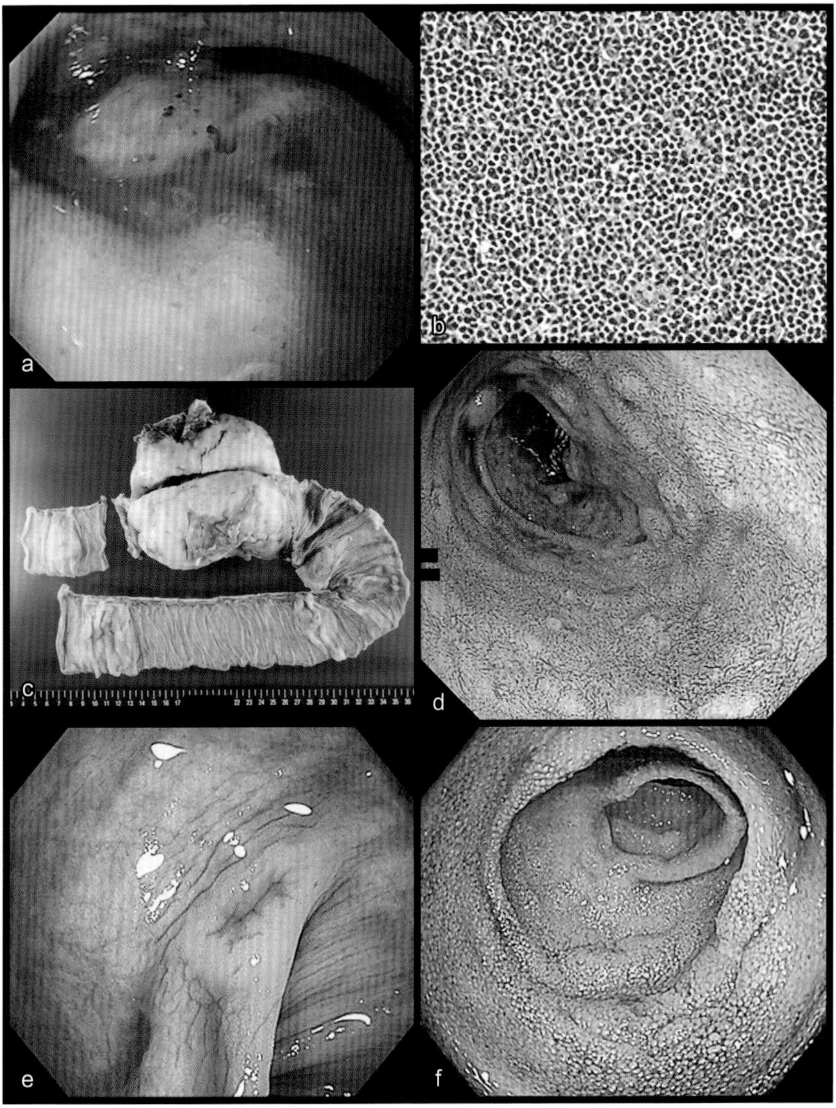

【成人 T 细胞白血病/淋巴瘤（ATL）】
a： 小肠镜所见。可见顶部伴有浅溃疡的粗大隆起型病变。
b： HE 染色所见。可见中～大型的异型淋巴细胞弥漫性浸润。
c： 小肠切除标本所见。可见以粗大肿块性病变为首的多发隆起、溃疡性病变。
d： 十二指肠内镜所见。十二指肠球部可见多发小隆起。
e： 结肠镜所见（乙状结肠）。可见不伴有上皮性改变的 Ⅱc 样小凹陷。
f： 结肠镜所见（回肠末端）。可见伴有发红、小糜烂的水肿状黏膜。

HIV 感染/AIDS

- HIV 是主要感染 CD4 阳性的 T 淋巴细胞和巨噬细胞的逆转录病毒。感染后 2～6 周（急性期）出现发热、淋巴结肿大、咽炎、皮疹等。其后经过一段无症状期，当 CD4 阳性 T 淋巴细胞低于 200/μL 时，可并发各种机会性感染及机会性肿瘤（AIDS 标志性疾病），即发生获得性免疫缺陷综合征（acquired immuno-deficiency syndrome；AIDS）。
- 发生在小肠、大肠的 AIDS 相关感染性疾病：引起难治性腹泻的隐孢子虫病、等孢子虫病等原虫感染，结核杆菌与非结核抗酸杆菌所致的细菌感染，巨细胞病毒（CMV）所致的病毒性感染。恶性肿瘤则有 Kaposi 肉瘤、非霍奇金淋巴瘤（大细胞型、免疫母细胞型、Burkitt 型）。
- 除 AIDS 标志性疾病以外，HIV 感染患者中阿米巴痢疾、鞭毛虫感染、肠道螺旋体（短螺旋体属）感染等疾病的发病率也较高，肿瘤性疾病中的霍奇金淋巴瘤和肛门尖锐湿疣、肛管异型上皮（anal intraepithelial neoplasia；AIN）以及肛管癌等虽然属于非 AIDS 相关恶性肿瘤，但在 HIV 感染者中发生率也较高。

内镜所见及诊断技巧

- 在日本，男性的同性性行为所致的感染约占 60%，由于是一种性传播疾病，因此病史的询问非常重要。
- 肠镜检查中发现的 CMV 感染、阿米巴痢疾往往可作为 HIV 感染诊断的线索。
- 本病合并多重感染的情况不少见，可见各种非典型的内镜表现。另外，即使是活检，也难以一次性诊断出所有的感染，因此治疗后的疗效评估也很重要。
- CMV 感染多可见穿凿性溃疡，特别是与阿米巴痢疾混合感染时，溃疡常会变得更大。但也有可能只表现为发红、糜烂，联用抗原检测法有助于诊断。
- Kaposi 肉瘤作为 AIDS 的特征性病变，通常无症状，好发于皮肤及口腔，消化道也可发病，结肠镜检查中可发现色调发红的黏膜下肿瘤样隆起型病变。
- 肛门部往往合并存在尖锐湿疣，有必要与 AIN 及肛管癌进行鉴别。故应尽可能对肛门部进行反转观察。

（小泉 浩一）

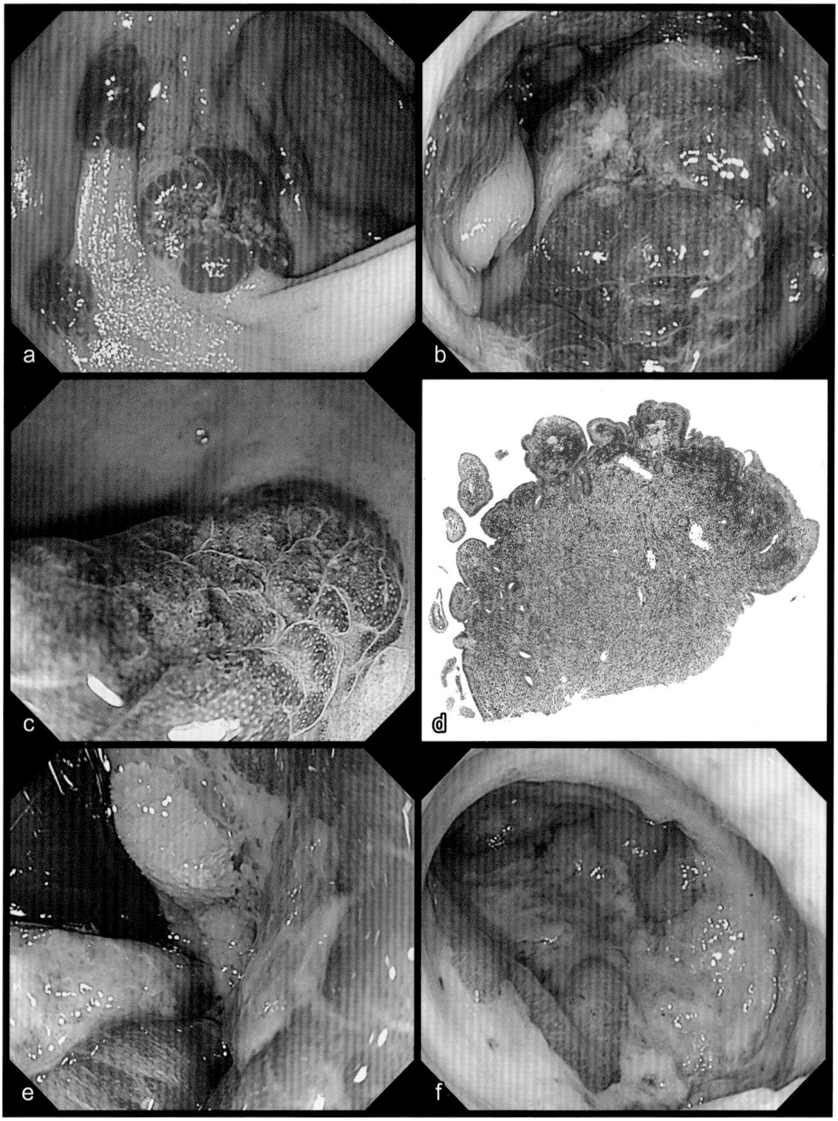

【Kaposi 肉瘤】

a： 结肠镜所见。可见散在的表面平滑、边界清晰的红色黏膜下肿瘤样隆起型病变，部分中央部伴有糜烂、凹陷。

b： 病灶变大时可表现为表面凹凸不规则的隆起型病变，色调暗红，管腔狭窄。

c： 表面结构为Ⅰ型 pit，内镜下呈现非上皮性肿瘤表现。

d： 活检组织所见。黏膜下可见梭形肿瘤细胞增殖，肿瘤细胞间可见很多容纳红细胞的裂隙。

【CMV 感染】

e： 直肠内镜反转所见。可见因 CMV 感染引起的多发溃疡和鳞状上皮区域鸡冠状的尖锐湿疣。

f： 直肠内镜所见。可见近全周性的广泛溃疡，为合并感染 CMV 及阿米巴痢疾的病例。

移植物抗宿主病（GVHD）

- 移植物抗宿主病（graft-versus-host disease；GVHD）根据发病时期可分为急性 GVHD（移植后 100 天内发病）和慢性 GVHD（移植后 100 天之后发病）。
- 急性 GVHD 的好发部位是皮肤、消化道及肝脏。消化道 GVHD 在急性 GVHD 中发生率较高，约 50%。肠道 GVHD 的症状多为腹泻、恶心、腹痛，有时还可出现血便等。
- 本病需与肠道感染（细菌、真菌和以巨细胞病毒为代表的病毒等）、移植相关血栓性微血管病（transplantation associated thrombotic microangiopathy；TA-TMA）等疾病相鉴别。

内镜所见及诊断技巧

- GVHD 内镜下可见发红和水肿、糜烂（**a**）、溃疡、黏膜脱落（**b**）等多种表现。应尽可能地对整个大肠和回肠末端进行观察并活检。
- 常规内镜观察 GVHD 的诊断精确度并不高（灵敏度为 50% ~ 64.7%、特异度为 50% ~ 63.3%）。另外，需注意也有约 30% 的病例在内镜下没有明显异常表现。
- 轻型 GVHD 的内镜下可见裂纹状、水肿样变化的龟甲状黏膜纹理（tortoise-shellpattern，**c**），使用图像增强放大观察可见回肠末端的绒毛萎缩表现（**d**）。
- 消化道 GVHD 的诊断必须依靠病理组织学诊断。特征性表现为肠道隐窝上皮细胞内出现凋亡小体（**e**），严重者可见广泛的隐窝破坏（**f**）。
- GVHD 的非特异性内镜表现与肠道 CMV 感染和 TA-TMA 并不容易鉴别，而且有时可合并这些疾病。因此，临床医生在寻求病理帮助时，向病理医生准确传达病情信息和需要鉴别的疾病相当重要。

参考文献

Cruz-Correa M, et al. Endoscopic finding predict the histologic diagnosis in gastrointestinal graft-versus-host disease. Endoscopy 34：803-813, 2002.

（松田 可奈，小野 尚子）

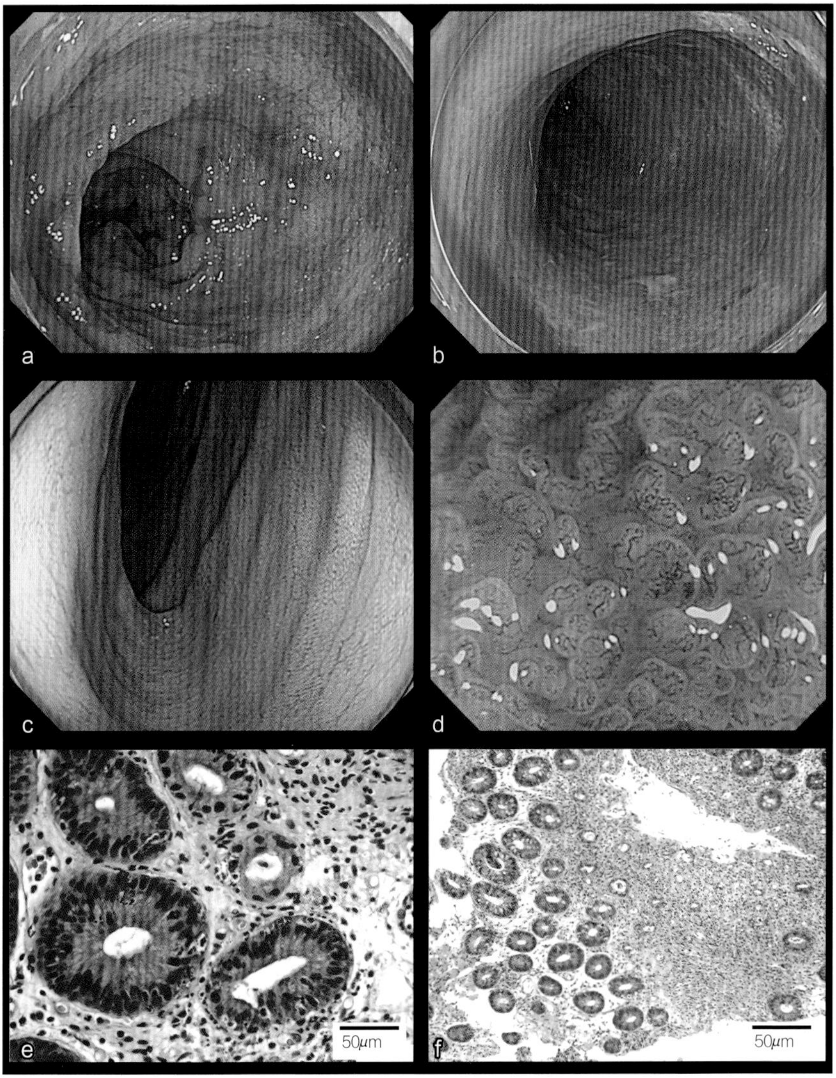

【移植物抗宿主病（GVHD）】

a： 结肠镜所见（乙状结肠）。可见黏膜发红与多发浅溃疡性病变。

b： 除强烈的发红外，部分可见溃疡形成与黏膜脱落。

c： 结肠镜所见（降结肠）。可见龟甲状黏膜纹理（tortoiseshell pattern）及水肿样变化。

d： 结肠 NBI 放大观察所见（回肠末端）。可见绒毛低平及萎缩。

e： 活检组织所见（HE 染色，大肠，高倍放大）。可见伴有凋亡小体的隐窝破坏。

f： 活检组织所见（HE 染色，大肠，弱放大）。可见区域性的隐窝破坏和重度炎症细胞浸润。

大肠软斑病

- 软斑病（malakoplakia）是 1902 年由 Michaelis 和 Gutmann 首次报道的慢性肉芽肿性炎症疾病。据肉眼所见，按希腊语 malakos（=soft：柔软）及 plakao（=plaque：斑块）的意思将其命名为 malakoplakia。
- 病理组织学上特征性表现：镜下可见名为 Hansemann 细胞的大型巨噬细胞增生，细胞内可见伴有钙和铁的沉积的包涵体（Michaelis-Gutmann 小体），具有一定特征性。
- 通常本病好发于膀胱等泌尿生殖道（约 2/3），消化道软斑病发病率虽然仅次于泌尿生殖道，但相关报道较少，故属于较为罕见的疾病。
- 消化道病变多见于大肠，直肠、乙状结肠及盲肠是好发部位。
- 本病可能与大肠埃希菌属感染后的巨噬细胞吞噬功能低下有关。
- 本病多伴有感染性疾病、免疫抑制状态、全身性疾病、恶性肿瘤、结直肠癌等疾病背景。

内镜所见及诊断技巧

- 本病依肉眼形态可分为 3 类：①单发病变（多与肿瘤并存）；②广泛多发的结节病变；③形成巨大肿瘤的病变。
- 典型表现为圆形 ~ 椭圆形的黄白色 ~ 黄褐色无光泽低平的隆起型结节性病变。直径由几毫米到 10 厘米不等。有些也可表现为表面伴有糜烂的小息肉状或黏膜下肿瘤样的结节性病变。随着病变进展，有时周围黏膜可发生萎缩，结节中心形成溃疡，周边伴有皱襞集中。
- 由于本病临床表现往往非特异性，因此在诊断之前必须对本病的概念有足够的认识。当内镜检查见到多种非典型表现，而同时患者又有免疫功能低下或慢性疾病等背景时，要考虑本病可能，并据此进行针对性的活检及病理诊断（包括以获得确切标本为目的 EMR 术）。

参考文献

大泉弘子，他. 大肠マラコプラキアの 1 例. 胃と肠 33：97-102, 1998.

（大泉 弘子）

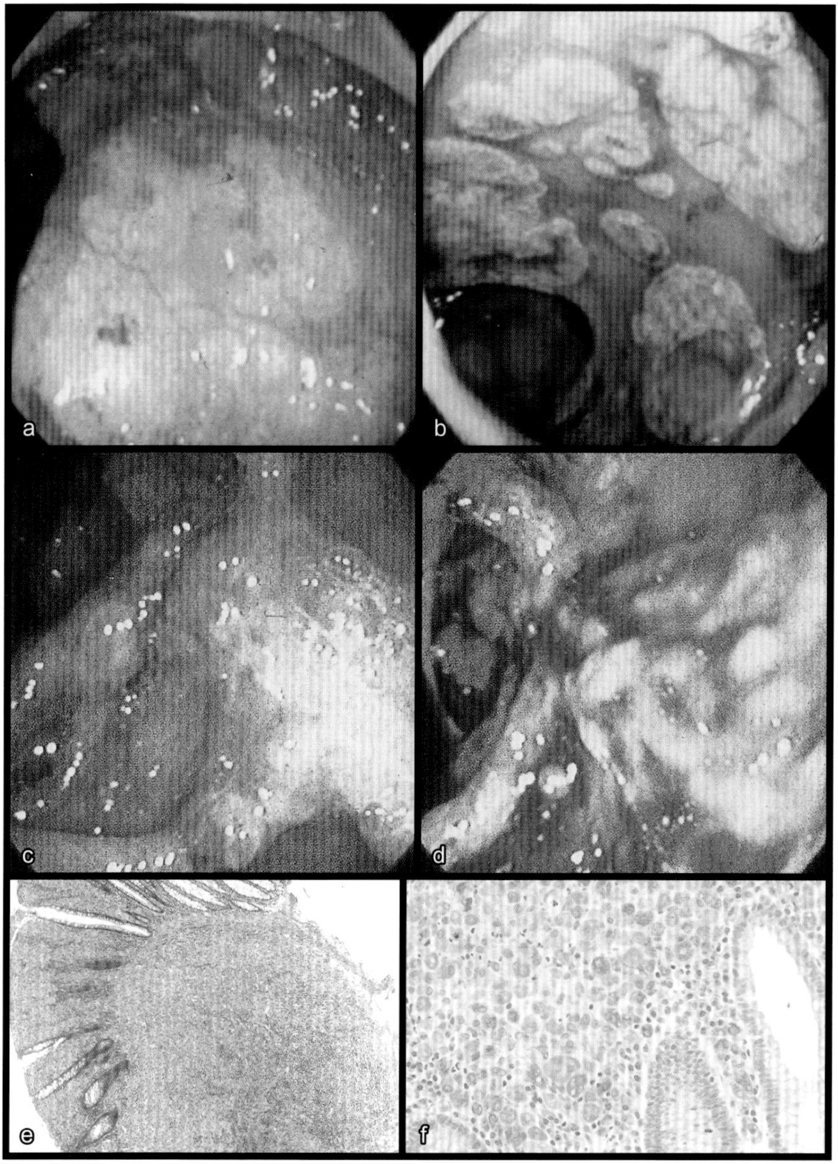

【大肠软斑病】

a：肠镜所见（直肠）。可见黄白色无光泽且表面有颗粒感的结节性病变。

b：靛胭脂染色所见。

c：肠镜所见（肝曲部）。可见因溃疡所致的皱襞集中及肠腔变形。

d：靛胭脂染色所见。

e：病理组织所见。从黏膜到黏膜下层可见没有异型性、胞浆明亮的单个核细胞集簇分布。

f：免疫组化染色下这些单个核细胞 CD68 阳性，具有巨噬细胞的特质。

肠道子宫内膜异位症

- 肠道子宫内膜异位症是子宫内膜组织在肠壁上生长、增殖，从而造成各种临床症状的疾病。
- 发病年龄多在 30 ~ 40 岁之间，特征性症状为与月经周期一致的下腹部疼痛和血便，但有时不一定出现这些特征性症状。
- 本病好发于直肠（前壁）和乙状结肠，也可发生于盲肠、阑尾和小肠。
- 对于肠管子宫内膜异位症的分型，泉泰治等将其分为以形成结节为主体的腺肌瘤型和以狭窄为主体的弥漫型。

内镜所见及诊断技巧

- X 线检查可见垂直于肠道长轴方向走行的皱襞（transverse ridging）的收缩聚集像、较长的单侧性充盈缺损像（long filling defect）和伴有锯齿状边缘的表现。而环周性的病变则可呈现类似于蛇蜕皮样狭窄的形态。
- 内镜下可见黏膜下肿瘤样隆起，伴有皱襞牵拉等表现。若病变累及到黏膜，可观察到红色结节，弥漫型有时可见近似于肠梗阻那般狭窄的管腔。
- 虽然有报道指出活检阳性率仅 9%，但病变在黏膜内呈现颗粒状隆起外观时活检阳性率会变高。
- 由于子宫内膜组织的存在，使胶原纤维增生，超声内镜表现为第 4 层（固有肌层）增厚，腺肌瘤型可见比较均匀的肿瘤样低回声，而弥漫型则因纤维化导致回声信号增高。
- 血清 CA125 对本病有一定辅助诊断意义。

参考文献

泉泰治，他．直肠，S 字状結肠子宮内膜症の 2 例．日消外会誌 27：932-936, 1994.

（佐野村 诚）

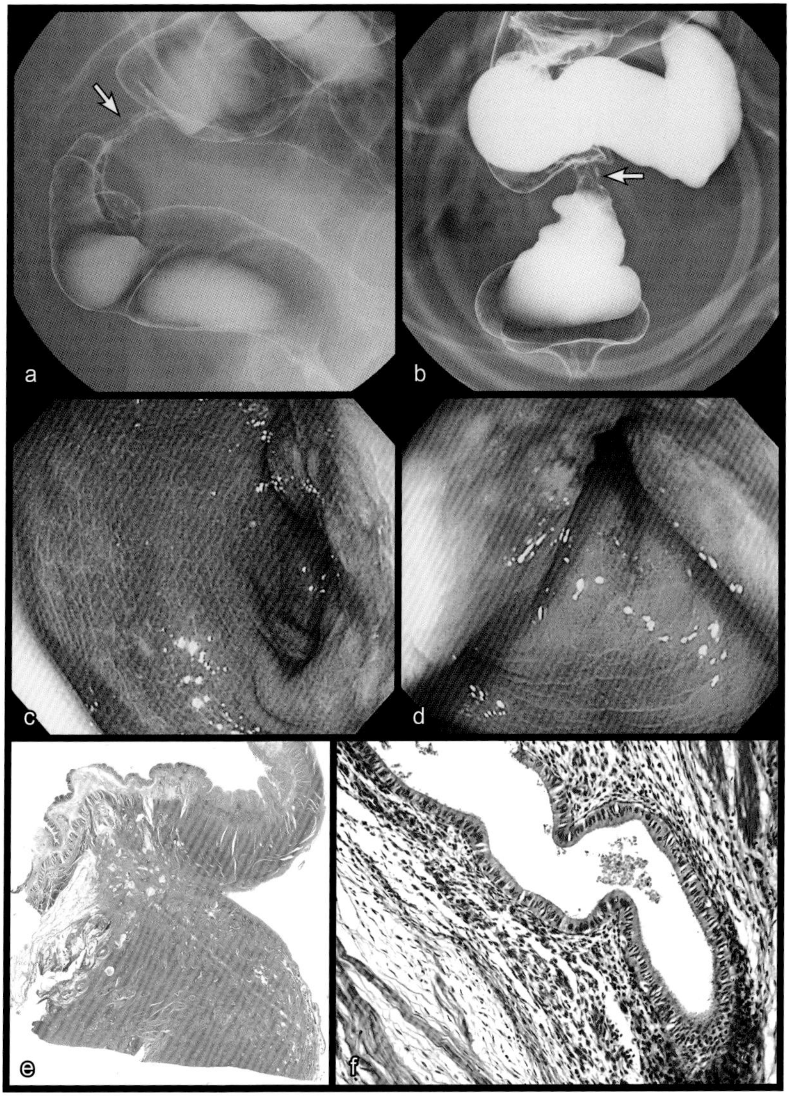

【40 余岁女性。肠道子宫内膜异位症】

a： 灌肠 X 线所见（左侧卧位）。从直肠上段（Ra）到直乙交界部（Rs）可见肠道狭窄的影像表现，但没有明显的肠壁硬化表现。（⇨）。与之相连的 Ra 前壁可见黏膜下肿瘤样隆起。

b： 灌肠 X 线所见（压迫像）。通过压迫，发现狭窄处比较柔软（⇨）。

c： 结肠镜所见。可见 Ra 前壁出现缓坡状的黏膜下肿瘤样隆起。

d： Ra 前壁的黏膜粗糙，可见与之相连续的肠道管腔狭窄。

e： 手术标本的病理组织全貌（腹腔镜下直肠低位前切除术 + 子宫合并切除术）。可见狭小化的直肠的黏膜下层到浆膜下层有明显的胶质原纤维增生，固有肌层肥厚。

f： 病理组织所见（HE 染色）。可见类似子宫内膜腺体的多发囊泡状腺管，伴有子宫内膜样间质，即肠道子宫内膜异位症的病理表现。

肠道气囊肿病

- 肠道气囊肿病（pneumatosis cystoides intestinalis；PCI）是肠道黏膜下及浆膜下气体积聚所致的多发囊肿样病变。
- 分为两种：①不伴有基础疾病的特发性 PCI；②伴有消化系统疾病、慢性阻塞性肺疾病、胶原病等基础疾病或暴露于化学物质后发生的继发性 PCI。
- 已知可能致病的化学物质有三氯乙烯等有机溶剂和 α- 葡萄糖苷酶抑制剂等药物。
- 特发性 PCI 好发于左半结肠，继发性 PCI 好发于小肠和右半结肠。
- 腹部 X 线片和 CT 检查可见沿着肠壁分布的葡萄串状的气体像。
- 浆膜下的气肿破入腹腔内时可观察到游离气体。见到膈下游离气体而又缺乏腹膜刺激症状时，要想到本病可能。

内镜所见及诊断技巧

- 可见半球形或椭圆形具有透明感的多发黏膜下肿瘤样隆起（**a**）。
- 隆起表面为正常黏膜，放大观察下可见 I 型 pit（**b**）。
- 病变较柔软，活检钳压之可见 cushion 征阳性（**c**）。
- 超声内镜可在第 3 层或第 5 层见到气体所致的声影（**d**）。
- 如果病变变大，有时还伴有毛细血管扩张、发红和糜烂（**e**）。
- 发生于小肠的病变也呈现同样的内镜表现（**f**）。

（梁井 俊一，松本 主之）

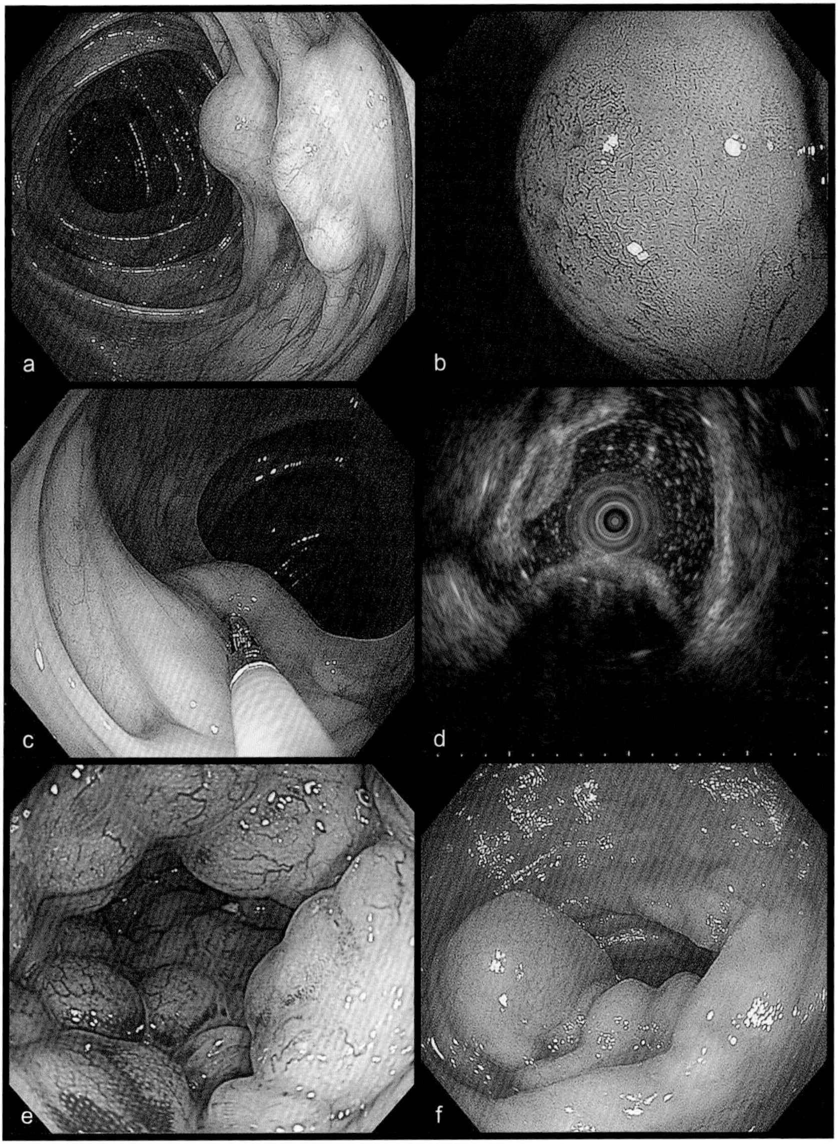

【40 余岁男性。肠道气囊肿病】
a：常规内镜观察。升结肠可见多发黏膜下肿瘤样隆起型病变。
b：喷洒靛胭脂后进行放大观察，可见与正常黏膜一样的Ⅰ型 pit。
c：病变柔软，cushion 征阳性。
d：超声内镜所见。可见与囊肿分布一致、提示气体存在的声影。
【60 余岁男性。肠道气囊肿病】
e：常规内镜观察。可见大量位于升结肠的黏膜下肿瘤样隆起。隆起的表面可见毛细血管扩张。
【70 余岁男性。肠道气囊肿病】
f：常规内镜观察。可见位于回肠末端，表面具有光泽感的黏膜下肿瘤。

增生性息肉

大肠 ▶ 170 页

- 2010 年的 WHO 分类将增生性息肉（hyperplastic polyp；HP）归为大肠锯齿状病变中的一种。大肠锯齿状病变可分为 HP、无蒂锯齿状腺瘤 / 息肉（sessile serrated adenoma/polyp；SSA/P）、传统锯齿状腺瘤（traditional serrated adenoma；TSA）3 种。
- 近年对于肠癌的发生机制，除了原先经典的腺瘤→肿瘤通路以及 de novo 癌通路外，锯齿状病变癌变（serrated pathway）这一新的癌变通路也备受瞩目。锯齿状通路可概括为：HP →SSA/P → SSA/P 伴细胞学异型增生 → 癌。
- 1962 年，Morson 等提出"化生性息肉（metaplastic polyp）"中的绝大部分为增生性息肉（HP），当时认为其属于不会恶变的非肿瘤性病变。随后 Torlakovic 等将 HP 分为微泡型 HP（microvesicular type HP；MVHP）、杯状细胞丰富型 HP（gobletcell rich type HP；GCHP）以及黏液缺乏型 HP（mucin-poor type HP；MPHP）3 种亚型。化生性息肉相当于 MVHP，属于典型的 HP。
- 组织学上 HP 特征性表现：以锯齿状上皮增生为主的腺管增生、无核异型性、表面上皮未见核分裂象以及干细胞的异常发育。

内镜所见及诊断技巧

- HP 是日常肠镜检查中经常遇到的病变。内镜下多发于左半结直肠，大小通常不到 10mm，大多小于 5mm。
- 肉眼形态多为褪色 ~ 正常色调的无蒂隆起型（0-Ⅰs 型）或浅表隆起型（0-Ⅱa 型）病变，表面平滑，注气后伸展性良好。
- 放大内镜下仔细观察表面细微结构可见其多为工藤 · 鹤田分类的Ⅱ型 pit pattern。在 NBI 放大观察下微血管网模糊，多呈现为非茶褐色区域。属于日本 NBI 专家学组（the Japan NBI Expert Team；JNET）分类中的 Type 1。
- HP 诊断通常较为容易，但有时也难以与 SSA/P 相鉴别。

参考文献

長田修一郎，他．大腸鋸歯状病変の内視鏡診断．消化器内視鏡 24：1101-1110, 2012.

（长田 修一郎）

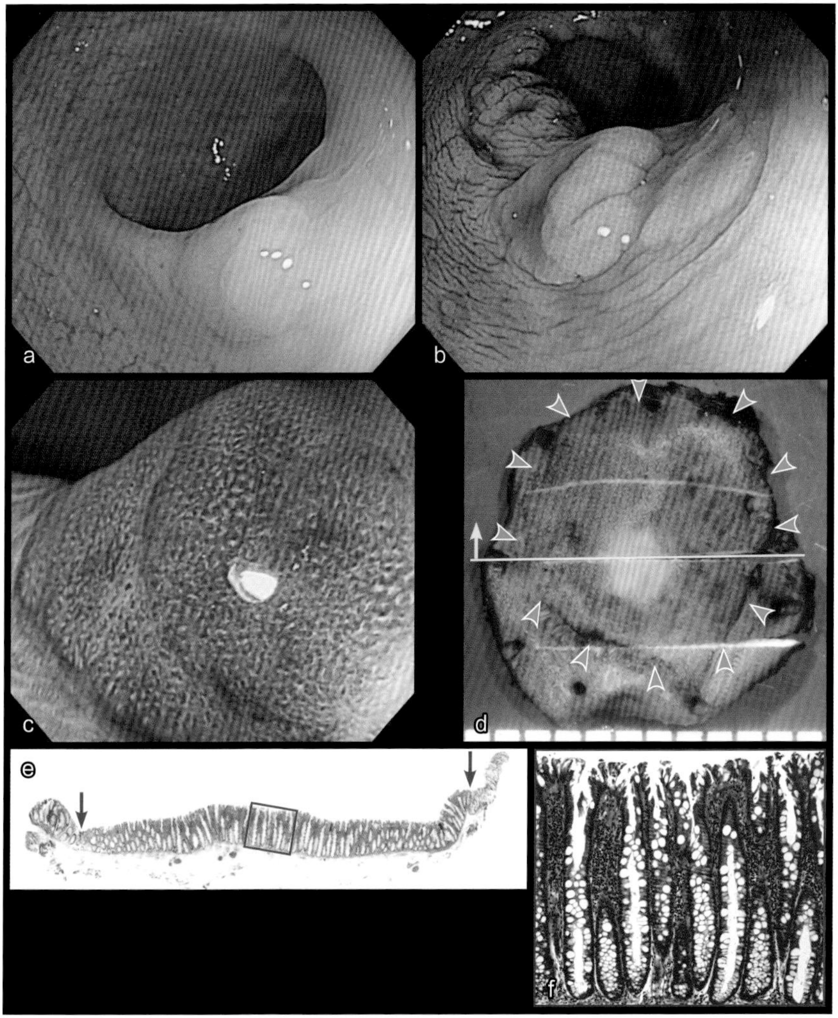

【70 余岁男性。增生性息肉（乙状结肠），0-Ⅱa，9mm】

a： 常规内镜所见。可见褪色调表面平滑的浅表隆起型病变。
b： 靛胭脂染色所见。
c： 结晶紫染色后放大所见。可见Ⅱ型 pitpattern。
d： 切除标本所见。➤处为病变范围。⇨为改刀方向。
e： **d** 的══处切片的病理组织全貌。➔与➔之间为病变。
f： **e** 的▭处病理组织学所见（中倍放大）。可见笔直增生的锯齿状腺管。

大肠腺瘤

胃 ▶ ㊤126页
十二 ▶ ㊤217页
小肠 ▶ 36页

- 临床上约 80% 的结直肠息肉为腺瘤。
- 腺瘤在组织学上可分为管状腺瘤（tubular adenoma）、管状绒毛状腺瘤（tubulovillous adenoma）、绒毛状腺瘤（villous adenoma）、锯齿状腺瘤（serrated adenoma）4 种类型。
- 经典的腺瘤－癌通路学说认为腺瘤是癌变的温床，病灶越大越容易癌变，癌变概率按管状腺瘤、锯齿状腺瘤＜管状绒毛状腺瘤＜绒毛状腺瘤的顺序逐渐提高。
- 腺瘤多表现为隆起型（息肉），但浅表型腺瘤也不少见。
- 由于具有凹陷的病变 SM 浸润率较高，故内镜下治疗原则是一次性完整切除。

内镜所见及诊断技巧

- 无论腺瘤的肉眼形态如何，放大内镜检查均有助于其诊断。
- 即使没有靛胭脂染色，也可在图像增强放大观察（narrow band imaging；NBI/blue laser imaging；BLI）技术的一键操作下对腺瘤进行简便快捷的诊断。
- 腺瘤一般属于 JNET 分类的 Type 2A。
- JNET 分类虽然是建立在 NBI 放大观察下的分类标准，但也可应用于 BLI 放大观察。
- 虽然图像增强放大观察（NBI/BLI）可用于诊断病灶组织异型性，但病灶肉眼形态的判断仍需借助靛胭脂染色。尤其是在判断有无凹陷（含伪凹陷）以及病灶范围方面，靛胭脂染色都是不可或缺的。
- 腺瘤在靛胭脂染色后放大内镜观察下，呈现规则的 pit pattern。
- 靛胭脂染色放大内镜下观察，若见病灶呈现不规则 pit pattern，则极有可能为早癌，必须追加结晶紫染色，进行详细的 pit pattern 诊断。
- 浅表凹陷型（0-Ⅱc 型）病变和伴有伪凹陷的浅表隆起型病变〔肉眼形态 0-Ⅱa＋Ⅱc 型，LST（laterally spreading tumor）-NG（non-granular）伪凹陷型〕即使在放大内镜下诊断为腺瘤，也有着很高的 SM 浸润率，故严禁在内镜下分片切除。对于有凹陷的病变，必须在内镜下一次性完整切除，从而为准确的病理诊断提供良好的标本。

（田中 信治，冈本 由贵）

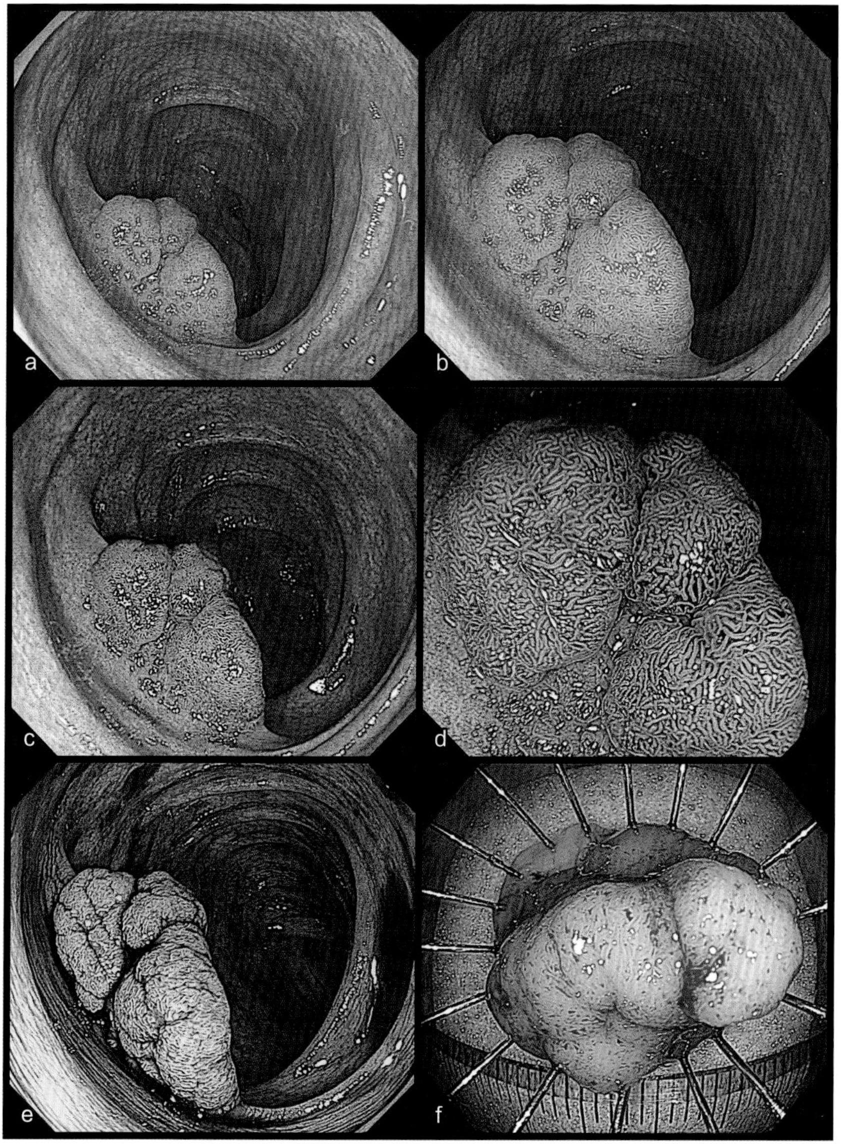

【60 余岁男性。0-Ⅰs 型大肠腺瘤】

a： 常规内镜所见（远景）。横结肠可见长径不到 20mm 的无蒂隆起型病变。

b： 常规内镜所见（近景）。隆起病灶呈分叶状。

c： NBI 观察所见（远景）。病变呈茶色调。

d： NBI 放大所见。surface pattern 及 vessel pattern 均规则（JNET 分类 Type 2A），诊断为腺瘤。

e： 靛胭脂染色所见。可清晰观察到分叶结构。

f： EMR 标本。

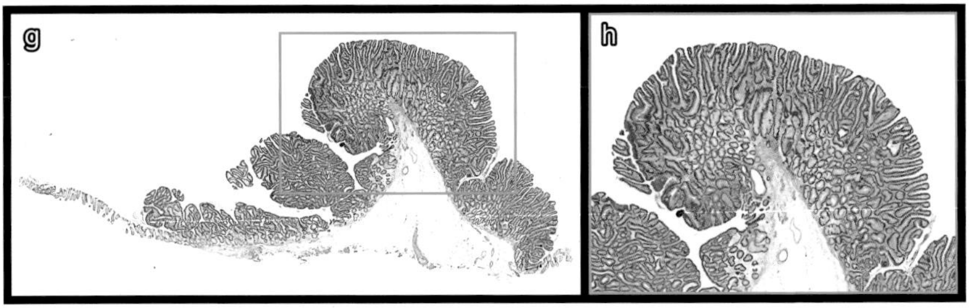

【60 余岁男性。0-Ⅰs 型大肠腺瘤】(续)

g： HE 染色下，病理组织全貌。

h： HE 染色弱放大所见（**g** 的□处所见）。符合低异型度管状腺瘤的表现。

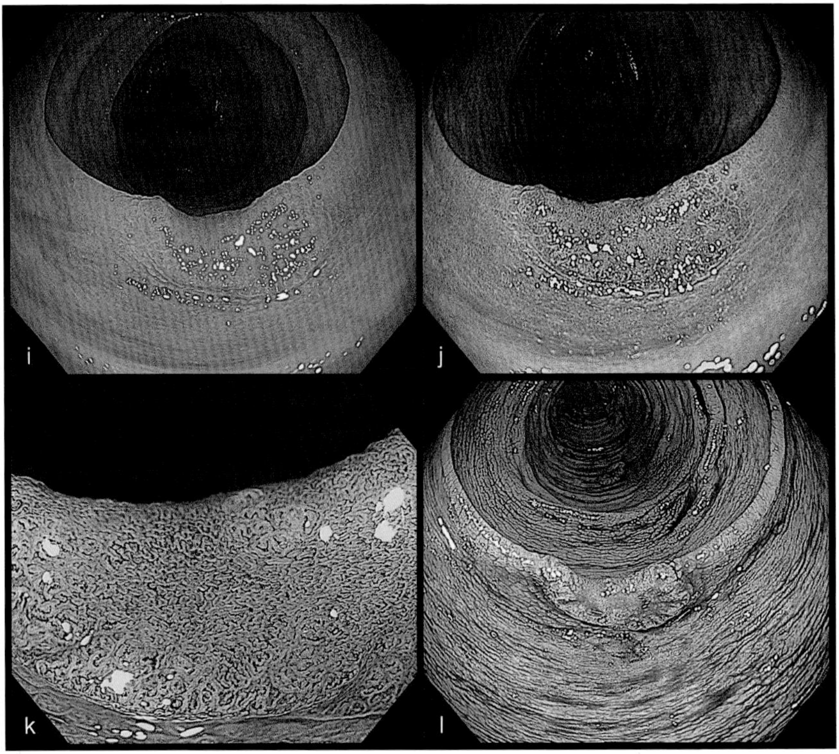

【50 余岁女性。0-Ⅱa＋Ⅱc 型大肠腺瘤，LST-NG 伪凹陷型】

i： 常规内镜所见（远景）。横结肠皱襞上可见长径 25mm 左右的扁平隆起型病变，空气变形反应存在。

j： NBI 所见（远景）。病变呈茶色调。

k： NBI 放大观察所见。surface pattern 及 vessel pattern 相比 p167 的病例稍显不规则，诊断更倾向于 JNET Type 2B。

l： 靛胭脂染色所见（远景）。病变表面可见伪凹陷。

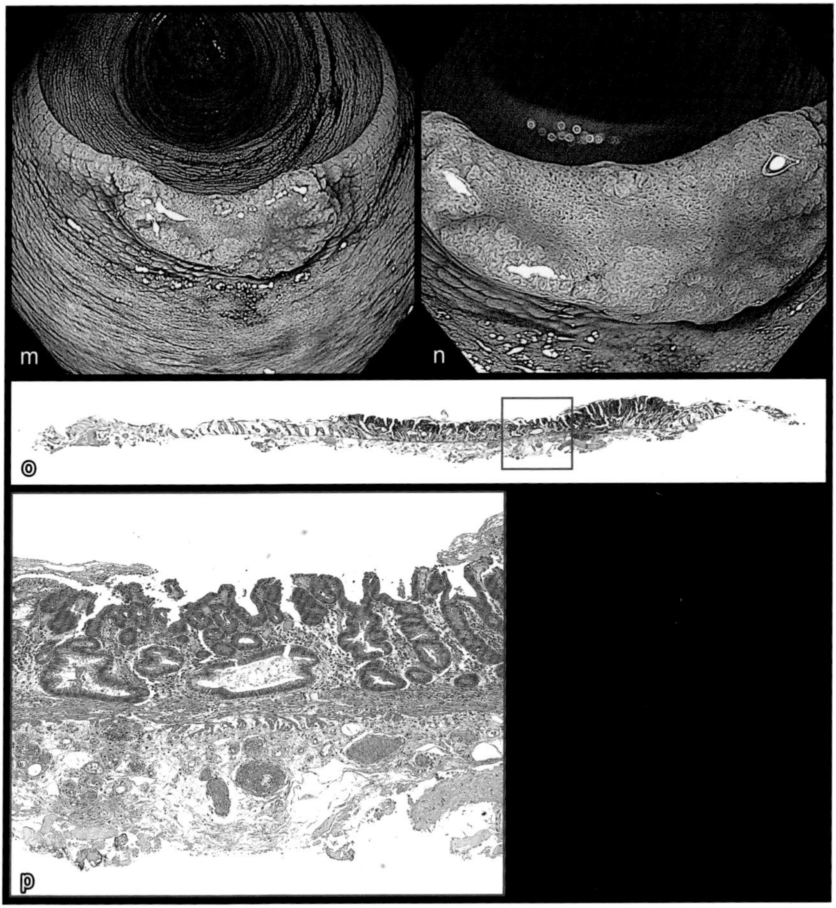

m： 靛胭脂染色所见（中景）。
n： 靛胭脂染色放大观察所见。伪凹陷内可见大型稍不规则的类圆形 pit 样结构。
o： ESD 标本的 HE 染色病理组织全貌。
p： ESD 标本 HE 染色弱放大所见（**o** 的▭处所见）。符合高异型度管状腺瘤的表现。

锯齿状病变（TSA，SSA/P）

大肠 ▶ 164, 232 页

- 大肠锯齿状病变是指具有特征性锯齿状腺管结构的一类疾病的总称。旧版WHO 将其分为 3 种：增生性息肉（hyperplastic polyp；HP）、无蒂锯齿状腺瘤 / 息肉（sessile serrated adenoma/polyp；SSA/P）、传统锯齿状腺瘤（traditional serrated adenoma；TSA）。2019 年新版分类中将 SSA/P 变更命名为无蒂锯齿状病变（sessile serrated lesion；SSL）。
- SSL 在分子生物学上具有 *BRAF* 突变、高 CIMP（CIMP-high）等特点，错配修复基因 *MLH-1* 的甲基化被认为是微卫星不稳定型（microsatellite instability；MSI）肠癌的癌前病变。
- TSA 大致分为 *BRAF* 突变 · CIMP-high 和 *KRAS* 突变 · CIMP-low 两种分子表型。均与 *TP53* 突变相关，被认为是微卫星稳定型（microsatellite stable；MSS）肠癌的癌前病变。

内镜所见及诊断技巧

- SSL 好发于右半结肠，呈正常色调 ~ 褪色调（**a，b**）。大部分为浅表隆起型，不过也存在向黏膜肌层侧反向发育的 inverted type（**c，d**）。NBI 放大观察可见扩张、蛇行的血管（varicose microvascular vessel；VMV）、圆形 · 卵圆形扩张的腺管开口（expanded crypt openings；ECO）（**e，f**）。染色放大观察下，可见比普通 Ⅱ 型 pit 开口更加扩张一些的 open-Ⅱ 型 pit（**g**）。
- TSA 好发于左半结直肠。根据颜色和形态特点，可表现为发红的带蒂或亚蒂的隆起；或发红的隆起部和褪色的平坦部混合而成的二段隆起（**k，l**）。发红部位在 NBI 放大观察下呈绒毛状（**m**），染色放大观察下呈松塔状（**n**）。而褪色平坦部则可见血管透见消失（**o**）及星芒状~蕨叶状表现（**p**）。
- 从组织学表现来看，SSL 可见隐窝扩张和不规则分支，隐窝底部出现水平方向的变形（倒 T 形、L 形隐窝）。免疫组化可见特征性的 Annexin A10 阳性（**h ~ j**）。
- TSA 可见胞浆嗜酸的圆柱状细胞形成锯齿状管腔结构，同时呈现乳头样增殖（**q**）。

参考文献

Kawasaki K, et al. Colonoscopic features and malignant potential of sessile serrated adenomas：comparison with other serrated lesions and conventional adenomas. Colorectal Dis 18：795-802, 2016.

（川崎 启祐，松本 主之）

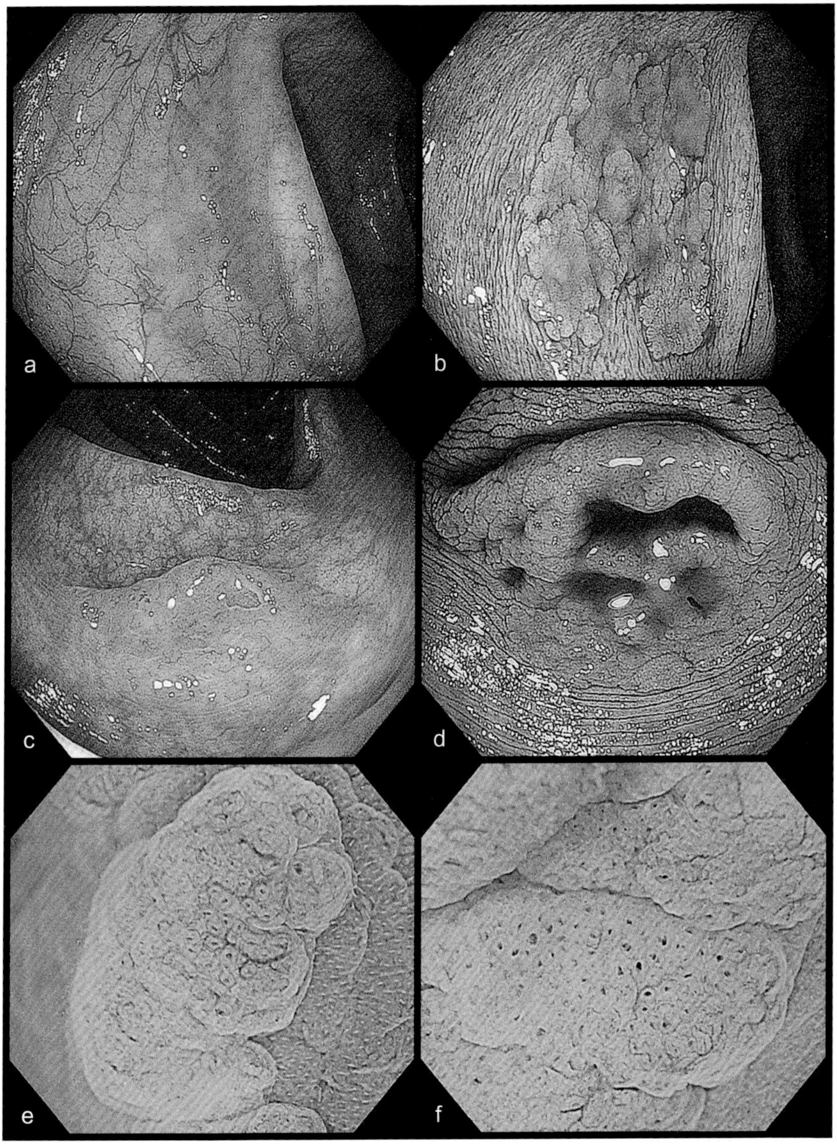

【SSL（SSA/P）】

a： 常规内镜所见。升结肠可见与周围黏膜色调相同的平坦隆起型病变。

b： **a** 的染色所见。喷洒靛胭脂后病灶边界清晰化。

c： 常规内镜所见（inverted type）。升结肠可见与周围黏膜色调相同、表面血管扩张且伴有凹陷的平坦隆起型病变。

d： **c** 的染色所见。靛胭脂染色后边界清晰化，表面的凹陷处可见染色剂潴留。

e： NBI 放大所见。可见扩张、蛇行的血管（VMV）。

f： NBI 放大所见。可见圆形扩张的 surface pattern（ECO）。

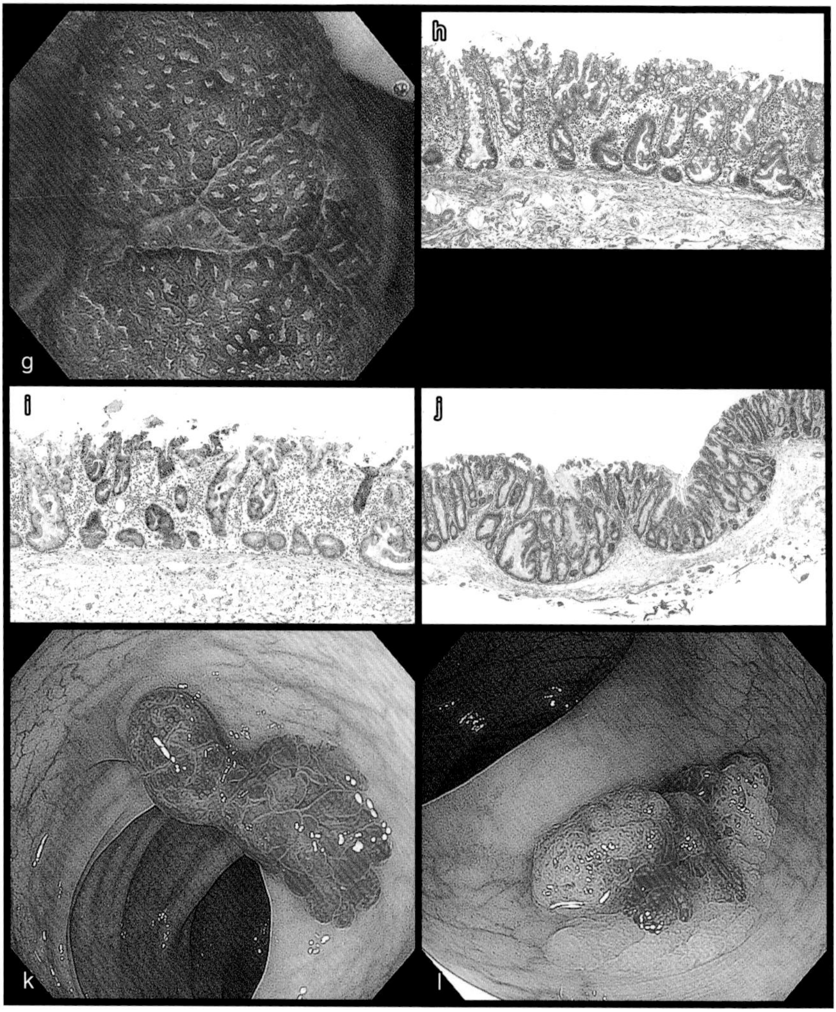

【SSL（SSA/P）】（续）

g： 结晶紫染色放大所见。腺管开口部可见扩张的 open-Ⅱ 型 pit。

h： 病理组织所见。可见隐窝扩张、隐窝不规则分支、隐窝底部水平方向的变形（倒 T 形隐窝）。

i： Annexin A10 免疫组化染色下可见细胞核、细胞质均呈阳性染色。

j： inverted type。锯齿状腺管挤压黏膜肌层向黏膜下层方向增生。

【传统锯齿状腺瘤（TSA）】

k： 常规内镜所见。乙状结肠可见发红的带蒂隆起型病变。

l： 位于乙状结肠的病变，可见肛侧褪色平坦部与口侧更高的发红隆起部形成的二段隆起。

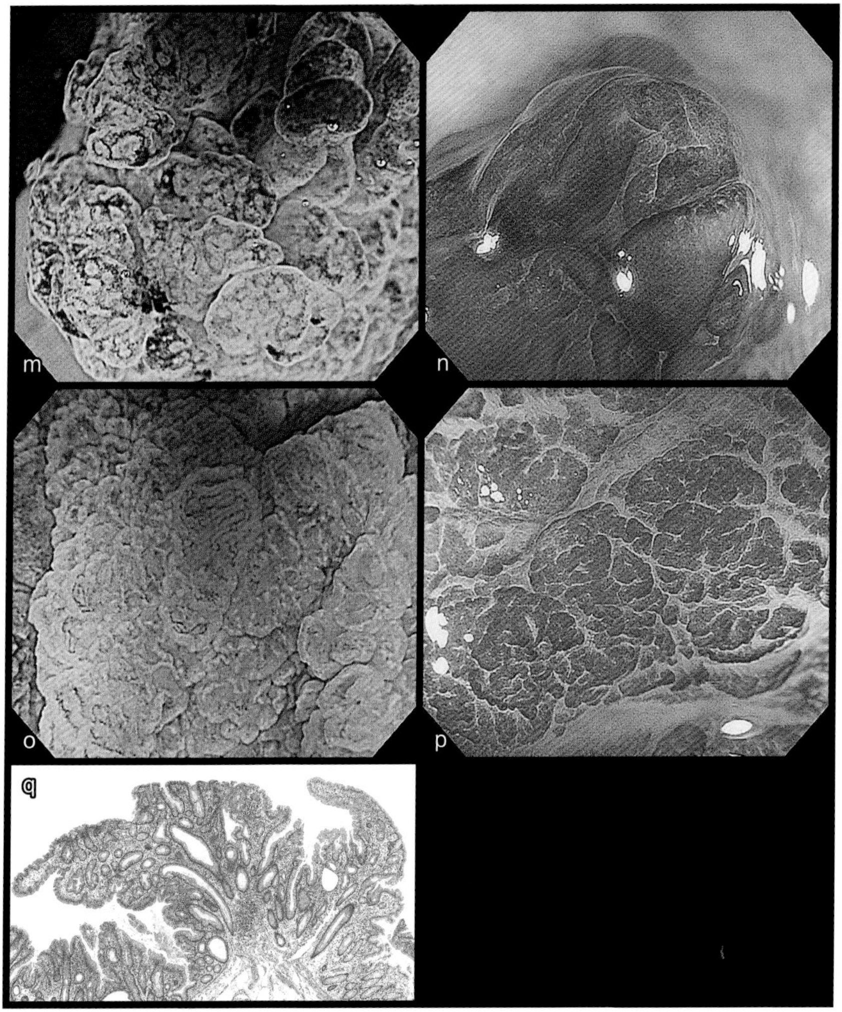

m： NBI 放大观察所见。可见绒毛样结构。
n： 结晶紫染色放大所见。可见松塔状表现。
o： NBI 放大观察所见。血管透见消失。
p： 结晶紫染色放大所见。可见星芒状～蕨叶状表现。
q： 病理组织所见。可见胞浆嗜酸的锯齿状腺管，同时表面呈乳头样增生。

侧向发育型肿瘤（LST）

- 10mm 以上向侧方生长的肿瘤性病变（laterally spreading tumor；LST），分为颗粒型（LST granular type；LST-G）和非颗粒型（LST non-granular type；LST-NG）。其中 LST-G 进一步分为颗粒均一型（homogenous type）与结节混合型（nodular mixed type）。LST-NG 进一步分为平坦隆起型（flat elevated type）与伪凹陷型（pseudo-depressed type）。
- LST 是一种通称，其本身不是《大肠癌处理规约》第 9 版中所定义的任何一种肉眼形态，但因其本身容易让人联想到病灶的肉眼形态，因而被广泛应用。
- 由于 LST 中很少出现浸润性癌，故多为内镜下治疗的适应证。但 LST-NG 相比 LST-G 恶性潜能更高，因此对准确的术前诊断要求更严格。

内镜所见及诊断技巧

- LST-NG 较低平，切线方向上观察容易遗漏，因此对于毛细血管消失以及细微的色调变化等表现要提高警惕（**a，g**）。病灶的边界在染色后往往清晰可见（**b，h**）。
- LST-NG 伪凹陷型（**a，b**）有发生多区域黏膜下浸润可能。另外，即使是黏膜内病变也容易伴有皱襞集中，局部注射时也可出现非抬举征（non-lifting sign），故推荐行 ESD 对病灶进行完整切除。
- 由于 LST-G 结节混合型的粗大结节部分容易发生黏膜下浸润，因此允许在对粗大结节为中心的区域进行 NBI 放大观察（**o**）和结晶紫染色放大观察（**p**）后，计划性地实施 EMR 以确保完整地切除粗大结节部。

参考文献

Uraoka T, et al. Endoscopic indications for endoscopic mucosal resection of laterally spreading tumors in the colorectum. Gut 55：1592-1597, 2006.

（田中 宽人，浦冈 俊夫）

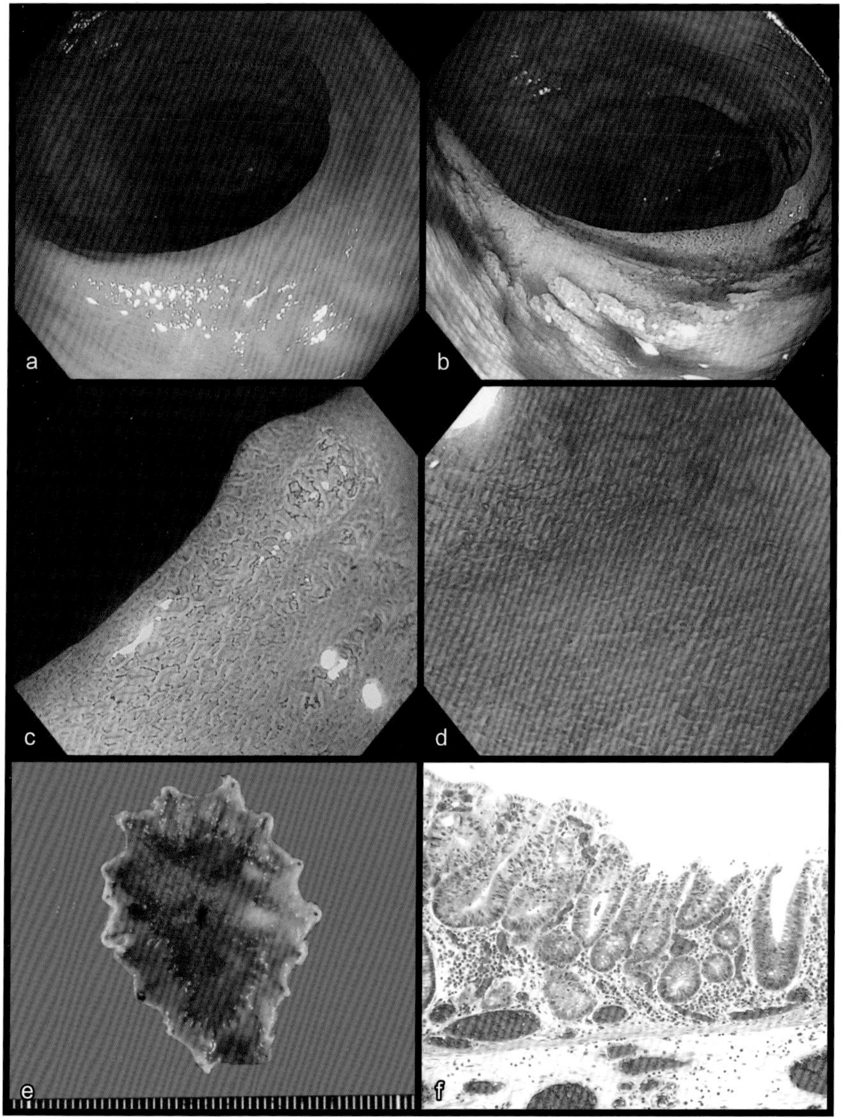

【70 余岁女性。0-Ⅱc（LST-NG）】

a： 常规内镜所见。0-Ⅱc，LST-NG（伪凹陷型）。
b： 靛胭脂染色所见。染色后凹陷更加清晰。
c： NBI 放大观察所见。诊断为 JNET 分类 Type 2B。
d： 结晶紫染色放大观察。可见 V_I 型轻度不规则 pit。
e： 切除的标本。
f： 病理组织所见。符合高分化管状腺癌。

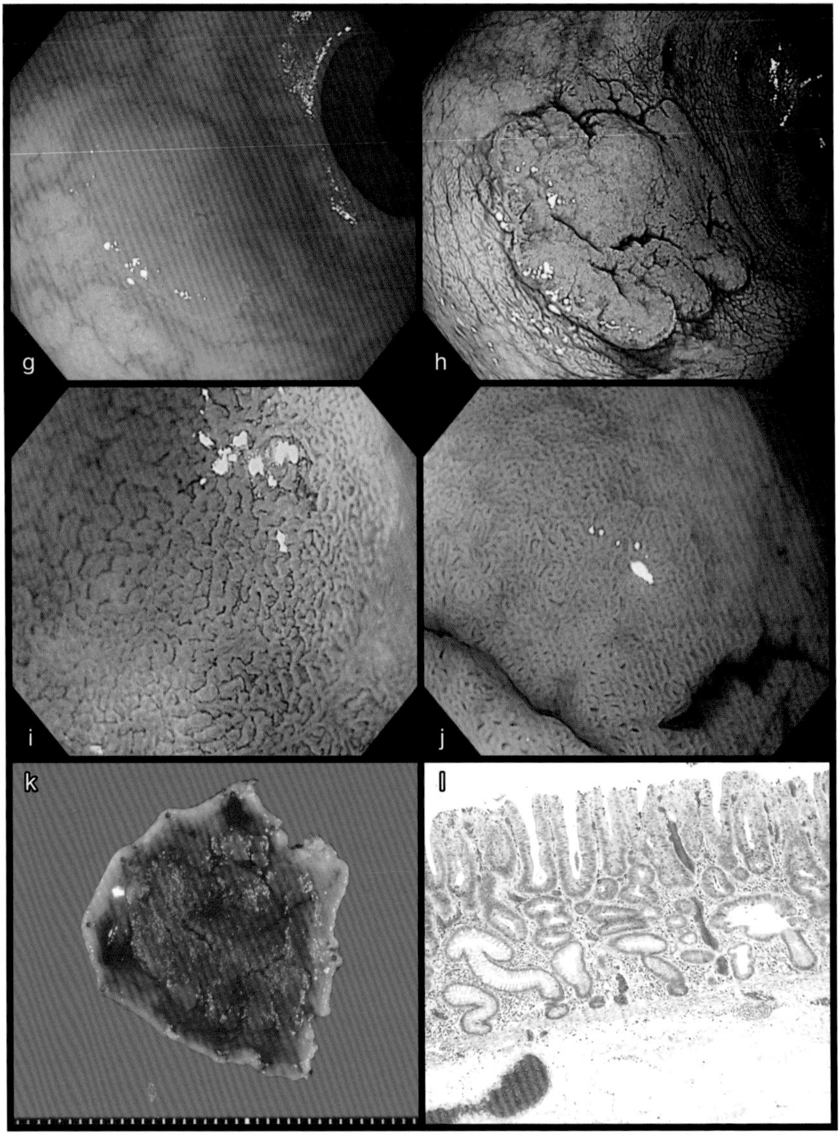

【60 余岁女性。0-Ⅱa（LST-NG）】

g： 常规内镜所见。0-Ⅱa，LST-NG（平坦隆起型）。

h： 靛胭脂染色所见。染色后边界清晰化。

i： NBI 放大观察所见。病灶整体符合 JNET 分类 Type 2A，一部分呈现 Type 2B。

j： 靛胭脂染色放大观察所见。可见 III_L 型、V_I 型轻度不规则 pit。

k： 切除的标本。

l： 病理组织所见。符合高分化管状腺癌。

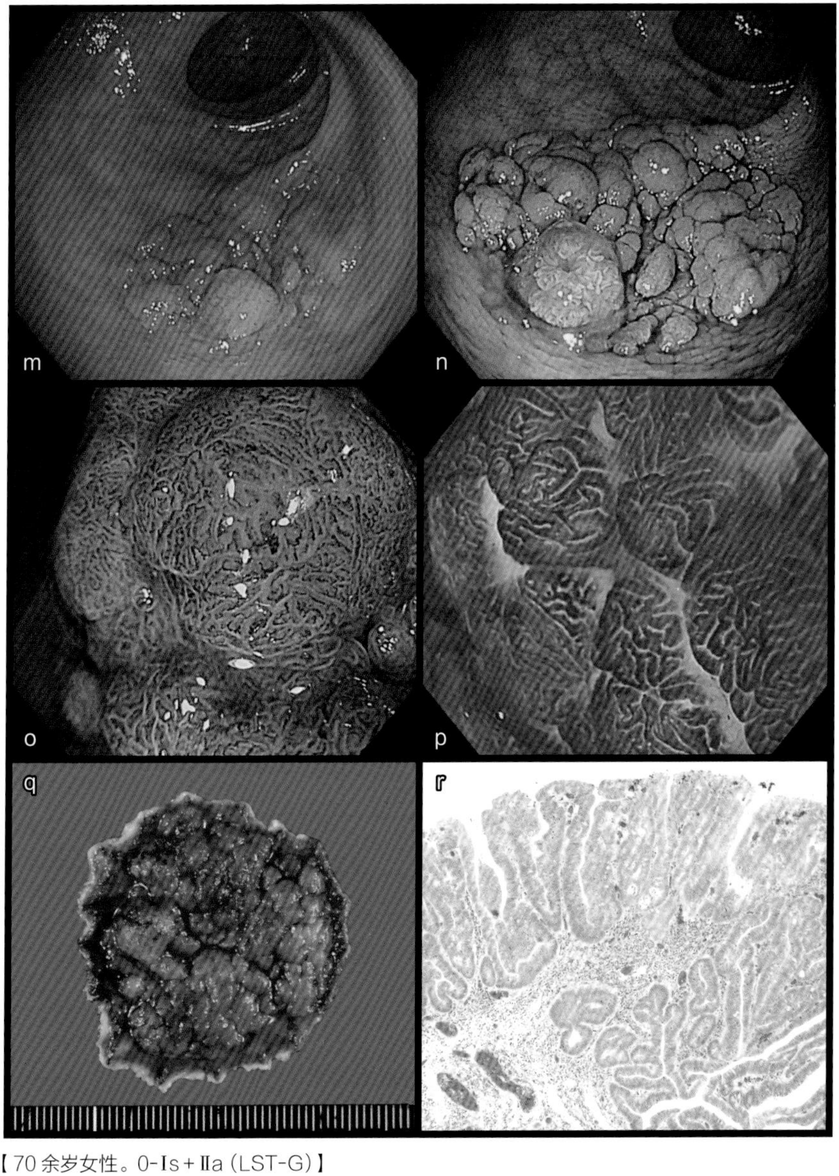

【70 余岁女性。0-Ⅰs＋Ⅱa（LST-G）】

m： 常规内镜所见。0-Ⅰs＋Ⅱa，LST-G（结节混合型）。

n： 靛胭脂染色所见。染色后边界清晰化。

o： NBI 放大观察所见。诊断为 JNET 分类 Type 2B。

p： 结晶紫染色放大观察所见。可见Ⅳ型 pit。

q： 切除的标本。

r： 病理组织所见。粗大结节的部分区域可见高分化管状腺癌。

幼年性息肉

- 幼年性息肉（juvenile polyp）是非肿瘤性（错构瘤性）息肉，多见于幼儿期和学龄期人群，也可见于不少成人。本病通常单发，但有时也可见到数个息肉。另外，也有罕见的遗传性幼年性息肉病。
- 本病往往因血便或粪便隐血阳性行检查时被发现，有时也会表现为肛门息肉脱出或排便（自行脱出）时被发现。
- 幼年性息肉几乎都是可进行内镜下息肉切除术的良性病变，除了遗传性幼年性息肉病外，一般幼年性息肉极少恶变。

内镜所见及诊断技巧

- 幼年性息肉好发于直肠和乙状结肠，病灶大小多介于 5mm ~ 2cm 之间，小息肉通常无蒂，若息肉变大可形成带蒂或亚蒂病变。
- 常规内镜下可见明显发红表面平滑的球形息肉（**a**），表面多伴有浅糜烂或薄白苔（**b**），也有少数可见表面凹凸不规则（**c**）或凹陷（**d**）。没有白苔的病变呈“野草莓样”外观（**a**），而白苔较多且不规则的病变呈“烂草莓样”外观（**c**）。另外，有些息肉周围的黏膜可伴有白斑。
- 放大观察难以见到腺瘤特征性的 III_L 型及 Ⅳ 型 pit，而多见类似 Ⅰ 型 pit 的大小不等的类圆形 ~ 扭曲状 pit 稀疏排列（**e**）。
- 本病在病理组织学上被归为错构瘤，特点是缺乏异型的腺管的囊状扩张及黏膜肌层的缺如，也可伴有间质水肿、炎症细胞浸润及毛细血管增生扩张等（**f**）。

参考文献

小林広幸，他．若年性ポリープ．胃と腸アトラスII 下部消化管．医学書院，p612，2014.

（小林 广幸）

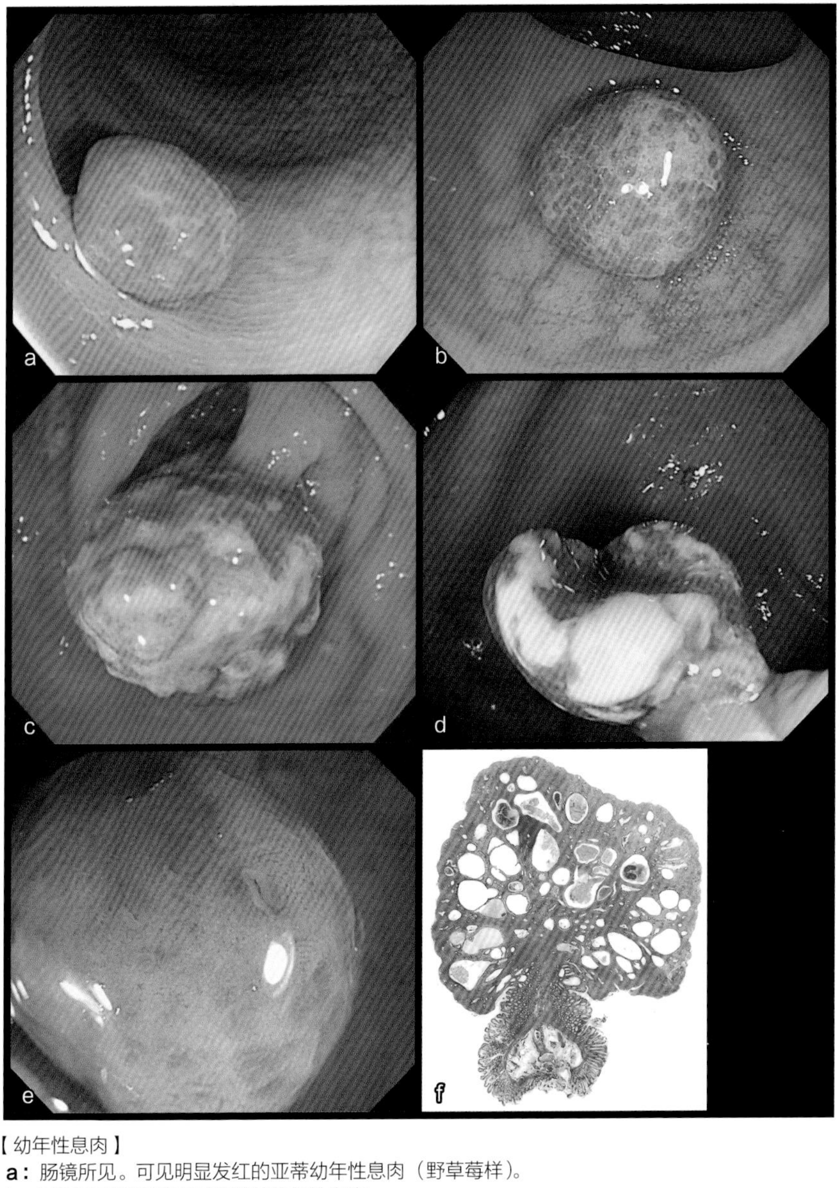

【幼年性息肉】

a： 肠镜所见。可见明显发红的亚蒂幼年性息肉（野草莓样）。

b： 可见表面附着薄白苔的亚蒂幼年性息肉。

c： 表面凹凸不规则且伴有白苔的亚蒂幼年性息肉（烂草莓样）。

d： 伴有白苔、顶部凹陷的发红的幼年性息肉。

e： 放大肠镜所见。幼年性息肉表面可见稀疏分布、类似 I 型 pit 的大小不等的类圆形～扭曲状 pit。

f： 病理组织所见。黏膜肌层缺如，黏膜固有层内可见囊状扩张的腺管、水肿的间质、炎症细胞的浸润及血管的增生扩张。

Peutz-Jeghers 型息肉

胃 ▶ ㊤182 页
十二 ▶ ㊤239 页
小肠 ▶ 46 页

- 与 Peutz-Jeghers（PJ）综合征具有相同组织学的息肉发生于没有 PJ 综合征的患者的消化道中时，称为 PJ 型息肉。
- 占内镜下切除的大肠息肉的 0.13% ~ 0.5%，是比较少见的病变。
- 本病主要见于中老年人，几乎没有性别差异。
- 病变单发，可见于整个大肠，但多见于乙状结肠及盲肠。
- 组织学上为树枝状增生的黏膜肌层和没有异型的增生腺管所构成的错构瘤性息肉。
- PJ 型息肉的腺管与正常腺管一样，由吸收上皮细胞、杯状细胞、潘氏细胞和内分泌细胞构成。
- 极少数情况下，腺管看起来像是浸润黏膜下层（伪浸润）而被误诊为癌。

内镜所见及诊断技巧

- 息肉大小不一，但报道的病例多为 20mm 左右的大型病变。
- 大型病变大多带蒂，头端可见粗大的分叶状结构，典型的情况下可呈“芋艿状”外观。
- 小型病变通常呈无蒂 ~ 亚蒂状外观，表面平滑。
- 病变色调多发红，但杯状细胞所占比例较高时则呈色调发白。
- 多数情况下，近距离的常规内镜下观察即可看到扩张的腺管开口。
- 放大内镜下可见Ⅱ型、$Ⅲ_L$ 型、类似Ⅳ型的管状 · 树枝状 pit。
- 上述不规则且分布较稀疏的表面结构是本病的特征性所见。
- 也有部分病例难以与腺瘤和早癌相鉴别。

（清水 诚治）

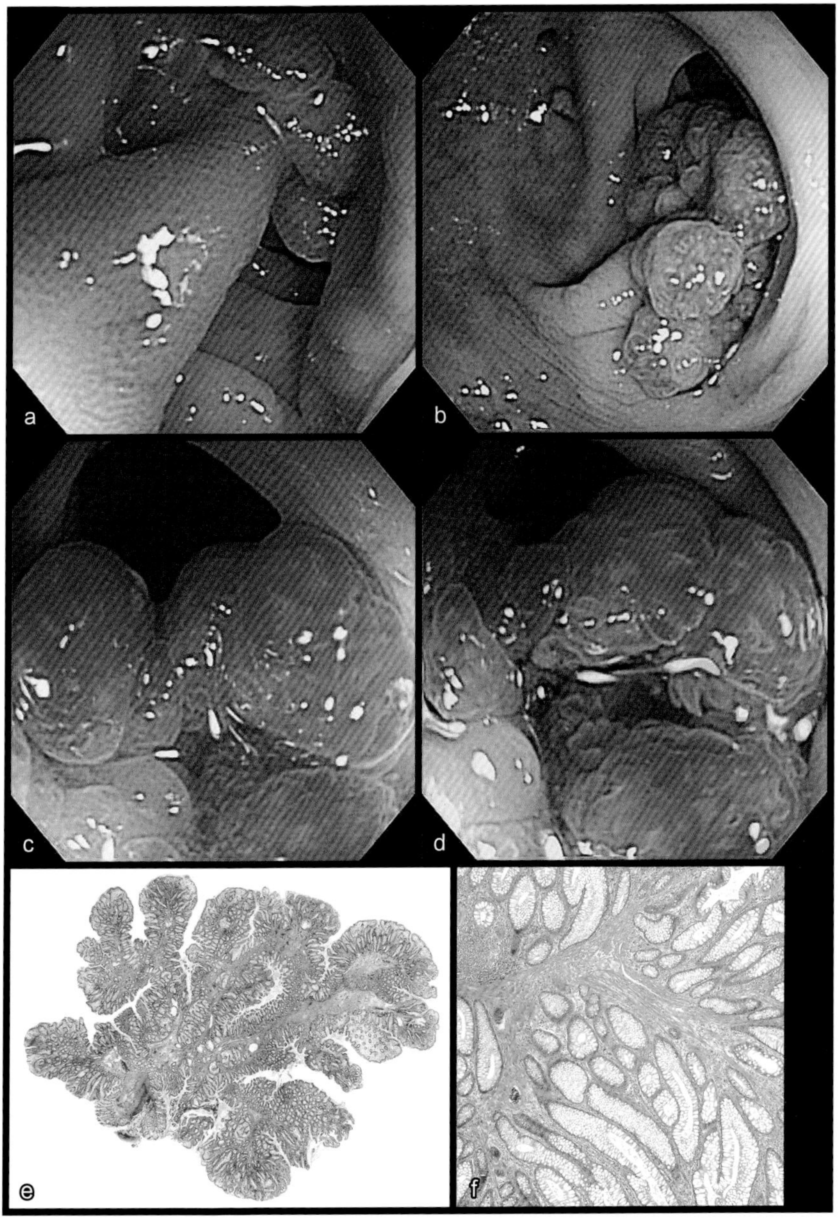

【70 余岁女性。乙状结肠，Peutz-Jeghers 型息肉】
a：肠镜所见。可见大小约 20mm 的长蒂息肉。
b：头端可见发红的分叶状结构。
c：发红的头部近距离观察，可见表面的腺管开口。
d：靛胭脂染色所见。腺管开口更加清晰可见。
e：切除标本的病理组织全貌。清晰显示病变的分叶状结构。
f：病理组织学所见。可见无异型性的腺管和增生的黏膜肌层。

结肠黏膜-黏膜下拉长型息肉（CMSEP）

- 结肠黏膜－黏膜下拉长型息肉（CMSEP）过去属于组织学上难以分类的具有长蒂的大肠息肉，真武等于 1994 年提出该病概念。
- 虽然发病机制不明，推测可能是由于某种原因导致黏膜下层出现局限性隆起，随着肠道蠕动和肠内压升高而逐渐被拉伸所致。
- 全结肠可见，通常为单发性。近年来发现除了大肠外，小肠也可存在同样的病变，且多见于空肠上段和回肠末端。

内镜所见及诊断技巧

- 形态学上表现为表面被覆正常黏膜的细长蚯蚓状或绳状的带蒂性病变（**b**），头部稍稍肿大呈现棍棒状形态。随着病灶增大，表面可见发红及糜烂，有时形成皱褶，呈脑回样、小结节样表现（**a**）。
- 形态学上与炎性息肉类似。但一般来说，炎性息肉的背景会伴有溃疡瘢痕等炎症性表现，且有多发倾向。
- 头部肿大，乍一看像带蒂的肿瘤样病变，但头部和蒂部的边界不清，且不具有肿瘤性病变那样表面凹凸不规则表现（**c**）。
- NBI 放大所见。可见规则的蜂窝状的 vessel pattern（**d**）。
- 病理组织学特征：未见黏膜及黏膜肌层的异型和增生；除糜烂以外，黏膜内未见慢性炎症表现。无法观察到正常的固有肌层，且黏膜下层由水肿状的疏松结缔组织或纤维化两者中的任一成分或两者共同构成，多伴有扩张的血管、淋巴管和肌纤维（**e，f**）。

（久部 高司）

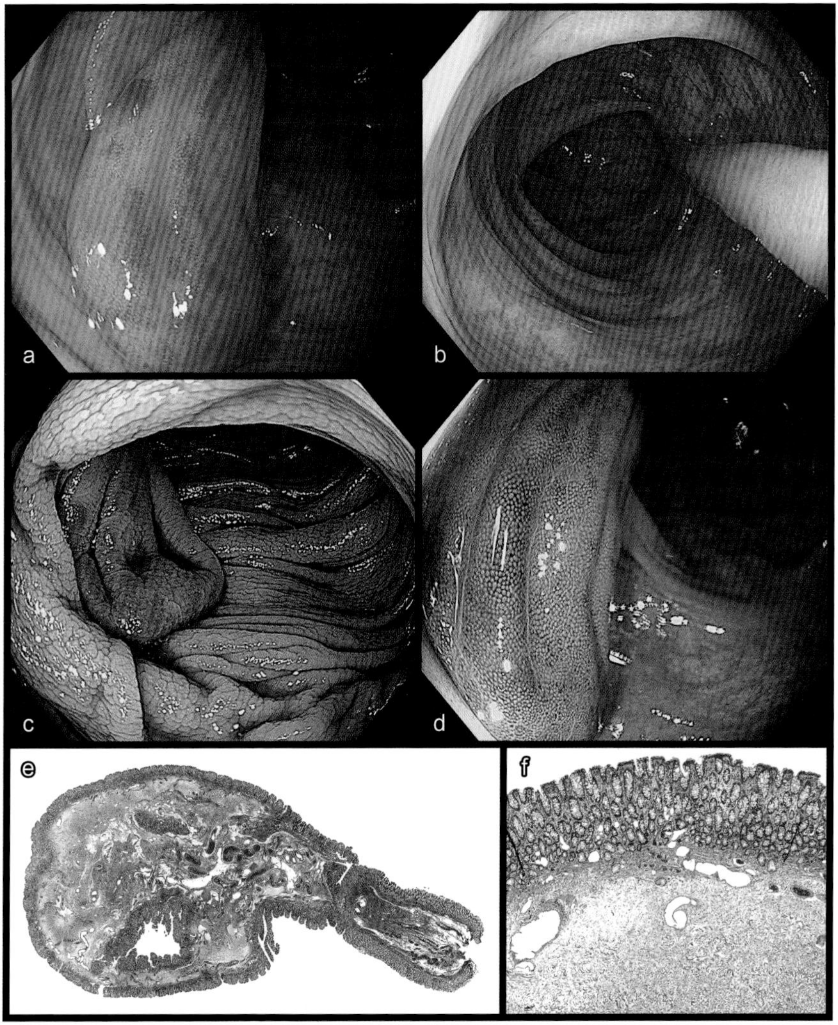

【70 余岁男性。CMSEP】

a： 常规内镜所见。病变的头部被覆发红的正常黏膜，形成皱褶，呈脑回样外观。

b： 可见长绳状蒂部。

c： 靛胭脂染色所见。病变表面（含病变顶部）及边缘未见凹凸不规则，可见与周围正常黏膜类似的表面结构。

d： NBI 所见。可见形成蜂巢状网格样结构的 vessel pattern。

e： 切除标本的病理组织全貌（HE 染色）。肿物长径约 30mm。

f： **e** 的放大所见。肿物表面被覆正常黏膜，黏膜下层可见扩张的血管和淋巴管。黏膜和黏膜肌层未见异型和增生，黏膜下层由水肿状的疏松结缔组织构成。

大肠癌① 0-Ⅰ型 Tis(M)癌

食管 ▶ ㊤51 页
胃 ▶ ㊤130 页
大肠 ▶ 186 页

- 大肠癌肉眼形态分类在《大肠癌处理规约（第 9 版）》已有定义。作为早期癌的 0 型大肠癌的肉眼形态亚分类有Ⅰ型（隆起型）和Ⅱ型（浅表型）。
- 隆起型进一步细分为 0-Ⅰp 型（有蒂型）、0-Ⅰsp 型（亚蒂型）及 0-Ⅰs 型（无蒂型）；浅表型可细分为 0-Ⅱa 型（浅表隆起型）、0-Ⅱb 型（浅表平坦型）及 0-Ⅱc 型（浅表凹陷型）。
- 巴黎分类中，0-Ⅱa 型是指高度未超过关闭的活检钳厚度（约 2.5mm）的病变，而超过此厚度的则属于 0-Ⅰs 型病变。与《大肠癌处理规约（第 9 版）》不同，巴黎分类认为 0-Ⅰsp 型临床意义有限而将其并入 0-Ⅰs 型中。

内镜所见及诊断技巧

- 由于 0 型多为小型病变，故需送气使肠壁充分伸展后进行肉眼形态的判定。
- 白光非放大观察下见到色调不均匀、凹陷、二段隆起，NBI 放大内镜下观察到不规则的微细血管纹理及微细表面结构，放大内镜下观察到Ⅴ型 pit pattern 时应考虑癌的可能。
- 随着病灶变大，癌变率也逐渐上升。故对于大型病变，即使没有上述所见也必须警惕癌的可能。
- 白光非放大观察下提示 SM 高度浸润（SM 浸润距离 >1000μm）的征象：紧满感、病灶周边正常部分伸展不良的表现（皱襞集中·弧的硬化·平台样隆起）、显著的深凹陷、Ⅰ型 NPG（non polypoid growth）样隆起、NBI 放大观察下微细血管纹理及微细表面结构均消失、放大内镜下观察 pit pattern 可见 V_I 型高度不规则及 V_N 型 pit。
- 与浅表型早期癌相比，隆起型上述表现出现的频率较低，在判断其浸润深度时需多加注意。

参考文献

河野弘志，他．早期大肠癌の精密画像検査一通常内視鏡による診断．胃と肠 45：801-809, 2010.

（福永 秀平，鹤田 修）

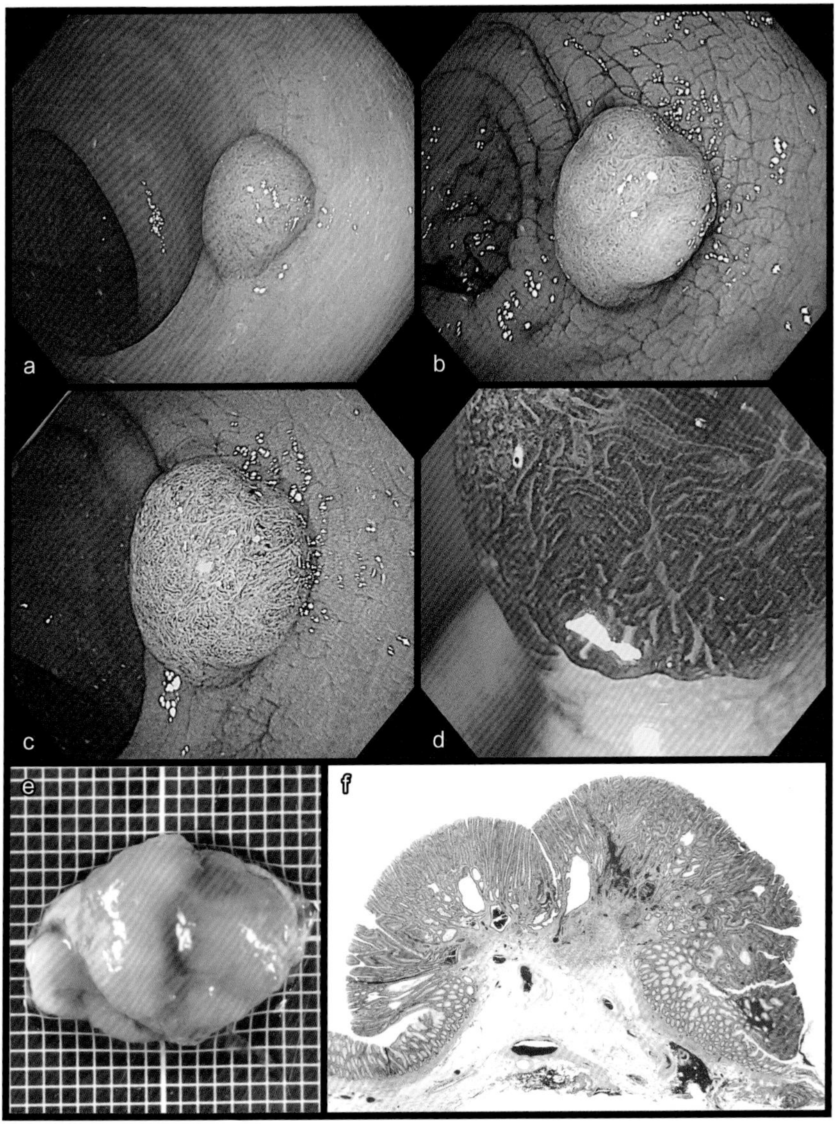

【50 余岁男性。直肠，0-Is 型 Tis（M）癌】

a： 常规内镜所见。直肠可见发红色调的隆起型病变。周边黏膜未见伸展不良的表现。

b： 靛胭脂染色所见。可见原本不太清晰的浅凹陷清晰化。

c： NBI 放大观察所见。vessel pattern 和 surface pattern 均不规则，属于日本 NBI 专家学组（Japan NBI Expert Team；JNET）分类中的 Type 2B。

d： 结晶紫染色放大观察所见。虽然呈现轻度不规则，但每个 pit 的轮廓均完整保留（ V_I 型轻度不规则）。

e： 切除标本。可见大小约 12mm 的隆起型病变。

f： 病理组织全貌。虽然为黏膜内高分化腺癌，但一部分已经浸润至黏膜肌层内。

大肠癌② 0-Ⅰ型 T1(SM)癌

食管 ▶ ㊤51页
胃 ▶ ㊤130页
大肠 ▶ 184页

- 根据《大肠癌处理规约》对早期大肠癌肉眼形态分类的定义，推定为 Tis（M）及 T1（SM）的病变归为 0 型。
- 0 型可进一步分为隆起型（0-Ⅰ型）和浅表型（0-Ⅱ型）。0-Ⅰ型中可再细分为带蒂的 0-Ⅰp型病变，具有亚蒂、基底部略微窄缩的 0-Ⅰsp 型病变，基底部具有一定面积且无窄缩的 0-Ⅰs 型病变。
- 组织学上，将从周边正常黏膜表面到病变顶部的高度差不超过正常黏膜厚度 2 倍，即高度大致在 1mm 以下的病灶归为浅表型（0-Ⅱ型）。

内镜所见及诊断技巧

- 利用常规白光观察、染色观察、NBI 等图像增强观察及放大内镜观察等技术对病变的肉眼形态及浸润深度的判断极为必要，尤其是对于淋巴结转移风险低、适合内镜下治疗的 M 癌及 SM 轻度浸润癌（SM 浸润深度未达 1000μm，pT1a）。SM 高度浸润癌（SM 浸润深度 1000μm 以上，pT1b 以深）原则上须进行外科手术，因此浸润深度的诊断也非常重要。
- 肉眼形态为 0-Ⅰ型的大肠癌，常规白光、染色观察下怀疑 SM 高度浸润的表现有：表面凹凸不规则、溃疡形成，肿瘤整体紧满感、二段隆起，周边出现皱襞集中、黏膜牵拉、弧的硬化以及平台样隆起。
- 除此之外，结晶紫染色放大内镜下的 pit pattern 诊断、NBI 联合放大内镜诊断等技术的运用，也进一步提高了 SM 高度浸润癌的诊断灵敏度、特异度及诊断准确率。

参考文献

中根智幸．早期大肠癌内視鏡治療後の予後と実態（1）隆起型早期大肠癌．INTESTINE 23：207-212, 2019.

（中根 智幸，鹤田 修）

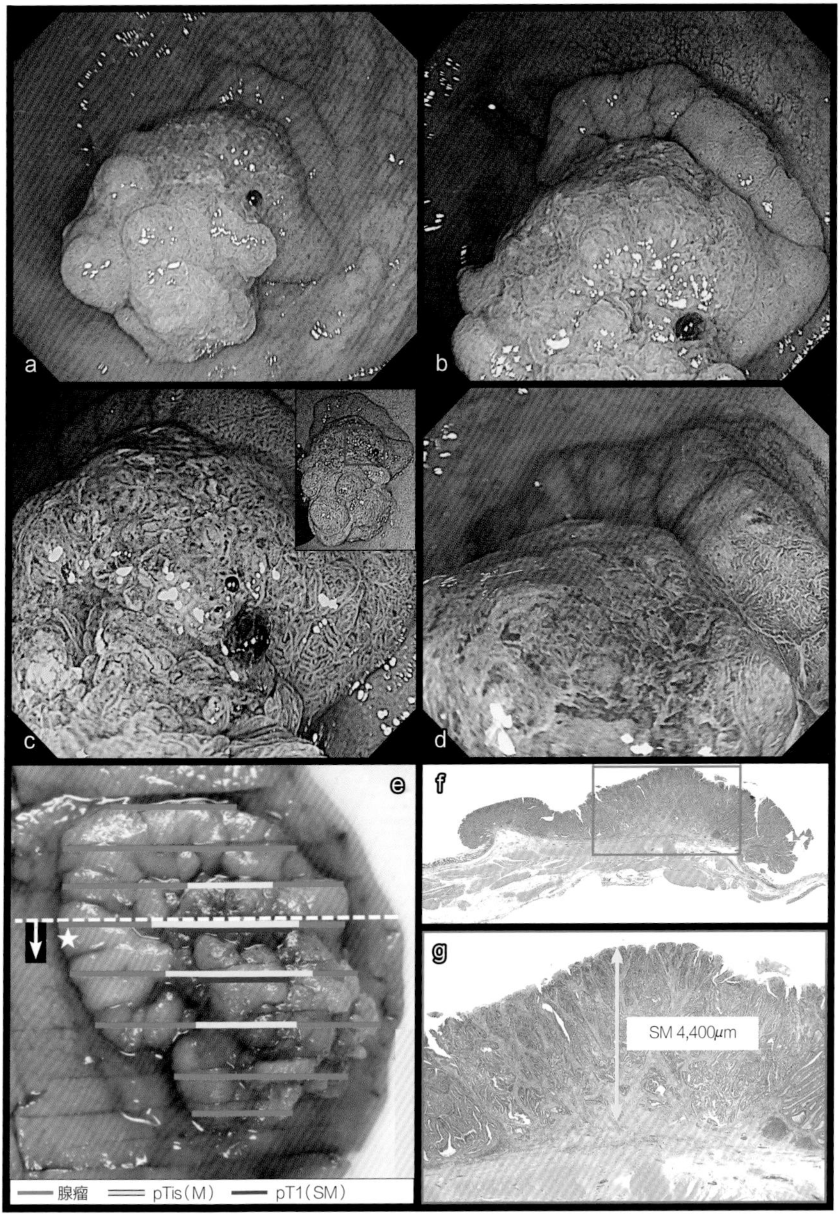

【0-I 型 T1（SM）癌】

a： 常规内镜所见。肛侧可见高度隆起、中央明显发红的病变。

b： 靛胭脂染色所见（中央隆起近距离观察）。表面稍粗糙，部分呈乳头状结构。

c： NBI 放大观察所见。可见稍稍扩张的血管。

d： 结晶紫染色所见。可观察到 V_I 高度不规则的 pit pattern。

e： 福尔马林固定后的切除标本。

f，g： 病理组织所见。中央隆起处可见具有核异型性的分化型腺癌浸润至黏膜下层深部。

大肠癌③ 0-Ⅱ型 Tis(M)癌

食管 ▶ ㊤53, 55, 57, 59 页
胃 ▶ ㊤132, 134 页
大肠 ▶ 190 页

- 根据《大肠癌处理规约》，0 型大肠癌中的Ⅱ型（浅表型）又可进一步分为Ⅱa（浅表隆起型）、Ⅱb（浅表平坦型）、Ⅱc（浅表凹陷型）3 种亚类。
- 有多种肉眼形态成分混合存在时，则从面积较大的肉眼形态成分开始记载。如 0-Ⅱa + Ⅱc 指的是以扁平隆起为主体，其表面伴有凹陷的病变；0-Ⅱc + Ⅱa 则是指以凹陷为主体，凹陷边缘伴有隆起的病变。
- 另外，侧向发育型肿瘤（laterally spreading tumor；LST）这个术语不能与肉眼形态混淆，LST 的定义是最大径超过 10mm 的侧向（表层）扩展型肿瘤性病变，不是描述肉眼形态的术语。
- 0-Ⅱ型的 M 癌是指局限于黏膜固有层的浅表型黏膜内癌。浅表凹陷型早期肠癌即使很小，也有强烈的黏膜下层浸润倾向，需引起重视。

内镜所见及诊断技巧

- 浅表型病变的范围有时难以明确。常规白光观察难以判断病变范围时，应联合 NBI 观察或对比法（靛胭脂染色）明确病变的范围。
- 下列征象高度提示癌的存在：常规内镜观察下色调不均匀、凹陷、二段隆起；NBI 放大观察下微小血管形态及微细表面结构不规则；放大内镜下观察到Ⅴ型 pit pattern 的存在。
- NBI 放大观察下呈现日本 NBI 专家学组（Japan NBI Expert Team；JNET）分类中的 Type 2A 或 2B 表现，或放大内镜下观察到 V_I 型轻度不规则 pit pattern，均提示有 Tis、T1a 癌的可能，需引起注意。
- 观察时调节空气量，仔细观察病变的伸展性，以及充满空气时病变周围正常黏膜有无伸展不良的表现（皱襞集中、弧的硬化、平台样隆起）等。
- 以下征象提示 SM 深部浸润（SM 浸润深度超过 1000μm）癌可能：常规观察下病变具有紧满感且伴有二段隆起、具有紧满感且伴有凹陷内隆起、病变周围具有伸展不良表现、黏膜粗糙及深在凹陷；NBI 放大观察下表面细微结构和微小血管消失；内镜下 pit pattern 诊断可见 V_I 型高度不规则或 V_N 型 pit。

参考文献

唐原健，他．大肠 sm 癌の深達度診断—大肠 sm 癌における浸潤度の臨床診断精度．胃と肠 39：1387-1398，2004．

（草场 喜雄，鹤田 修）

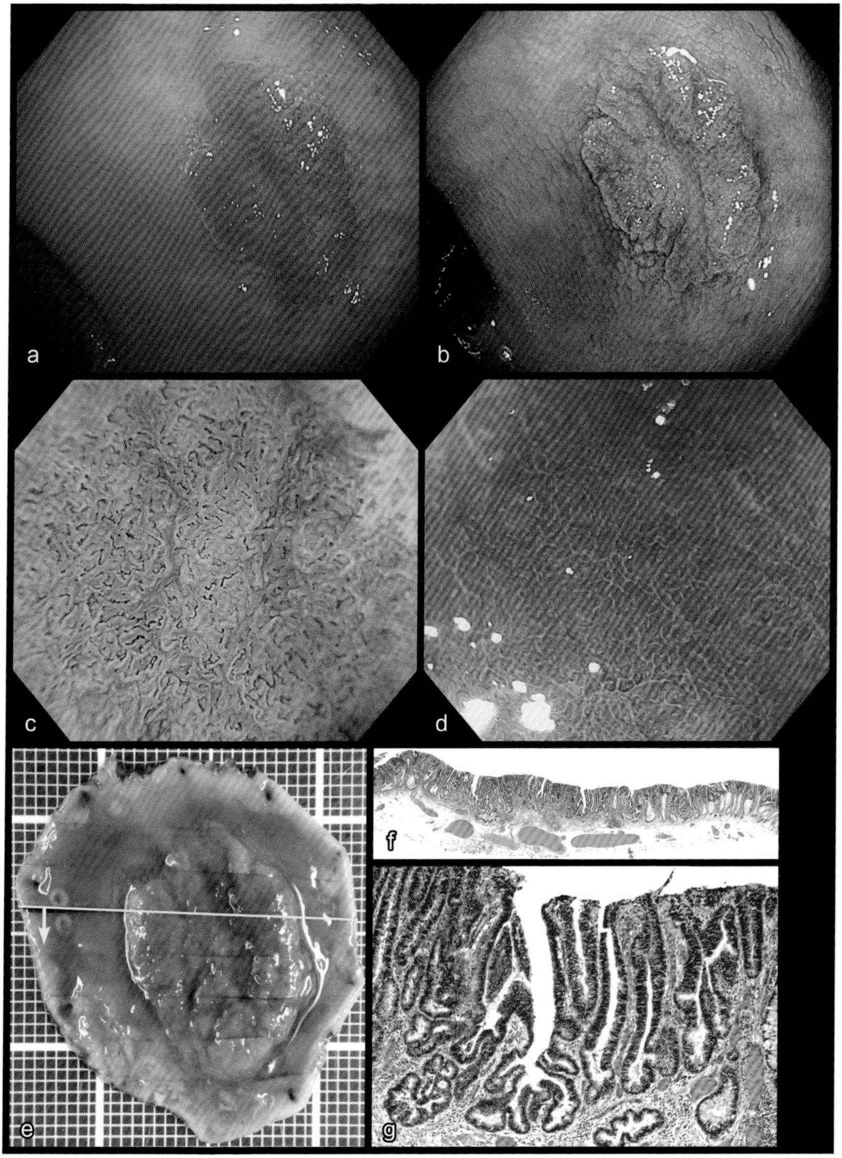

【70 余岁男性。乙状结肠，大小约 15mm，0-Ⅱa + Ⅱc 型 Tis (M)癌】

a： 常规内镜所见。乙状结肠可见发红、中央伴有凹陷的轻度隆起型病变。

b： 靛胭脂染色所见。病变中央边界不清的浅凹陷清晰化，周边黏膜未见伸展不良的表现。

c： NBI 放大观察所见。vessel pattern 及 surface pattern 均符合 JNET 分类 Type 2B。

d： 结晶紫染色放大观察所见。pit 轻度不规则，但每个 pit 的轮廓均完整（ $V_{Ⅰ}$ 型轻度不规则）。

e： 切除的标本（福尔马林固定后）。可见约 20mm × 15mm、中央伴有凹陷的浅表隆起型病变。

f，g： 病理组织全貌。符合黏膜内高分化腺癌。

大肠癌④ 0-Ⅱ型 T1(SM)癌

食管 ▶ ㊤53, 55, 57, 59 页
胃 ▶ ㊤132, 134 页
大肠 ▶ 188 页

- 0-Ⅱa：浅表隆起型是指肿瘤表面无明显凹陷的扁平隆起型病变。《大肠癌处理规约》没有明确规定其具体的高度，而更加强调病灶的整体外观。
- 0-Ⅱb：浅表平坦型是指与周边非肿瘤黏膜无明显高低差，但可见黏膜纹理及色调的改变。
- 0-Ⅱc：浅表凹陷型是指相比周边黏膜，有轻微凹陷形成的一类病变。
- 许多浅表平坦·凹陷型肿瘤（0-Ⅱb 型，0-Ⅱc 型）多经由 de novo 通路发生，往往体积较小时已出现浸润而成为进展期癌。
- 另一方面，浅表隆起型肿瘤（0-Ⅱa 型）多为腺瘤或腺瘤内癌，相比浅表平坦或凹陷型，此型发展成进展期癌往往需要更长的时间。

内镜所见及诊断技巧

- 对于肿瘤、非肿瘤的鉴别，要注意病变的色调和表面性状。对于腺瘤、癌的鉴别，要注意有无凹陷、二段隆起及色调不均一等表现。
- 当怀疑癌进而进行浸润深度诊断时，需着重关注病变的表面性状（凹陷、糜烂或溃疡，紧满感，黏膜下肿瘤样隆起）以及病变周边正常黏膜的表现（皱襞集中，平台样隆起，黏膜牵拉）。
- 大肠肿瘤的 NBI 分类，主要应用日本 NBI 专家学组（Japan NBI Expert Team；JNET）分类，结合 vessel pattern 及 surface pattern 两方面表现，将病变分为 Type 1、Type 2A、Type 2B、Type 3 四种类别。其中 Type 3 是提示 SM 深部浸润癌的标志。
- pit pattern 分型则属于工藤·鹤田分型的推广应用，可分为Ⅰ～Ⅴ型。V_I 型高度不规则和 V_N 型相当于 T1（SM）深部浸润癌。
- 大肠肿瘤的诊断以常规内镜诊断为基础，在此基础之上再联合 pit pattern 及 NBI 等放大内镜观察、超声内镜检查等手段进行综合诊断。

参考文献

河野弘志，他．早期大肠癌の精密画像診断─通常内視鏡による診断．胃と肠 45：801-809, 2010.

（大内 彬弘，鹤田 修）

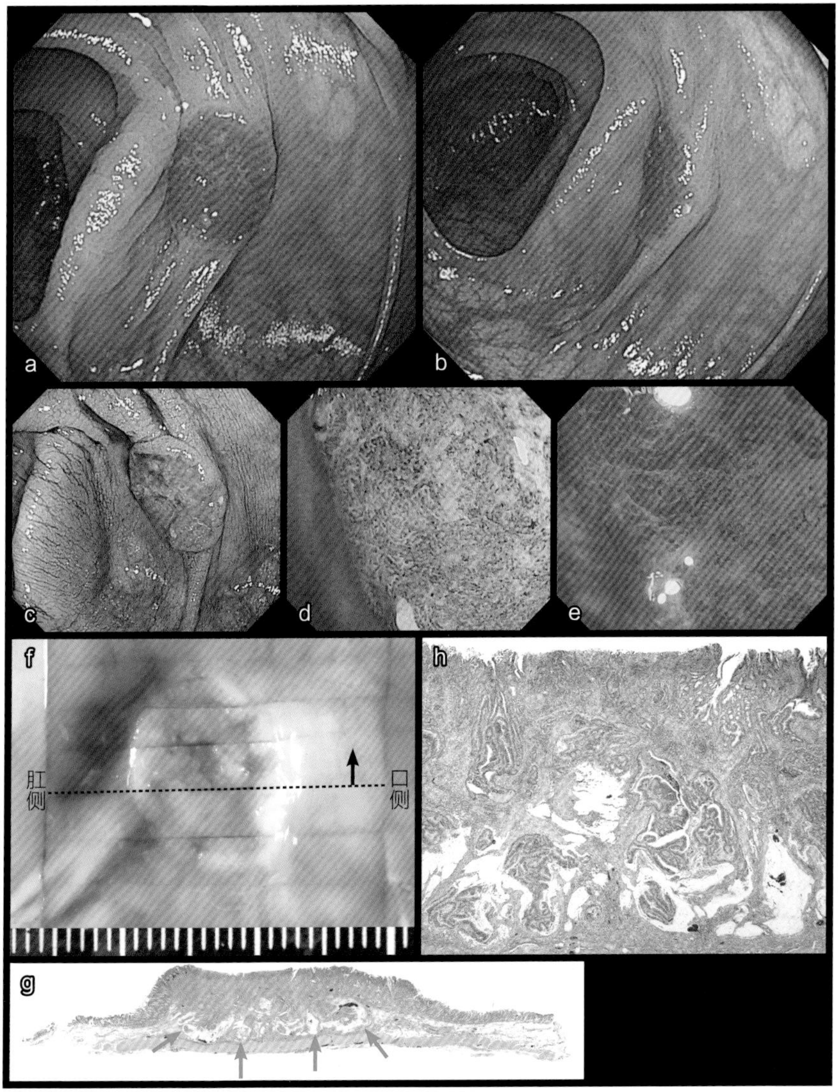

【0-Ⅱ型 T1（SM）癌】

a，b： 常规内镜所见。横结肠可见大小约 10mm 的扁平隆起型病变。病变隆起部分为非肿瘤黏膜，可见皱襞集中及平台样隆起。

c： 靛胭脂染色所见。肿瘤与非肿瘤黏膜的边界清晰，隆起表面可见凹陷面。

d： NBI 放大所见。vessel pattern 可见血管口径不一、分布不均匀，surface pattern 模糊。诊断为 JNET 分类 Type 2B。

e： 结晶紫染色放大观察所见。可见边缘不规则、轮廓不清晰及 pit 狭小化，也可见接近无结构的区域，诊断为 V_I 型高度不规则～V_N 型 pit。

f： 切除标本（福尔马林固定后）。大小约 14mm×12mm、表面伴有凹陷的扁平隆起型病变。

g： 病理组织所见（HE 染色下病理组织全貌）。膨胀性生长的癌已浸润至黏膜下层深部（→）。

h： 病理组织所见（HE 染色弱放大所见）。管状腺癌（tub2＞tub1）with mucinous component，pT1b（SM 3，200μm），Ly0，V0，BD1，无淋巴结转移。

大肠癌⑤ 2 型

胃 ▶ ㊤128 页
小肠 ▶ 38 页

- 2 型大肠癌是溃疡周边具有边界清晰、明显环堤的溃疡局限型癌，是进展期癌中最常见的类型，约占 74.2%。
- 进展期癌的肉眼形态分类，与《胃癌处理规约》的肉眼形态分类几乎相同，类似于胃癌分型中的 Borrmann 2 型癌。
- 小型的 2 型进展期癌，需与浅表型中的 0-Ⅱa + Ⅱc 型早癌进行鉴别。
- 对于环周性或接近环周的病变，由于管腔狭窄，有时会导致无法进镜及观察困难。
- 肉眼形态分类不会因病理组织结果不同而改变。例如，浅表型的病变即使病理学上属于进展期癌，肉眼形态仍然为 0 型。

内镜所见及诊断技巧

- 2 型进展期癌内镜下边界清晰、具有陡峭的隆起部分（环堤），中央伴有凹陷形成溃疡，可见白苔附着、伴有血管显露的血迹或凝血块附着等表现。
- 环周性病变由于肠腔狭窄，有时难以观察到肿瘤全貌。
- 病例 1（**a ~ h**）在内镜下边界清晰，具有陡峭的环堤，病灶中央可见白苔附着的凹陷。凹陷内可观察到黏膜纹理，推测为一种黏膜内病变残留、同时向深部浸润的病变。这种有黏膜纹理残留的病变需与浅表型 0-Ⅱa + Ⅱc 型早癌相鉴别。
- 病例 2（**i ~ o**）在内镜下边界清晰，具有陡峭的隆起以及明显发红的环堤，中央可见具有深大溃疡的凹陷。另外，由于病变环周导致肠腔狭窄。这种情况下难以对病变全貌进行观察。灌肠造影下较大的病灶会呈现特征性的“苹果核征”(apple core sign)。
- 灌肠造影检查上，陡峭隆起的部分清晰可见，但有时因为器官的特性，凹陷部分残留的钡剂可能较难观察到。

（永田 务，鹤田 修）

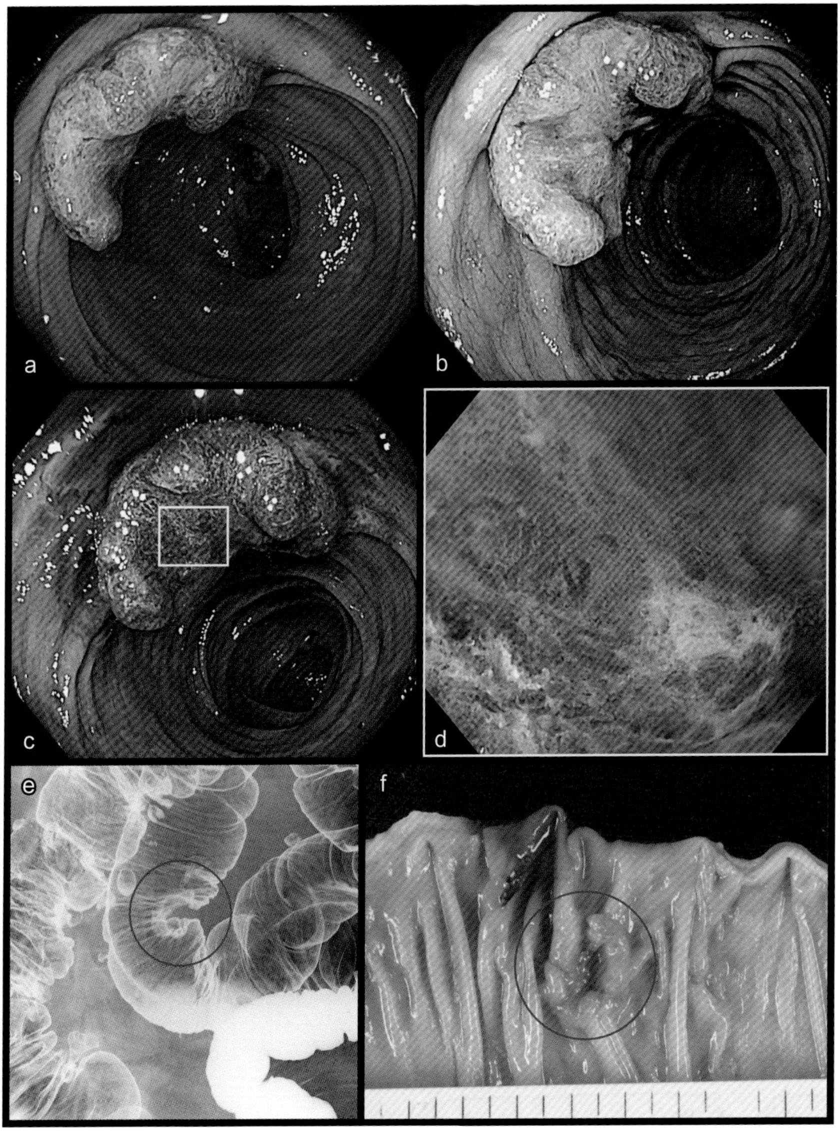

【病例 1：70 余岁男性。横结肠 2 型进展期癌】
a：常规内镜所见。病灶内部有凹陷，周边可见环堤样隆起。
b：靛胭脂染色所见。染色后凹陷部边界清晰化。
c：结晶紫染色所见。可见表面的黏膜结构。
d：结晶紫染色放大所见。病灶以 V_I 型高度不规则 pit 为主，也可见 V_N 型 pit。
e：灌肠造影所见。可见突入管腔的隆起（○）。
f：切除的标本。

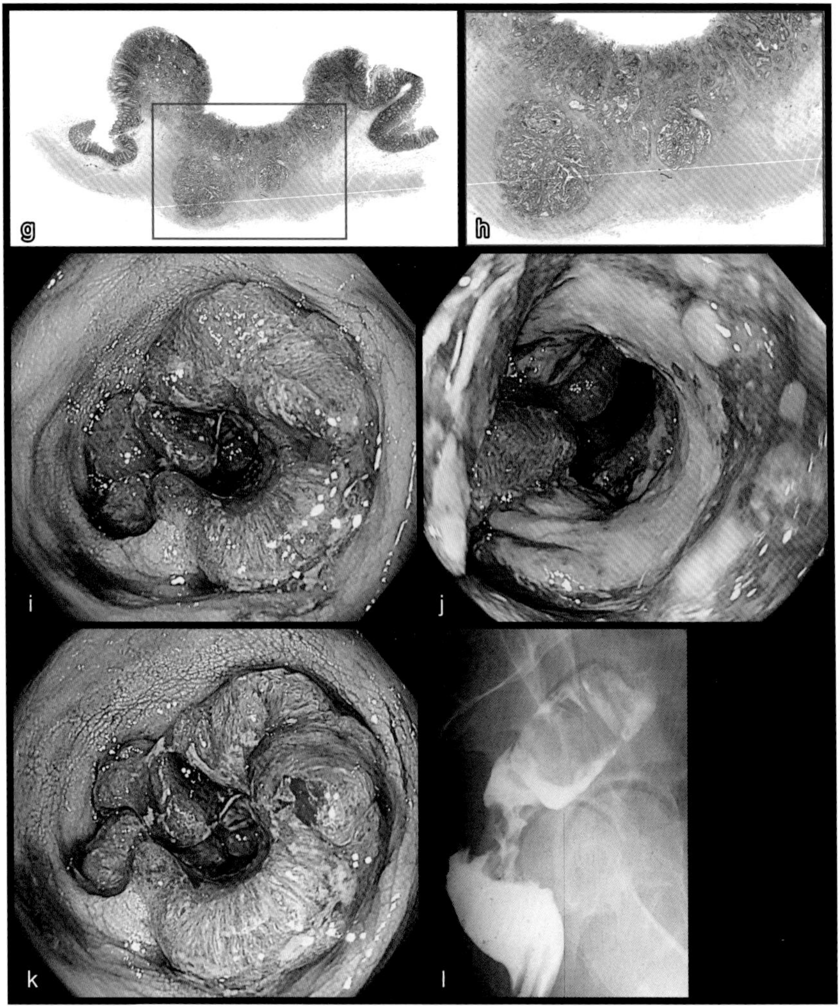

【病例 1：70 余岁男性。横结肠 2 型进展期癌】(续)

g，h： 病理组织所见。腺癌（tub1），pT3（SS），Ly0，V1a，BD2，pN0。

【病例 2：60 余岁男性。直肠 2 型进展期癌】

i： 常规内镜所见。环周性病变全貌，可见肠腔狭窄。

j： 环周性病变的狭窄处可见溃疡形成。

k： 靛胭脂染色所见。可见黏液及渗出物附着。

l： 灌肠造影所见。苹果核征阳性。

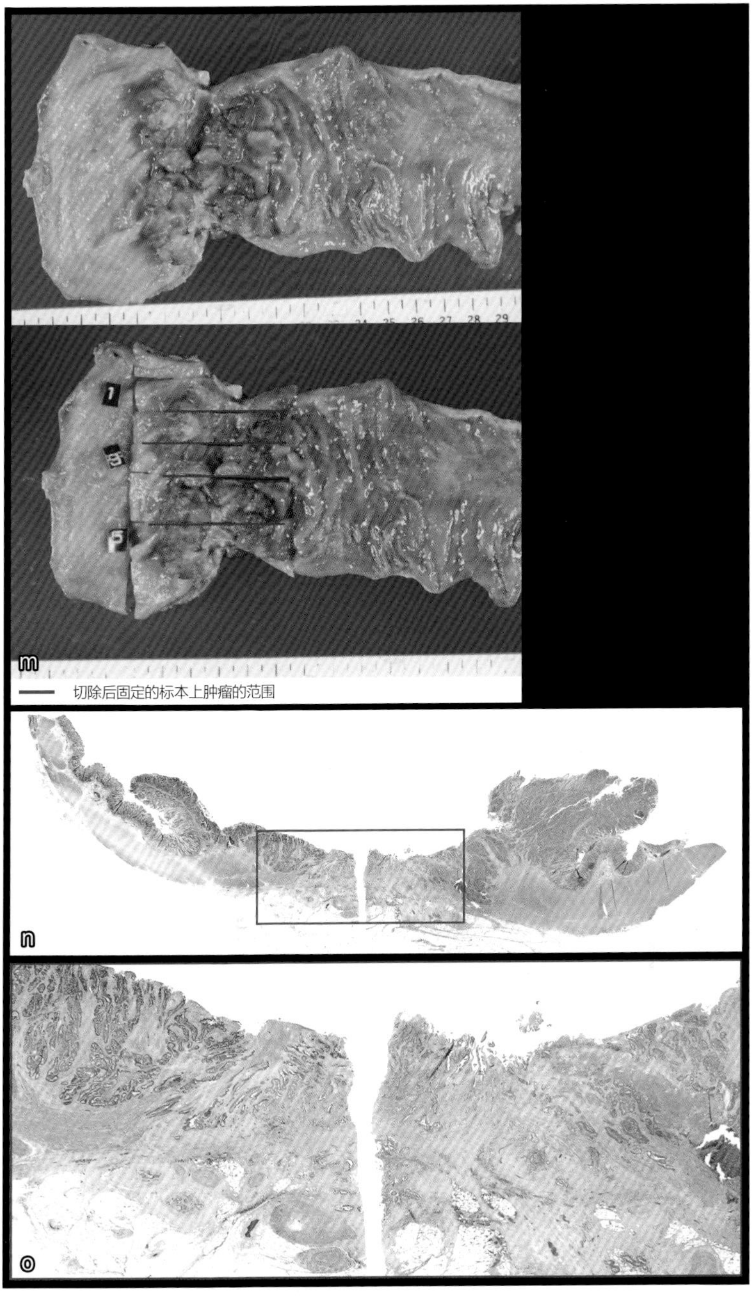

m　: 切除的标本。
n，o: 病理组织所见。腺癌（tub2），pT3（SS），Ly0，V1a，BD1，pN1a。

大肠癌⑥ 4 型

胃 ▶ 上 128 页

- 4 型大肠癌是指未形成明显的溃疡或肿块，而在肠壁全层弥漫性浸润的肠癌。
- 本型极为少见，仅占进展期大肠癌的 0.39%，多发生于乙状结肠、降结肠以及直肠。
- 由于黏膜面无明显改变，肿瘤主要往肠壁侧浸润增殖，故不易出现血便等症状，难以早期发现。
- 当本型被确诊时，往往已经出现腹膜种植及淋巴结转移，故预后极其不良。
- 内镜检查时，由于肠壁肥厚所致的肠腔严重狭窄导致进镜困难，造成病变部位难以充分观察，而且活检部位的选择及活检操作也较难进行，故活检对于本病的诊断价值较低。

内镜所见及诊断技巧

- 4 型大肠癌依照病理组织学，可分为淋巴管病型（lymphangiosis；LA）、硬化型（scirrhous；SC）、黏液结节型（muconodular；MN）型以及炎症型（inflammatory；IF）共 4 种类型（**表 1**）。
- 各型出现的概率依次为 LA（75.0 %）、SC（12.5 %）、MN（6.3 %）、IF（6.3 %）。其中以 LA 最为常见。
- 由于不同组织学亚型的进展模式各有差异，因此临床表现、X 线及内镜表现也具有各自特点。
- 本型需与 Crohn 病、溃疡性结肠炎、缺血性大肠炎、放射性肠炎、乙状结肠肠系膜脂膜炎以及转移性大肠癌相鉴别。

（入口 阳介）

表 1　弥漫浸润型进展期大肠癌的病理组织学分型

组织学分型	组织学特征
LA（lymphangiosis）	高分化或中分化腺癌在进展的同时，出现显著的淋巴管浸润，即癌性淋巴管病（lymphangiosis carcinomatosa），可见皱襞肥厚及颗粒样或铺路石样隆起
SC（scirrhous）	印戒细胞癌及低分化腺癌浸润生长的同时，伴有明显间质的纤维化，类似于皮革胃
MN（muconodular）	黏液癌在广泛浸润的同时，形成黏液结节
IF（inflammatory）	高分化腺癌在浸润生长时伴有显著炎症细胞浸润及纤维化

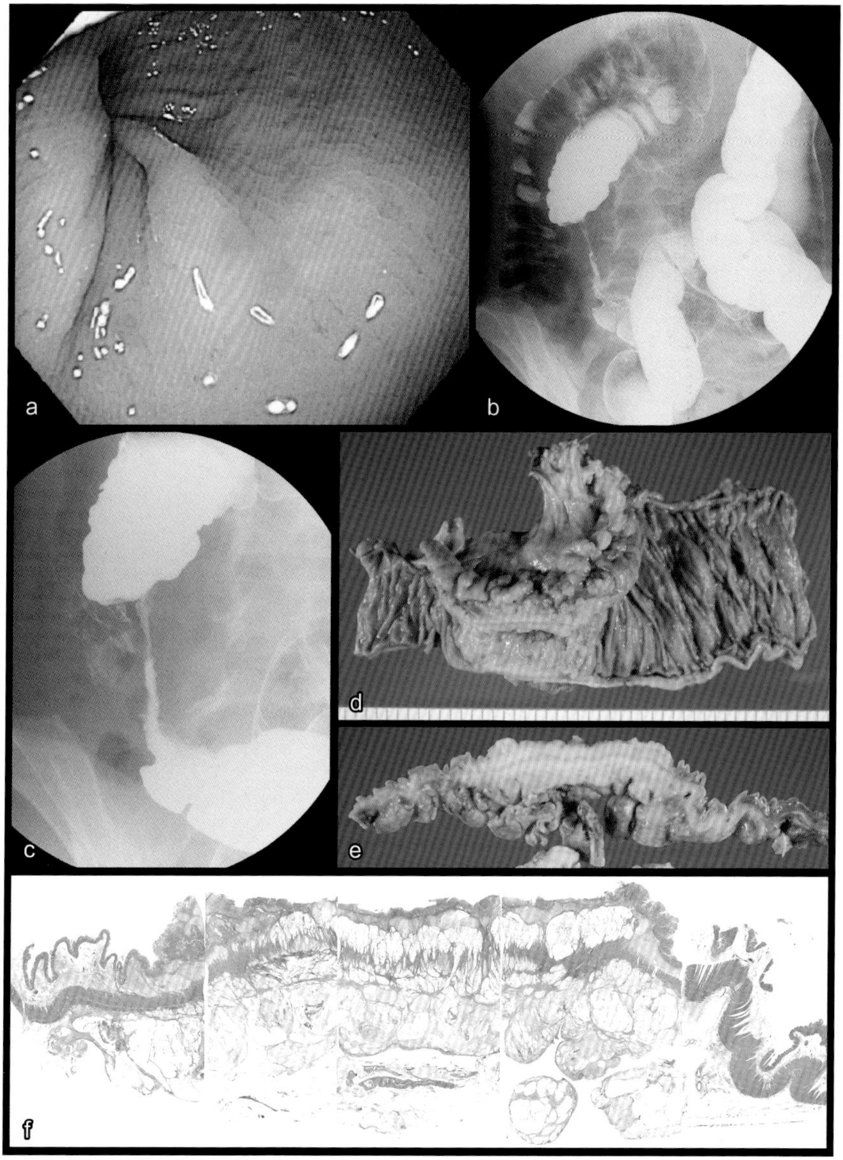

【80 余岁女性。4 型 MN（muconodular）肠癌】

a： 常规内镜所见。由于肠腔明显狭窄而无法继续进镜，但黏膜面未见明显异常。

b： 灌肠 X 线造影。右半横结肠可见 5cm 左右明显的环周性狭窄。

c： 病灶未见环堤形成，狭窄的肛侧可见向肠管内腔凸入的充盈缺损表现。

d，e： 切除标本所见。横结肠未见明显溃疡及环堤形成，可见环周性肠壁肥厚。

f： 病理组织所见。黏膜内可见印戒细胞癌实性增殖，肠壁有大量黏液潴留，以及由于印戒细胞癌的髓样增殖所致的肠壁重度环周性肥厚。

NET，NEC

小肠 ▶ 40 页

- 大肠 NET（neuroendocrine tumor；神经内分泌肿瘤）是来源于黏膜深层幼稚内分泌细胞的肿瘤。
- 消化道 NET 中发病率最高的是直肠 NET，且多发生于直肠下段（Rb）。影响直肠 NET 转移的因素有：肿瘤大小、浸润深度、细胞增殖能力、脉管侵犯。直肠 NET 内镜下治疗的适应证为“大小不足 1cm，未浸润至 MP，未见淋巴结转移”。对内镜治疗后病理提示“未见 MP 浸润及脉管侵犯，且切缘阴性”的病例可进行随访观察。
- 初次治疗时，正确评估危险因素对大肠 NET 内镜治疗后的随访观察来说相当重要。
- 大肠内分泌细胞癌是高度恶性肿瘤，虽然日本分类与 WHO 分类的 NEC（神经内分泌癌）大致对应，但两种分类的标准不同。日本将内分泌细胞癌与腺癌共存的情况称为腺内分泌细胞癌，而 WHO 分类则将其称为混合性神经内分泌 - 非神经内分泌肿瘤（MiNEN）。

内镜所见及诊断技巧

- 直肠 NET 呈无蒂～带蒂的黏膜下肿瘤样形态，色调从黄色到正常黏膜色调均可见，表面可见相对规则的扩张血管（**a～c**）。随着肿瘤增大，有时还会出现中央凹陷或溃疡。
- 5mm 以下的小型直肠 NET 也很常见，特别在对直肠下段进行内镜检查时，要警惕有本病存在的可能，并进行详细观察。
- 在超声内检查中，可见边界清晰的低回声肿块（**d**），伴有溃疡的病变和大型病变的内部回声常不均一。
- 病理组织学上，肿瘤性内分泌细胞在上皮下呈玫瑰花结状、条索状、丝带状、团巢状增殖（**e，f**）。
- 本病可根据嗜铬粒蛋白 A 和突触素等神经内分泌标志物的免疫组化染色进行诊断，根据 Ki-67 指数和核分裂象数、分化程度，可将其分为 NET G1、NET G2、NET G3、NEC。
- 大肠 NEC 的肉眼形态多为 2 型（溃疡型），多以深大溃疡及有一定厚度的黏膜下肿瘤样隆起为特征。

（佐野村 诚）

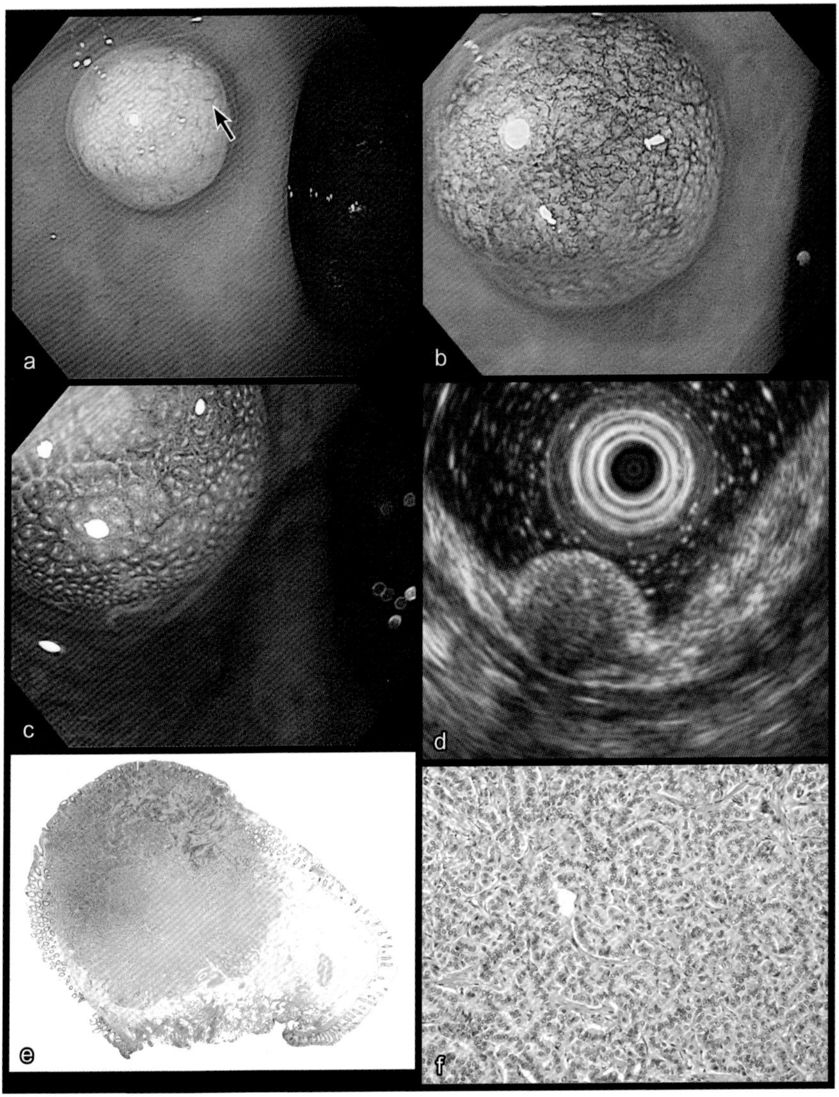

【40 余岁男性。直肠 NET G1】

a： 肠镜所见（常规观察）。Rb 处可见大小约 8mm 的黄白色表面平滑的隆起型病变。其表面可见相对规则的扩张血管（➡）。

b： NBI 观察所见。表面为非肿瘤性黏膜所覆盖。

c： 结晶紫染色放大所见。可见正常大肠黏膜的 pit pattern。

d： 超声内镜所见（20MHz 细径探头）。可见主要位于第 2、3 层的边界清晰、大小约 7mm 的低回声肿块。

e： ESMR-L（结扎装置辅助内镜下黏膜切除术）术后标本的病理组织全貌。

f： 病理组织所见（HE 染色）。可见排列成玫瑰花结样结构的小型圆柱状细胞条索状增殖，浸润至黏膜下层，诊断为直肠 NET G1。

杯状细胞类癌

胃 ▶ ㊤150 页
十二 ▶ ㊤221 页

- 本病是好发于阑尾的罕见的恶性上皮性肿瘤。
- 虽然《大肠癌处理规约（第 9 版）》中将类癌划归为内分泌细胞肿瘤，但本病实则属于阑尾的恶性上皮性肿瘤，被认为是腺癌的一种亚型。
- 组织学上可见形似杯状细胞且能产生黏液的细胞增殖，同时呈现出类似腺癌及类癌两方面的表现。
- 病变较少露头于黏膜面，即使在黏膜表面露头，活检标本也多呈现丰富多样的组织学表现，因此术前诊断较为困难。
- 本病相较于类癌淋巴结转移率更高，5 年生存率较低。

内镜所见及诊断技巧

- 本病术前多误诊为阑尾炎。
- CT 扫查最常见的表现为阑尾肿大，其次为阑尾·回盲部的肠壁肥厚或明显强化、肿块形成等表现。若仅观察到阑尾肿大的展现，则难以与阑尾炎鉴别。如见到阑尾肿大的征象之外，同时出现周围肠道局限性管壁肥厚、注射造影剂后明显强化，则需警惕本病可能。
- 局限于阑尾的病例，肠镜检查多较难观察。在阑尾区可见黏膜下肿瘤样的隆起或壁外压迫等征象，也可见到肿瘤露头于黏膜表面形成溃疡的表现。

参考文献

石山隼，他．腹腔鏡観察が治療に有用であった虫垂杯細胞カルチノイドの 1 例：本邦 126 例の検討．日外科系連会誌 41：212-218, 2017.

（山下 贤，冈 志郎）

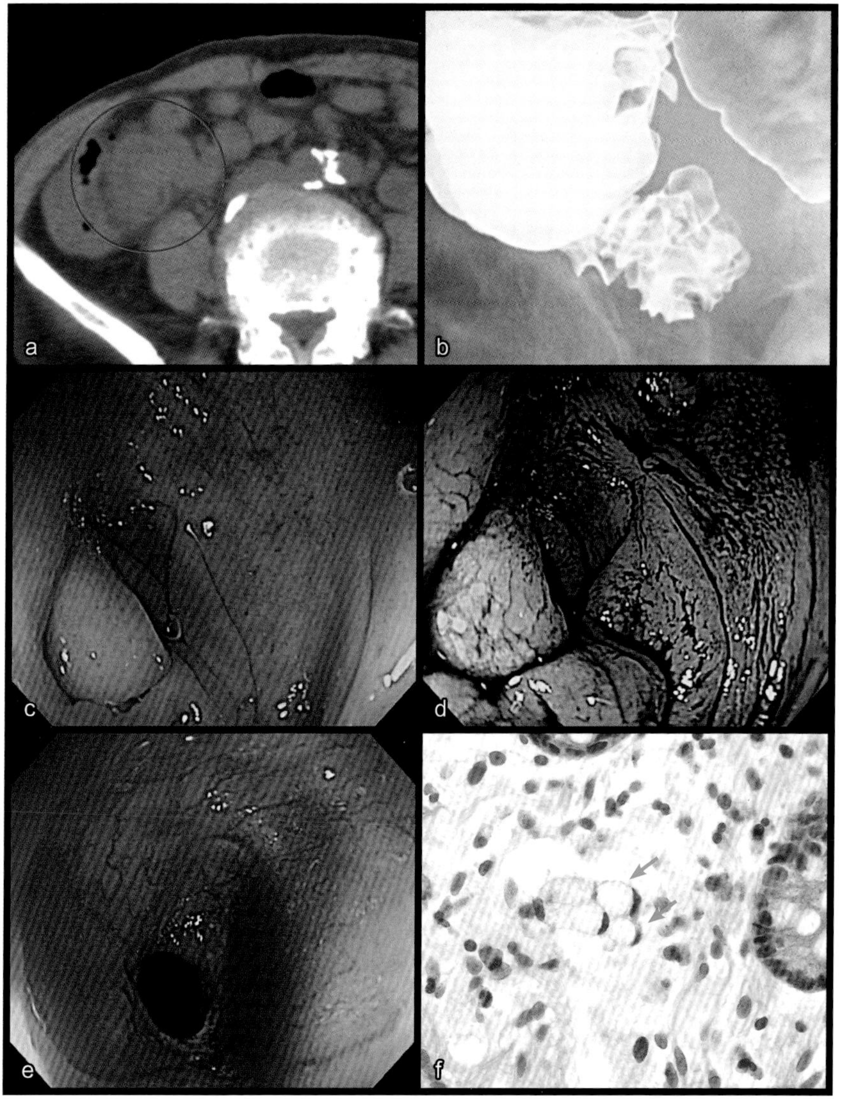

【70 余岁男性。阑尾杯状细胞类癌】

a：腹部 CT 所见（盲肠）。○处可见肿大的阑尾。

b：灌肠 X 线造影所见（盲肠）。阑尾可见不规则扩张。

c：常规内镜所见。阑尾开口部肛侧可见黏膜下肿瘤样隆起。

d：靛胭脂染色所见。尽管可见活检后瘢痕，但除此之外的黏膜结构均正常。

e：阑尾开口部内镜所见。肿瘤主要位于黏膜下。

f：活检病理所见。可见类似于印戒细胞的肿瘤细胞（➞）。

血管瘤

食管 ▶ ㊤31 页
小肠 ▶ 42 页

- 大肠血管瘤是由黏膜下增生血管组成的边界不清的良性肿瘤，较为罕见。
- 本病多见于直肠及乙状结肠。
- 发病机制尚未明确，但被认为与炎症、感染及缺血等因素有关。
- 本病可单发或伴有蓝色橡皮泡痣综合征（blue rubber bleb nevus syndrome；BRBNS）等。
- 组织病理学上分类：①毛细血管性血管瘤；②海绵状血管瘤；③两者的混合型。
- 本病主要位于黏膜层及黏膜下层，但有时也可深达肌层及浆膜层。
- 有时会以血便、腹痛、贫血等主诉就诊时被发现，有时也可毫无症状，仅在粪便隐血阳性时被偶然发现。

内镜所见及诊断技巧

- 多表现为红色～暗红色或蓝色的黏膜下肿瘤。但有时色调也与正常黏膜一致。
- 本病肉眼形态多种多样，可呈带蒂或亚蒂性息肉样外观，也可呈平坦或结节样外观。
- 腹部 X 线及 CT 可见出血、血栓机化形成的钙化灶，与病变区域分布一致。
- 本病无症状时可选择随访观察，但如果成为血便及贫血的病因，则需进行治疗干预。
- 过去一般选择外科手术切除，但目前部分形态类型也可采用内镜切除。
- 近年来有报道指出，聚多卡醇的局部注射可用于治疗海绵状血管瘤。

参考文献

Amano K, et al. A case of polypoid cavernous hemangioma of the sigmoid colon excised by colonoscopic polypectomy. Gastroenterol Jpn 28：712-718, 1993.

（冈 志郎）

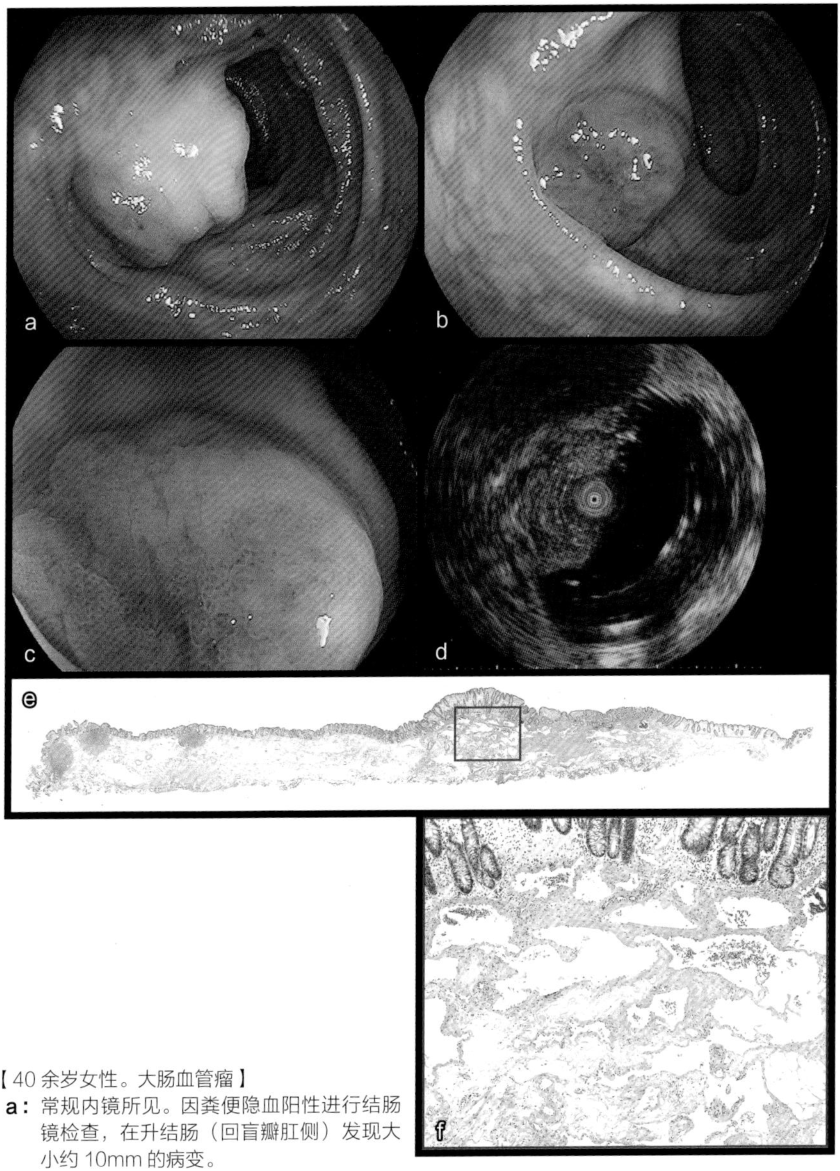

【40 余岁女性。大肠血管瘤】

a：常规内镜所见。因粪便隐血阳性进行结肠镜检查，在升结肠（回盲瓣肛侧）发现大小约 10mm 的病变。

b：常规内镜所见（正面观）。可见顶部发红的蓝色广基性黏膜下肿瘤。

c：NBI 放大观察所见（弱放大）。可见正常的 pit 结构。

d：超声内镜所见。第 3 层可见不均匀低回声肿块。据此诊断为海绵状血管瘤，并进行了 EMR 治疗。

e：病理组织全貌。黏膜下层可见血管扩张增生。

f：病理组织所见（弱放大）。部分血管壁可见玻璃样变及钙化。据此诊断为海绵状血管瘤。

脂肪瘤

胃 ▶ ㊤158 页

- 脂肪瘤由没有异型性的成熟脂肪细胞增生形成，由于脂肪细胞处于黏膜下层，故呈现出表面平滑的黏膜下肿瘤形态。本病好发于右半结肠。
- 根据尸检病例统计，本病发病率约为 3%。
- 脂肪瘤在大肠良性非上皮性肿瘤中最为常见。虽然绝大多数是在内镜检查时偶然发现，但超过 2cm 时可伴有腹、出血、排便异常等症状，而 3cm 以上的脂肪瘤则可导致肠套叠。
- 灌肠造影下脂肪瘤 X 线穿透性高，体位变换或者压迫时可见其形态改变（squeeze sign）。脂肪瘤在 CT 上表现为内部均匀的低密度影，在 MRI T1 加权像上呈高信号，T2 加权像上呈等信号，在超声内镜下则呈现高回声。当处于肠套叠状态时，腹部超声检查可扫查到呈同心圆状的肠壁，即“靶环征”（target sign）。
- 治疗上，如果脂肪瘤引起相关症状，则可选择内镜下摘除或手术切除。

内镜所见及诊断技巧

- 脂肪瘤表面被覆正常黏膜，多呈现发黄、表面平滑、柔软的外观（**a**）。
- 肿瘤柔软，用活检钳等压迫后很容易凹陷变形，而放开后则会复原，即具有特征性的 cushion sign（**b**）。
- 较大的脂肪瘤，较易在空气量变化、体位改变、蠕动运动等情况下发生形变。有些大型脂肪瘤头端移动时基底可成蒂，从而呈现 0-Ⅰp 型外观。
- 活检时如发现深层脂肪组织显露（naked fat sign），则诊断相对容易（**c**）。
- 反复发生套叠的病变，由于其呈发红色调，伴有糜烂和溃疡，且表面坚硬，故有时难以与上皮性肿瘤相鉴别（**d**）。**e**、**f** 为因肠套叠而行手术治疗的病例。
- 确诊虽然有赖于组织学诊断，但仅凭内镜下所见也较易做出诊断。有症状脂肪瘤可进行治疗，如选用息肉切除术进行治疗，由于直接切除脂肪组织较费时间，通电过多会使穿孔的风险增加。若选用 ESD 治疗，则可在避免直接切除脂肪的情况下将病灶安全剥除。

（五十岚 正广）

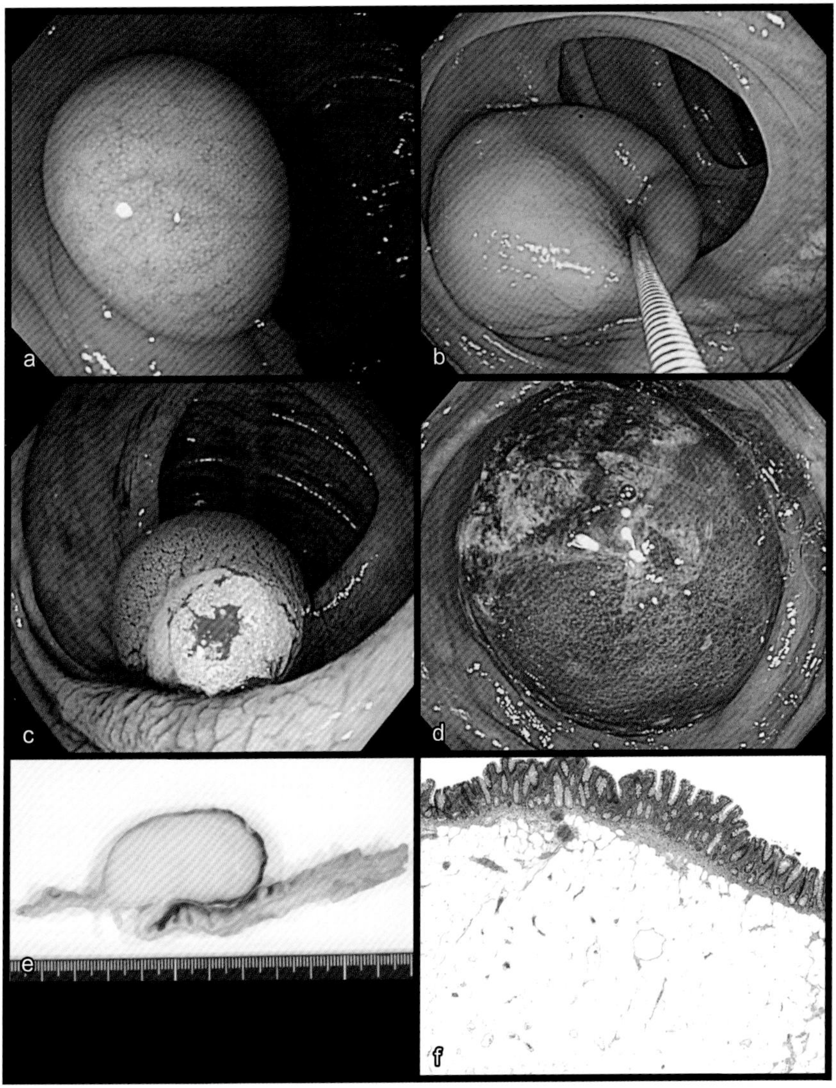

【脂肪瘤】

a：肠镜所见。典型的脂肪瘤。表面被覆正常黏膜，病灶整体稍显黄色且具有光泽。

b：活检钳压迫后容易产生凹陷（cushion sign）。

c：活检后可见脂肪显露（naked fat sign）。

d：反复造成肠套叠的脂肪瘤。表面显著发红，顶部可见糜烂、溃疡。

e：肠套叠病例切除后的肿瘤断面所见。可见黄色均匀的脂肪组织。

f：肠套叠病例的病理组织所见。正常黏膜下可见由成熟脂肪细胞构成的脂肪瘤。

炎性纤维性息肉（IFP）

食管 ▶ ㊤47 页
胃 ▶ ㊤162 页
小肠 ▶ 44 页

- 1920 年，Konjetzny 首次将发生于消化道不明原因且伴有嗜酸性粒细胞浸润的肉芽肿性病变命名为“息肉样纤维瘤”（polypoid fibroma）。随后在 1953 年 Helwig 等将伴有嗜酸性粒细胞浸润的以炎性结缔组织增生为主的隆起型病变称为“炎性纤维性息肉”（inflammatory fibroid polyp；IFP），目前这个名称被广泛使用。
- 关于本病的发病机制，过去认为属于反应性的炎性息肉，即炎症学说较为盛行。但近年发现本病与 *PDGFRA* 基因突变有关，提示其可能为一种肿瘤性病变。

内镜所见及诊断技巧

- 肠镜下呈现较硬的亚蒂或有蒂的黏膜下肿瘤形态。表面常伴有糜烂和溃疡，典型病例呈阴茎龟头样外观。但也有很难与其他黏膜下肿瘤鉴别的病例，治疗前的组织学诊断也较困难。另外，也可见到部分形态变化比较迅速的病变、随访过程中增大的病变以及隆起部分脱落的病变。
- 大肠 IFP 在各个年龄段都能看到，日本以女性稍多见，好发于右半结肠，尤其是盲肠，常以腹痛和便血就诊而被发现。与小肠不同，大肠 IFP 较少出现肠套叠。
- 病理组织学特征性的表现：①病灶主要位于黏膜固有层或黏膜下层；②纤维母细胞、纤维细胞、胶原纤维等结缔组织增生；③嗜酸性粒细胞、淋巴细胞、浆细胞等炎症细胞浸润；④细小动脉、毛细血管、淋巴管等小型脉管增生；⑤小血管周围的纤维性结缔组织呈同心圆状排列（洋葱皮样外观）等。

（本庶 元）

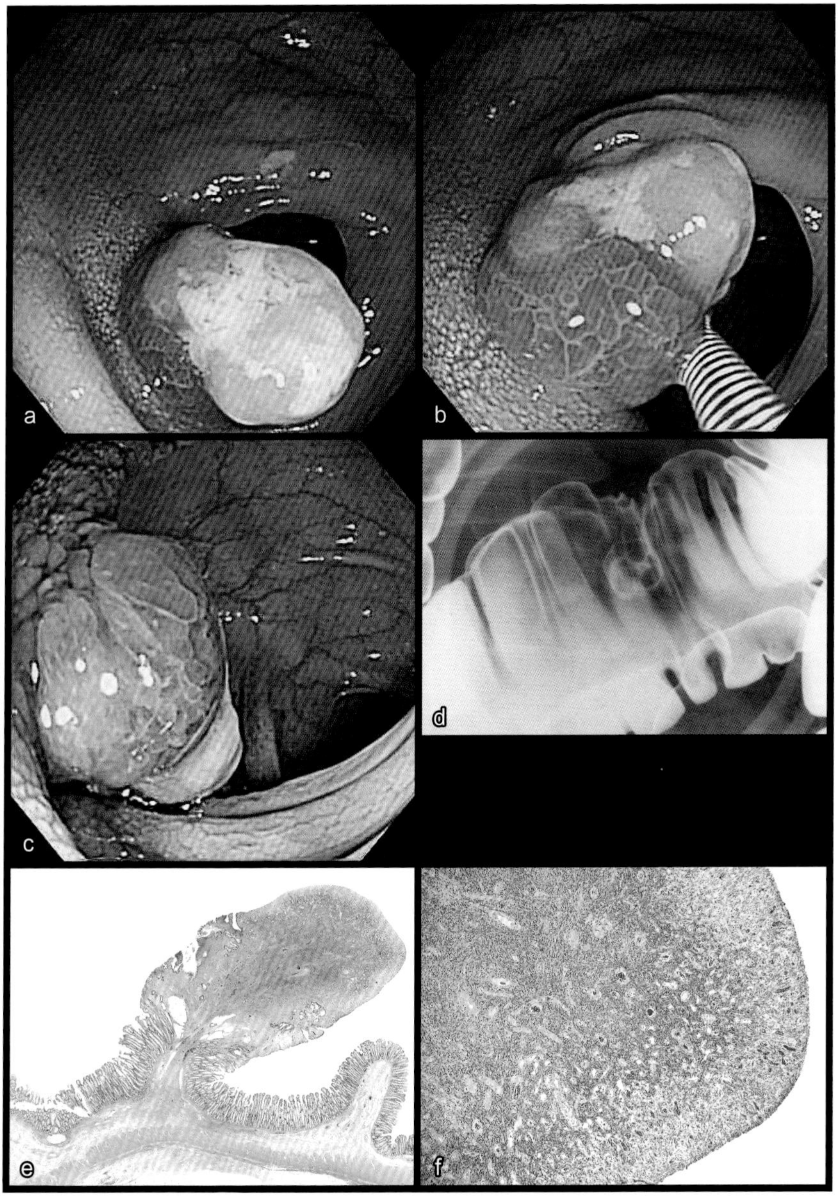

【50 余岁女性。大肠 IFP】

a ~ c： 肠镜所见。横结肠可见亚蒂的隆起型病变。表现为顶部有黏液附着、具有光泽感的隆起。边缘可见发红的鱼鳞状黏膜纹理。

d： 灌肠 X 线造影所见。横结肠可见大小约 13mm 的亚蒂隆起型病变，其内形成二段隆起。

e，f： 病理组织所见。病理组织全貌（**e**），HE 染色弱放大所见（**f**）。可见表层上皮脱落。

浆细胞瘤

胃 ▶ ㊤164 页

- 浆细胞瘤是 B 淋巴细胞分化成熟形成的浆细胞单克隆增生，并分泌单克隆免疫球蛋白的疾病。
- 浆细胞瘤多表现为多发性骨髓瘤，髓外浆细胞瘤占全部浆细胞瘤的 3% ~ 5%。
- 80% ~ 90% 的髓外浆细胞瘤发生在上呼吸道。消化道、中枢神经系统、膀胱、甲状腺、乳腺等处也可发生。
- 大肠浆细胞瘤约占髓外浆细胞瘤的 7%，是比较罕见的肿瘤。男女比为 5：1，平均发病年龄 54 岁，从盲肠到直肠的发病率大致相同。经常形成大型的肿块，导致腹痛和出血，但也有无症状的病例。
- 治疗上主要选择外科手术切除或放疗，但进展期病例也推荐进行化疗。

内镜所见及诊断技巧

- 大肠浆细胞瘤可呈现边界模糊的粗糙黏膜、不规则凹陷、溃疡性肿块、结节状或黏膜下肿瘤样隆起等多种形态。肿瘤的增殖能力（Ki-67 指数）高，也可形成巨大肿块或溃疡导致管腔狭窄，且病变往往多发。
- 活检或外科手术切除标本的病理组织学诊断必不可少。HE 染色下可见由 N/C 比高、大小不一、嗜碱性的车轮状细胞核和丰富的嗜酸性细胞质组成的浆细胞样异型细胞弥漫浸润。
- 肿瘤细胞的免疫组化染色特点为 CD19（+），CD45（+），CD56（±），CD79a（±），CD138（+），cyclin D1（-）。免疫球蛋白轻链的免疫组化或原位杂交下显示 κ 链或 λ 链其中一种阳性，证明浆细胞单克隆性增殖方可确诊本病。

参考文献

Parnell K, et al. Extramedullary plasmacytoma mimicking colon carcinoma: an unusual presentation and review of the literature. BMJ Case Rep 2015. doi: 10.1136/bcr-2015-210973.

（中村 昌太郎）

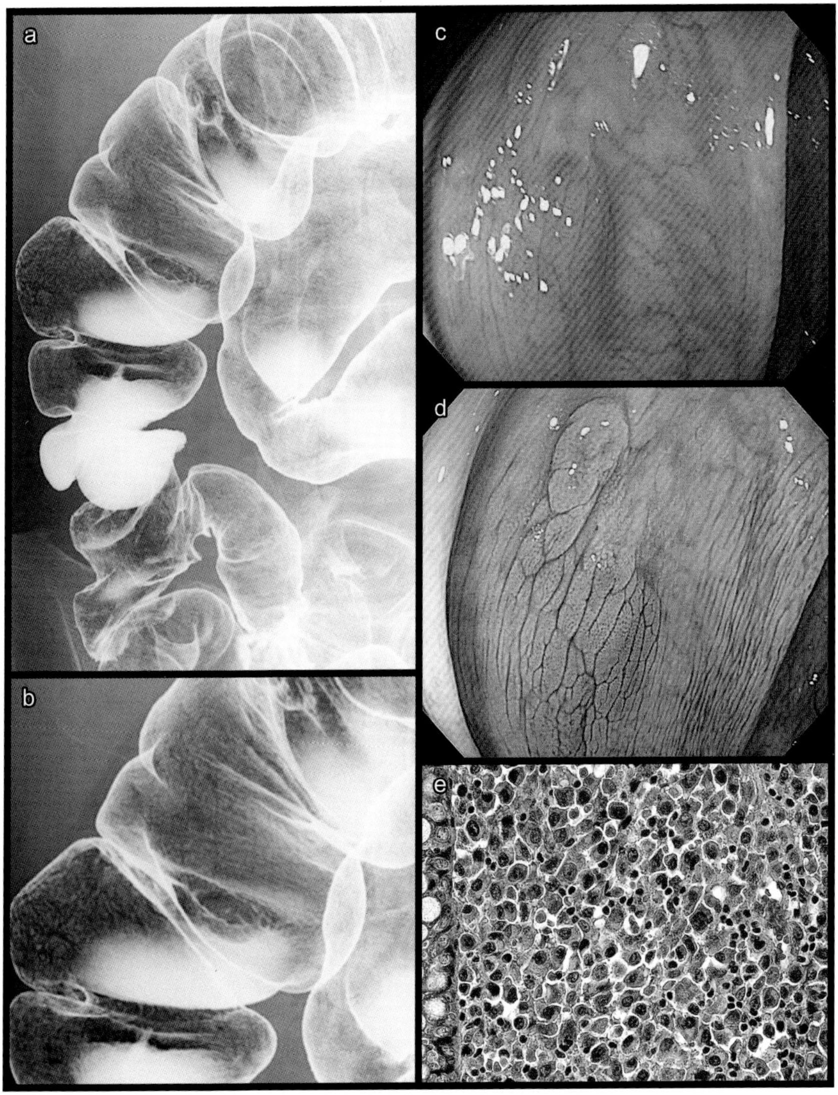

【40 余岁男性。浆细胞瘤】

a，b： 灌肠 X 线所见。升结肠表面可见伴有颗粒样改变、长径约 1cm 的隆起型病变。

c，d： 内镜所见。可见血管透见性消失的低矮、轻度发红的隆起型病变，病变范围不清。

e： 活检组织病理所见（HE 染色）。黏膜内可见胞浆嗜酸性的异型浆细胞弥漫性浸润。这些异型细胞的免疫表型为 CD20（-），CD79a（+），κ（-），λ（+），故诊断为髓外浆细胞瘤。

GIST

食管 ▶ ㊤77 页
胃 ▶ ㊤166 页
十二 ▶ ㊤227 页
小肠 ▶ 48 页

- 胃肠道间质瘤（gastrointestinal stromal tumor；GIST）是肌层内 Cajal 间质细胞异常增殖形成的肿瘤，肿瘤细胞的细胞膜上的异常 KIT 蛋白（CD117）及 PDGFRα 蛋白是造成本病的主要原因。
- GIST 每年的发病率约为 0.002%，而大肠 GIST 仅占消化道 GIST 的 4% ~10%，更为罕见。发病年龄为 55~60 岁，男性居多，初发病症状有血便、肛门痛、排便困难等。
- 直肠 GIST 多发生于直肠下段。肿瘤较大时可先行术前化疗，待肿瘤缩小后再行保肛手术。
- 大肠 GIST 与其他 GIST 一样，主要转移至肝脏或腹膜播散，较少出现淋巴结转移。

内镜所见及诊断技巧

- GIST 起源于固有肌层，呈现膨胀性发育的黏膜下肿瘤形态，多数黏膜表面没有变化，内镜下单凭肿瘤表面结构进行诊断往往较困难。需综合 CT、MRI、PET 这些有价值的辅助检查进行诊断。
- 本病需与平滑肌肿瘤、神经系肿瘤、类癌、黏膜下肿瘤样癌等相鉴别。
- 本病确诊有赖于活检。当病灶有溃疡形成时可在内镜直视下活检。当肿瘤表面有正常黏膜覆盖时，可经由 EUS 引导下细针穿刺抽吸活检或麻醉下直接经肛针刺活检。后者可获取的标本量更多，更为有效。
- HE 染色可见梭形或上皮样肿瘤细胞，可通过 KIT（CD117）、CD34、α-SMA、S-100 等免疫组化指标进行诊断。
- 本病多发生于直肠下段，与狭窄的肛管相延续的扩展延伸的黏膜下肿瘤病变可能会被漏诊。病变平滑的可表面可使诊断变得困难。
- 内镜检查前必须进行肛门指诊以确认肛管或直肠下段有无肿瘤。

（松田 圭二）

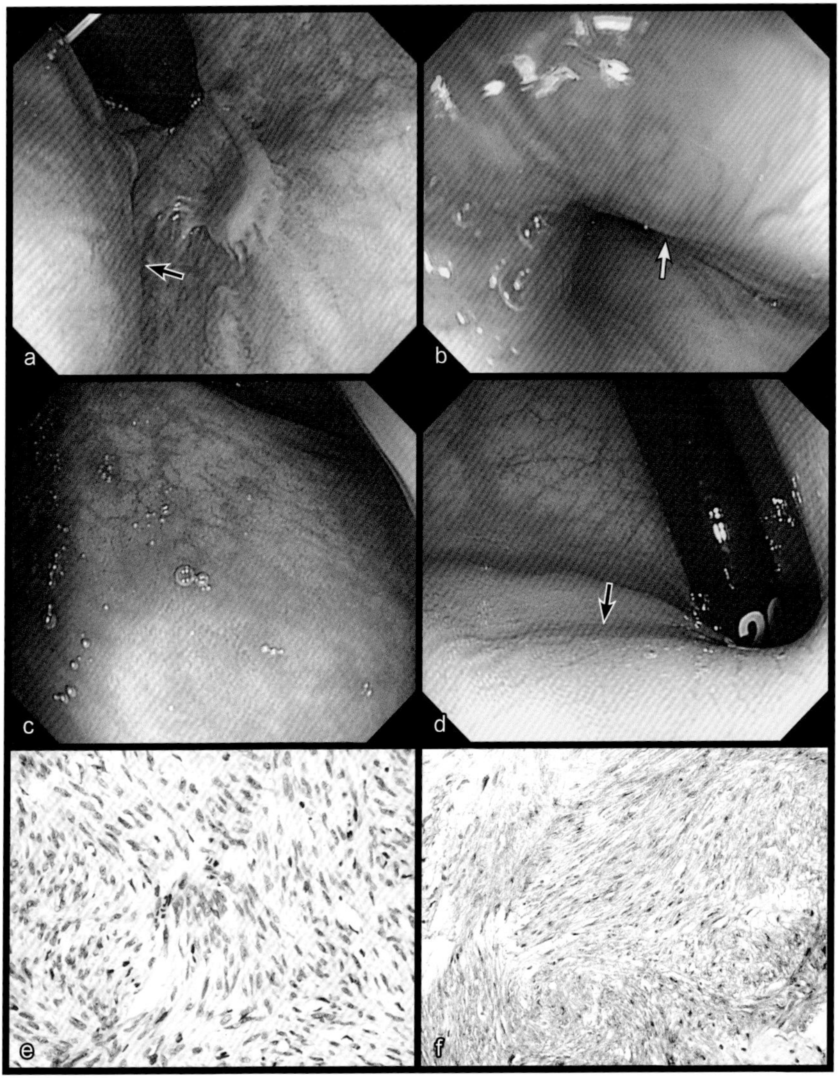

【30 余岁女性。GIST（直肠下段）】
a：肠镜反转所见。直肠下段可见表面被覆平滑黏膜的黏膜下肿瘤（➡）。
b：内镜插入时，直肠下段内可见黏膜下肿瘤（⇨）。
c：靛胭脂染色所见。肿瘤表面平滑，未见黏膜结构异常。
d：内镜反转所见。服用伊马替尼 6 个月后，肿瘤缩小（➡）。
e：活检组织所见（HE）染色。具有梭形细胞核及淡嗜酸性胞浆的梭形细胞交错排列。
f：活检组织所见（CD117 染色）。肿瘤细胞可见 CD117 阳性。

神经源性肿瘤

- 大肠神经源性肿瘤是起源于大肠神经细胞的肿瘤性病变。根据起源细胞不同，在病理组织学上可分为：① schwannoma（神经鞘瘤）；② neurofibroma（神经纤维瘤）；③ ganglioneuroma（神经节细胞瘤）。是极其罕见的病变。
- 本病多合并神经纤维瘤病 -1 型（neurofibromatosis-1；NF-1）或多发性内分泌腺瘤病（multiple endocrine neoplasm；MEN），但也有无明确家族史的散发型。除 NF-1 以外，极少见到多发性肿瘤。
- 神经节细胞瘤是由神经节细胞、梭形细胞、神经纤维构成的肿瘤性病变。弥漫型（diffuse 型）神经节细胞瘤经常合并 NF-1 及 MEN，由于病变透壁性增殖生长，故边界往往不清。
- 虽然神经鞘瘤的恶变概率高达 24%，但对于神经纤维瘤和神经节细胞瘤而言，除非它们合并 NF-1，否则几乎不会恶变。

内镜所见及诊断技巧

- 神经鞘瘤是来源于 schwann 细胞的肿瘤，具有包膜。肿瘤呈黏膜下肿瘤样形态，外观无明显特征性，但边界较为清晰。肿瘤基本为实性且内部性状也较均一，但间质中黏液水肿状成分增多时可使内部性状不均一化。EUS 下的无回声区域及 MRI T2 加权像的高信号区域相当于囊性变、黏液样变性，是本肿瘤较为特征性的影像学表现。
- 对于神经纤维瘤，由于稀疏的纤维组织和神经细胞以黏膜下层为中心向上皮下增殖，故呈现出波浪状形态，大多边界不清晰（**a ~ d**）。因此，对血管透见消失、无名沟消失的微细颗粒状黏膜，要提高警惕并仔细观察。
- diffuse 型神经节细胞瘤呈透壁性增殖，故边界不清。而 polypoid 型及 polyposis 型则以黏膜固有层为中心增殖，呈现“上皮下”肿瘤的形态。由于肿瘤存在于被覆上皮正下方使其伸展，因此上皮隐窝间区扩大，故可观察到稀疏分布的 pit（**e，f**）。若病灶表现为特异性的上皮下发育性肿块，需考虑神经源性肿瘤与颗粒细胞瘤之间的鉴别。

（小泽 俊文）

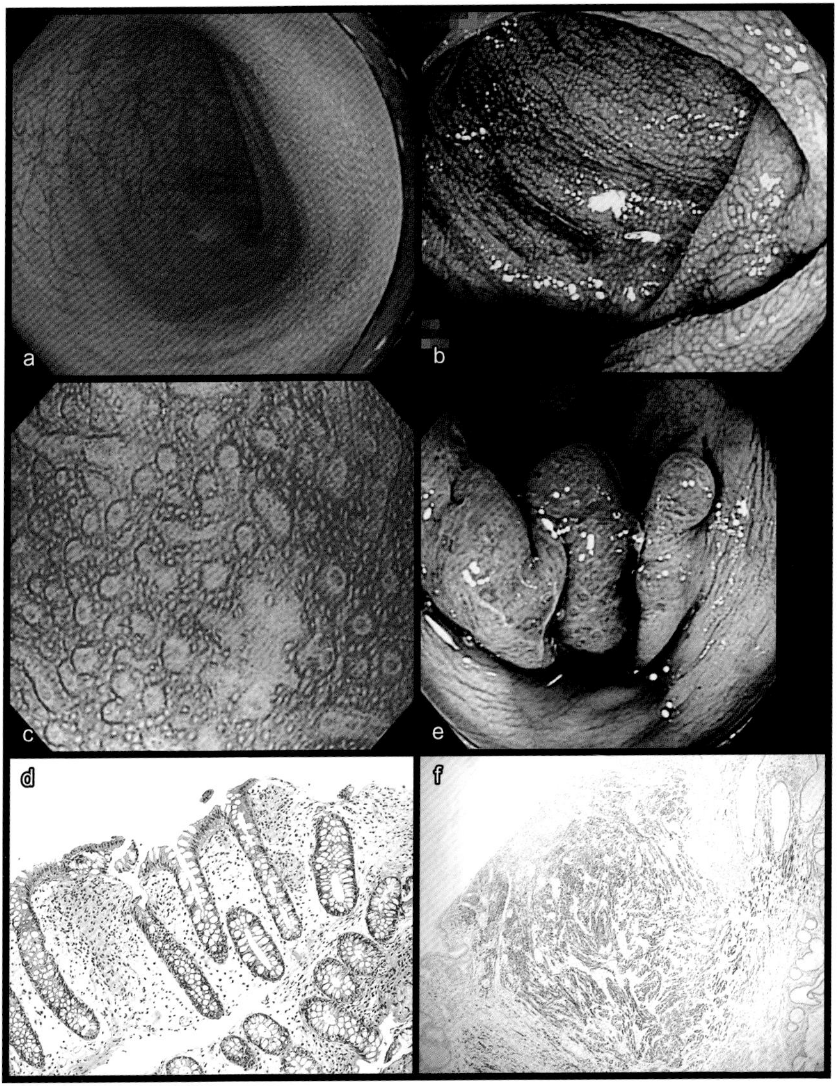

【神经纤维瘤】

a：肠镜所见（乙状结肠）。可见血管透见消失的区域，但边界不清。

b：靛胭脂染色所见（乙状结肠）。可见无名沟消失的微细颗粒状黏膜。

c：结晶紫染色所见（乙状结肠）。可见正常腺管结构消失、隐窝间区扩大，呈眼球样或佩斯利涡旋花纹样结构。部分腺管融合。

d：活检组织所见。黏膜固有层的被覆上皮正下方可见由神经细胞和纤维组织构成的肿瘤细胞。

【神经节细胞瘤】

e：肠镜所见（降结肠）。可见表面发红的隆起型病变，表面可观察到星芒状结构，隐窝间区扩大。

f：病理组织所见（S-100 蛋白免疫组化染色）。上皮正下方可见梭形细胞和神经纤维增生。

恶性淋巴瘤

食管 ▶ ㊤79 页
胃 ▶ ㊤168, 172 页
十二 ▶ ㊤229 页
小肠 ▶ 50 页

- 大肠恶性淋巴瘤，占大肠恶性肿瘤的 0.1% ~0.7%，占消化道淋巴瘤的 3% ~ 10%，相对少见。
- 组织学类型中以 MALT 淋巴瘤最多见，弥漫性大 B 细胞淋巴瘤（diffuse large B-cell lymphoma；DLBCL）、T 细胞淋巴瘤、滤泡性淋巴瘤也较为常见。此外，还可见到套细胞淋巴瘤、Burkitt 淋巴瘤、淋巴母细胞淋巴瘤等。
- 肉眼形态多种多样，一定程度上与组织学类型相关。
- 治疗手段包括根除幽门螺杆菌（*H.p*）在内的抗生素治疗、手术切除、化疗、放疗等。治疗方案的确立需结合组织学类型、临床分期、病变范围等综合考虑。

内镜所见及诊断技巧

- MALT 淋巴瘤多为隆起型（**a ~ g**），呈隆起表面比较平滑的黏膜下肿瘤（SMT）样外观。部分病例也可表现为广泛的小结节集簇分布或弥漫型（**h ~ o**）。
- 部分隆起型的直肠 MALT 淋巴瘤可通过抗生素治疗获得消退或缓解。需与局限性淋巴滤泡增生（直肠扁桃体）或淋巴滤泡性直肠炎相鉴别。
- 滤泡性淋巴瘤，多表现为类似 MLP（multiple lymphomatous polyposis）型的多发小隆起（**p ~ s**）。也可形成单发或多发的肿块（**t ~ v**）。
- 滤泡性淋巴瘤局限于直肠时也和 MALT 淋巴瘤一样，需与淋巴滤泡性直肠炎进行鉴别。
- DLBCL 大多形成溃疡和肿块，需与进展期癌相鉴别（**w**）。套细胞淋巴瘤以 MLP 型居多，但也常常形成大型肿块（**x**）。
- T 细胞淋巴瘤多为弥漫型，伴有不规则糜烂和小溃疡（**y**）。

参考文献

中村昌太郎，他．小肠 · 大肠恶性淋巴瘤の内視鏡診断．Gastroenterol Endosc 51：3-9, 2009.

（中村 昌太郎）

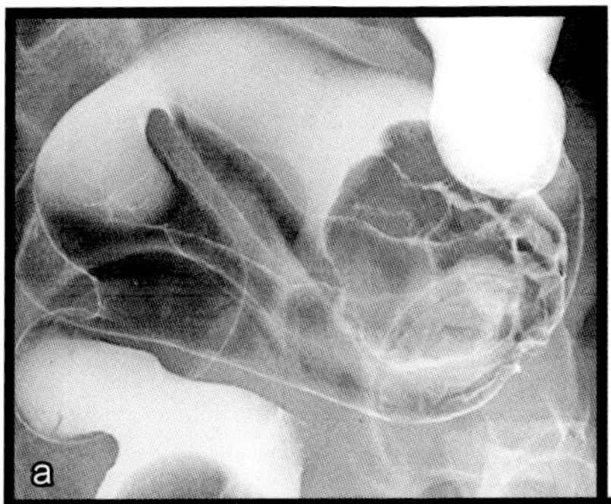

【40 余岁男性。MALT 淋巴瘤（隆起型）】

a： 灌肠 X 线造影所见。乙状结肠可见边界清晰、大小约 6cm 的分叶状隆起型病变。

b，c： 内镜所见。病变肛侧可见部分覆有白苔的多结节状隆起（**b**），同时口侧也可见局部覆盖白苔的多结节状隆起（**c**）。

d： 切除标本所见。可见位于乙状结肠大小约 6cm 的分叶状、多结节状肿块。

e～g： 病理组织所见。黏膜到黏膜下层可见小型～中型的异型淋巴细胞浸润（**e，f**），伴有淋巴上皮病变（**f**）。免疫组化染色可见异型淋巴细胞 CD20 阳性。

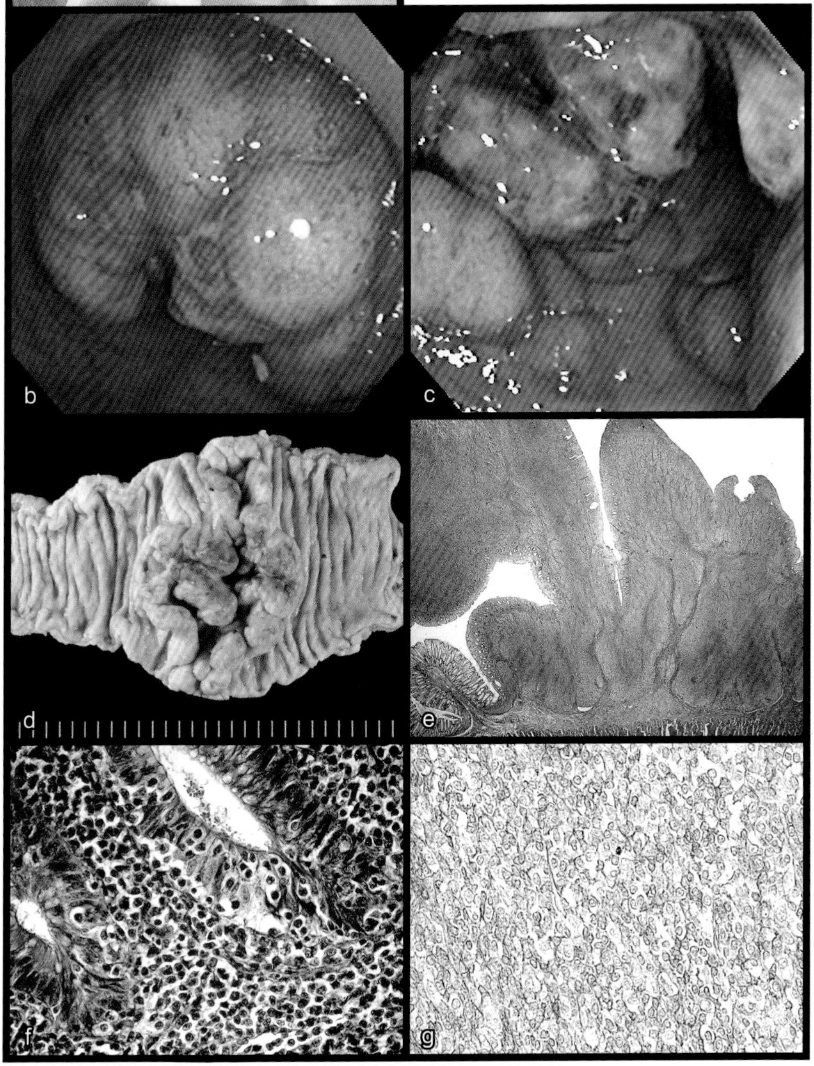

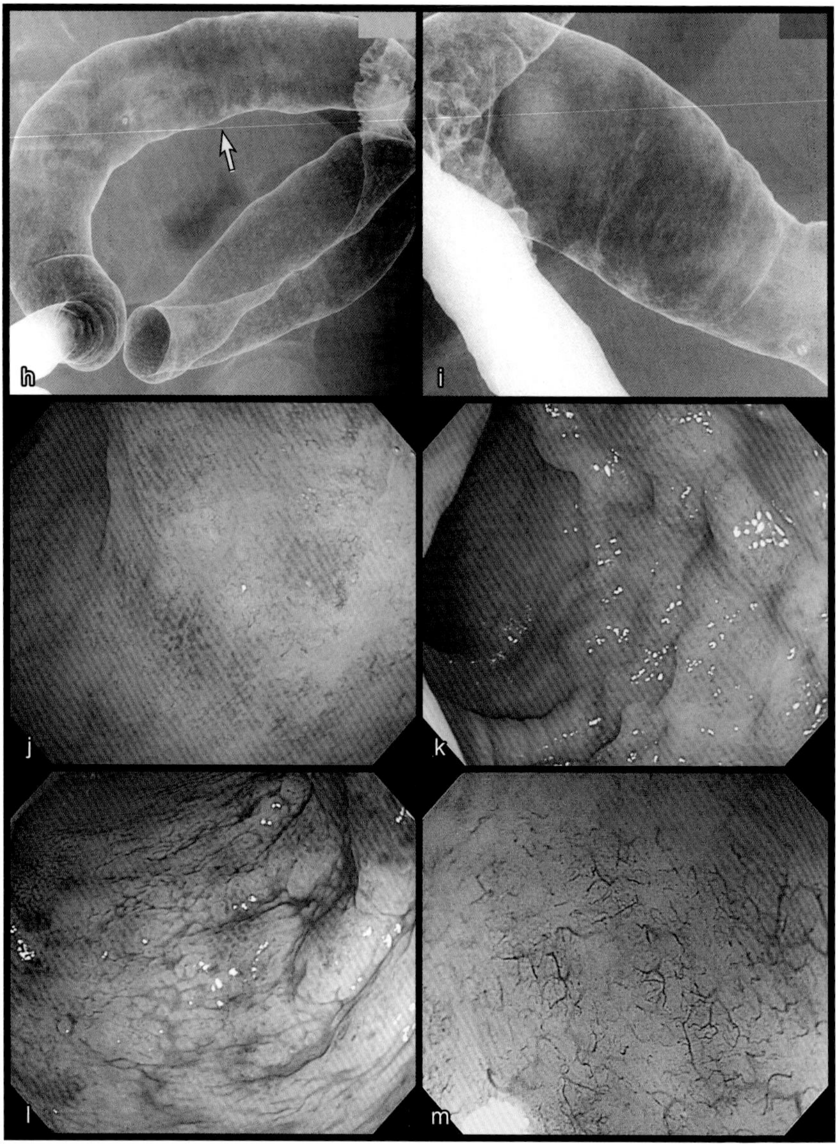

【60 余岁男性。MALT 淋巴瘤（弥漫型）】

h，i： 灌肠 X 线造影所见。乙状结肠可见残留少量钡剂、边界不清的粗糙黏膜（⇨）。

j ~ m： 内镜所见。乙状结肠可见伴有红斑的边界不清的粗糙黏膜（**j**），吸气后可见黏膜下肿瘤样小结节集簇分布的串珠样病变（**k，l**）。NBI 放大观察下未见腺管结构，但可见增生的异常小血管（**m**）。

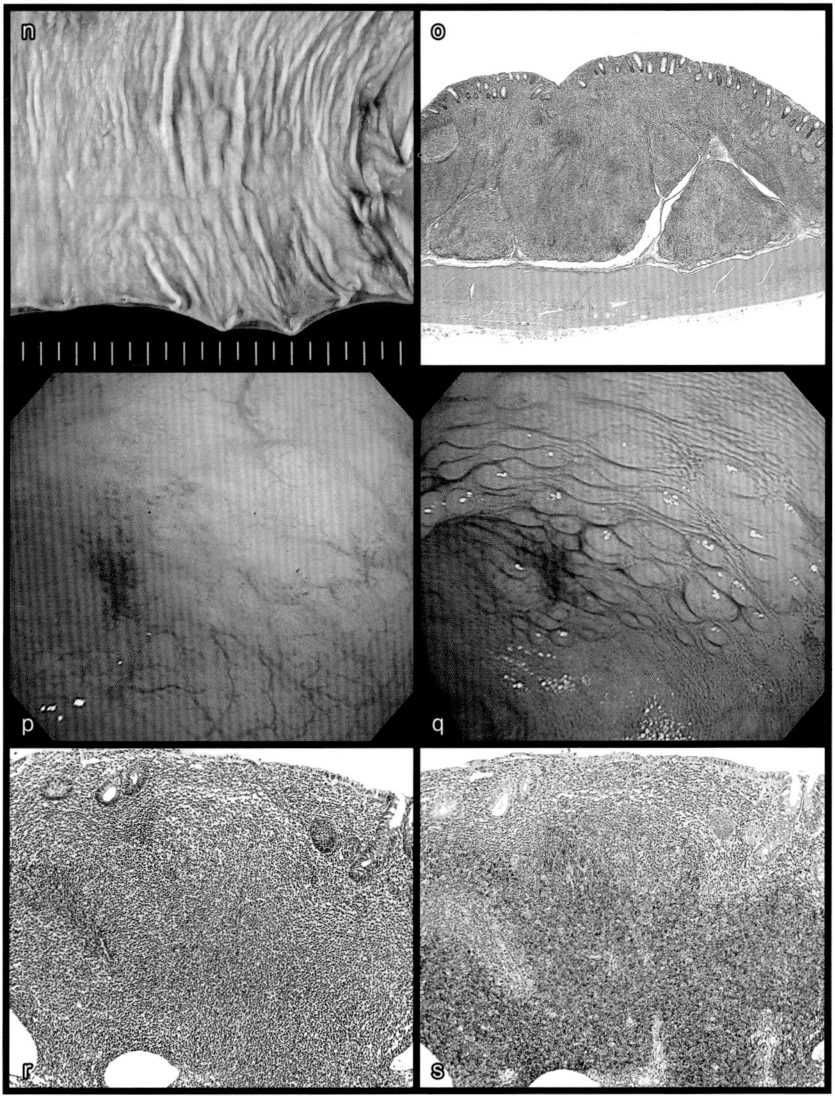

n： 切除标本所见。可见乙状结肠中边界模糊的肿大皱襞和不均匀的肥厚黏膜。

o： 病理组织所见。可见致密的肿瘤细胞浸润至黏膜下深层。

【60 余岁女性。滤泡性淋巴瘤（MLP 型）】

p，q： 内镜所见。Rb 可见表面平滑的多发小隆起。

r，s： EMR 标本的病理组织所见。黏膜层深层到黏膜下层可见异型淋巴细胞浸润并隐约形成的滤泡样结构（**r**），免疫组化染色下肿瘤细胞的 CD10 呈阳性（**s**）。

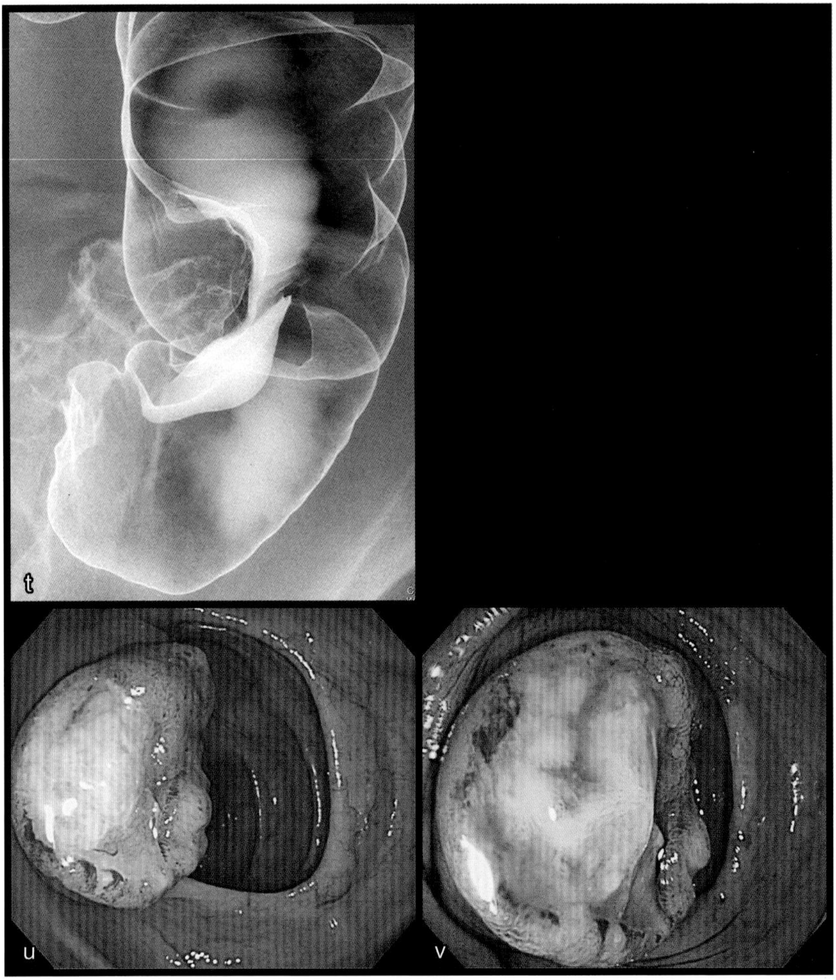

【60 余岁女性。滤泡性淋巴瘤(隆起型)】

t： 灌肠 X 线造影所见。回盲瓣可见伴有凹陷、长径约 2cm 的隆起型病变。

u，v： 内镜所见。回盲瓣上唇可见伴有浅溃疡的黏膜下肿瘤样隆起型病变。

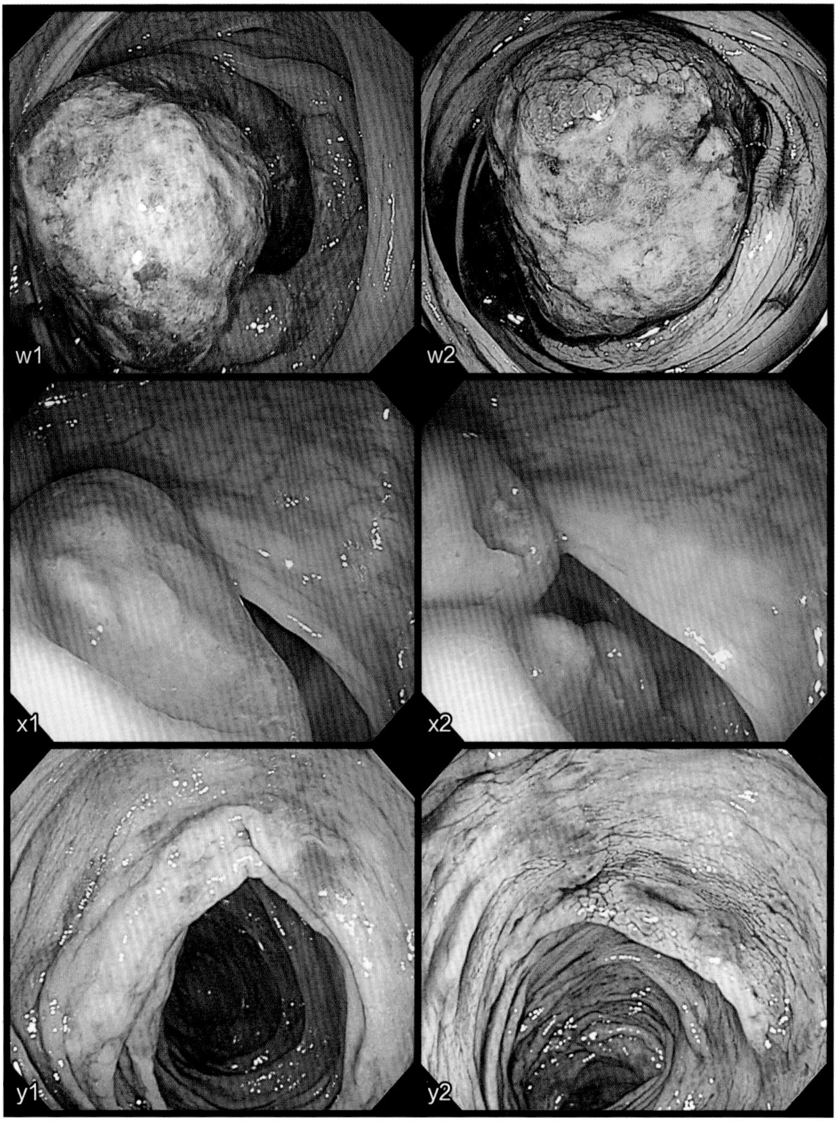

【50 余岁男性。DLBCL（隆起/肿块型）】
w： 内镜所见。升结肠可见巨大的溃疡性肿块。溃疡边缘覆盖正常黏膜，呈现黏膜下肿瘤样隆起。
【70 余岁男性。套细胞淋巴瘤（隆起/肿块型）】
x： 内镜所见。升结肠可见多发大小不一且伴浅溃疡的黏膜下肿瘤样隆起。
【60 余岁男性。成人 T 细胞白血病/淋巴瘤（弥漫型）】
y： 内镜所见。整段大肠可见弥漫性发红、糜烂、颗粒状黏膜。

阑尾黏液囊肿

- 阑尾内持续产生黏液，若黏液潴留在阑尾内腔使其处于囊状扩张的状态，则称为阑尾黏液囊肿，是一种比较罕见的疾病。
- 以前对于本病定义较模糊，根据异型度将其分为阑尾黏液腺瘤或腺癌，后来《大肠癌处理规约（第 9 版）》在 2010 年 WHO 分类的基础上，将胞浆内富含黏液、异型度较低的单层柱状上皮细胞组成的肿瘤泛称为“低异型度阑尾黏液性肿瘤”（low-grade appendiceal mucinous neoplasm；LAMN），仅将明显异型度较高且富含黏液的腺癌称为“阑尾黏液癌”。
- 囊肿破裂可能导致腹膜假性黏液瘤（pseudomyxoma peritonei）。本病无论良恶性，均建议外科手术治疗。

内镜所见及诊断技巧

- 内镜下可见与阑尾开口部一致、反映阑尾内黏液潴留的黏膜下肿瘤（submucosal tumor；SMT）样隆起（**a**）。
- 若在隆起顶部能见到阑尾开口，则这种特征性的火山口样表现被称为 volcano sign（**b**）。
- 病变内部因富含黏液而比较柔软，活检钳等触碰病变容易使其变形，即呈现所谓的 cushion sign（**c**）。
- 盲肠的 SMT 样隆起，有时可能是内镜注气后膨大的乙状结肠等形成的外压所导致的表现，可借助体位变换、吸气等调节空气量的操作来确认是否存在病变。
- 本病诊断并不仅靠内镜，还需借助于腹部超声检查、CT、MRI 等影像学检查等综合判断。不过，影像学检查难以判断病变的良恶性，最终仍需依靠切除标本的病理诊断（**d**，**e**）。
- 有时病灶在内镜下变化不明显但实际上可能已经是黏液癌（**f**），或者即使是良性病灶但破裂形成腹膜假性黏液瘤，这些情况在治疗上都比较棘手，因此本病在原则上推荐外科手术治疗。

（角田 洋一）

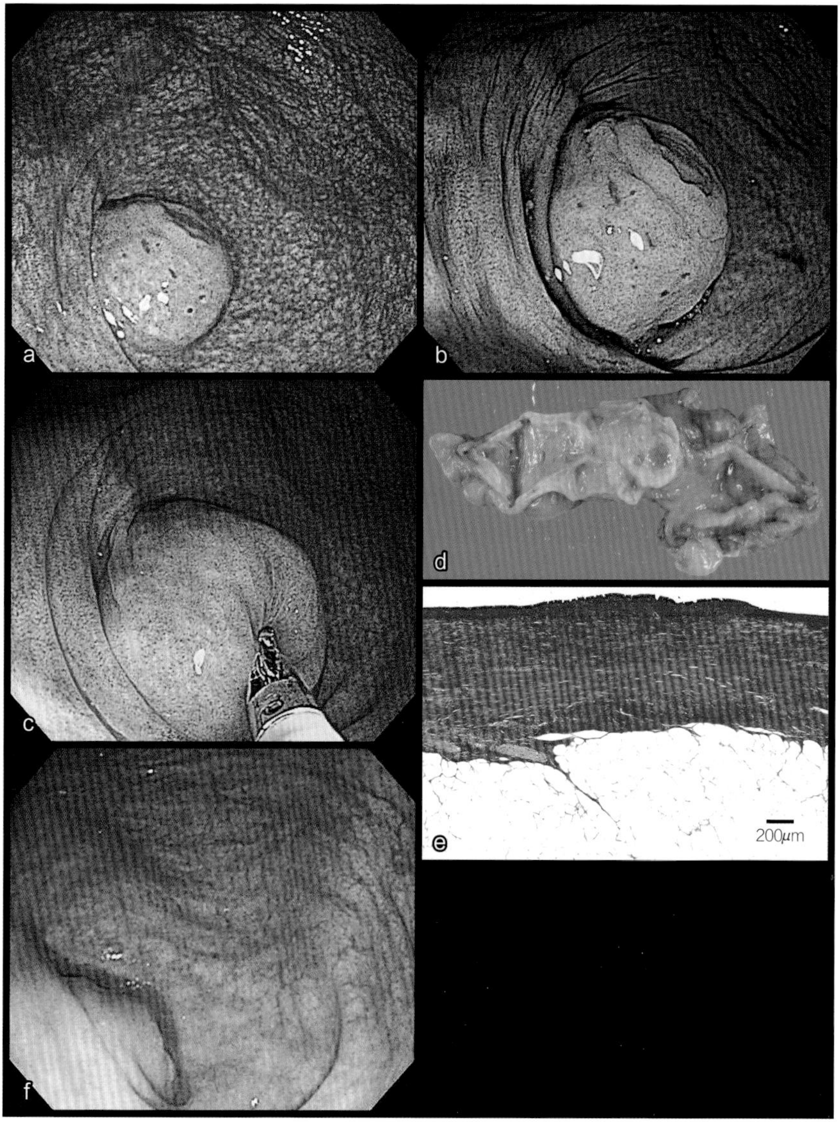

【70 余岁男性。阑尾黏液囊肿】

a： 肠镜所见（盲肠）。可见与阑尾开口部一致的 SMT 样隆起。

b： 靛胭脂染色所见。隆起顶端可见凹陷样的开口部（volcano sign）。

c： 用活检钳推压病灶所见。病灶柔软，cushion sign 阳性。

d： 切除标本（右侧为盲肠）。阑尾管壁肥厚肿大。

e： 病理组织所见。阑尾内腔面可见黏液潴留，上皮细胞未见高度核异型性，属于低异型度阑尾黏液性肿瘤。

【70 余岁女性。阑尾黏液癌】

f： 肠镜所见（盲肠）。阑尾开口部可见轻微 SMT 样隆起。手术标本可见阑尾黏液癌已侵犯至阑尾外。

家族性腺瘤性息肉病（FAP）

胃 ▶ 上 180 页
十二 ▶ 上 237 页

- 年轻时大肠即出现 100 个以上的腺瘤，并且高概率合并肠癌的一类疾病总称为大肠腺瘤病（polyposis）。其中，由于 adenomatous polyposis coli（*APC*）基因突变而呈常染色体显性遗传的大肠腺瘤病被称为家族性腺瘤性息肉病（familial adenomatous polyposis；FAP）。
- FAP 患者 20 岁左右可发生癌变，到 40 岁为止有半数病例罹患大肠癌。如果放任不管，则几乎 100% 的病例都会发展成大肠癌。
- FAP 患者的主要死亡原因为肠癌（约占 65%）。在腺瘤巨大、密集生长以及明确为高度异型或癌的情况下，可考虑全结肠切除术。

内镜所见及诊断技巧

- FAP 可发生在食管以外的所有消化道，因此本病的内镜诊断必须在熟悉消化道各部位表现的基础上进行综合判断分析。
- FAP 的大肠病变大部分为腺管的腺瘤性病变，表现为多发的各种形态的腺瘤。病变发生于儿童期，随年龄增长而呈现增大、增多的趋势，多数病变为无蒂或亚蒂性隆起。较大病变可伴有绒毛状腺瘤成分。有时也可出现乍一看类似增生性息肉的锯齿状腺瘤。
- 大肠腺瘤虽然可通过灌肠造影或者常规内镜检查进行诊断，但在检出微小病变和确认腺瘤密度等方面，联合色素喷洒的内镜检查更具有优势。
- 大肠息肉病的病情程度多种多样。不同病例中腺瘤的数量、密度、大小、形态、异型程度、是否癌变都有所差异。
- 成人 FAP 根据结直肠病变的密度大致可分为密集型（1000 个以上）、散在型（100~1000 个）、极散在型（不足 100 个）。但需要注意，大肠腺瘤的数量可因检查手段及检查时年龄的不同而出现较大差异。

（赤坂 理三郎）

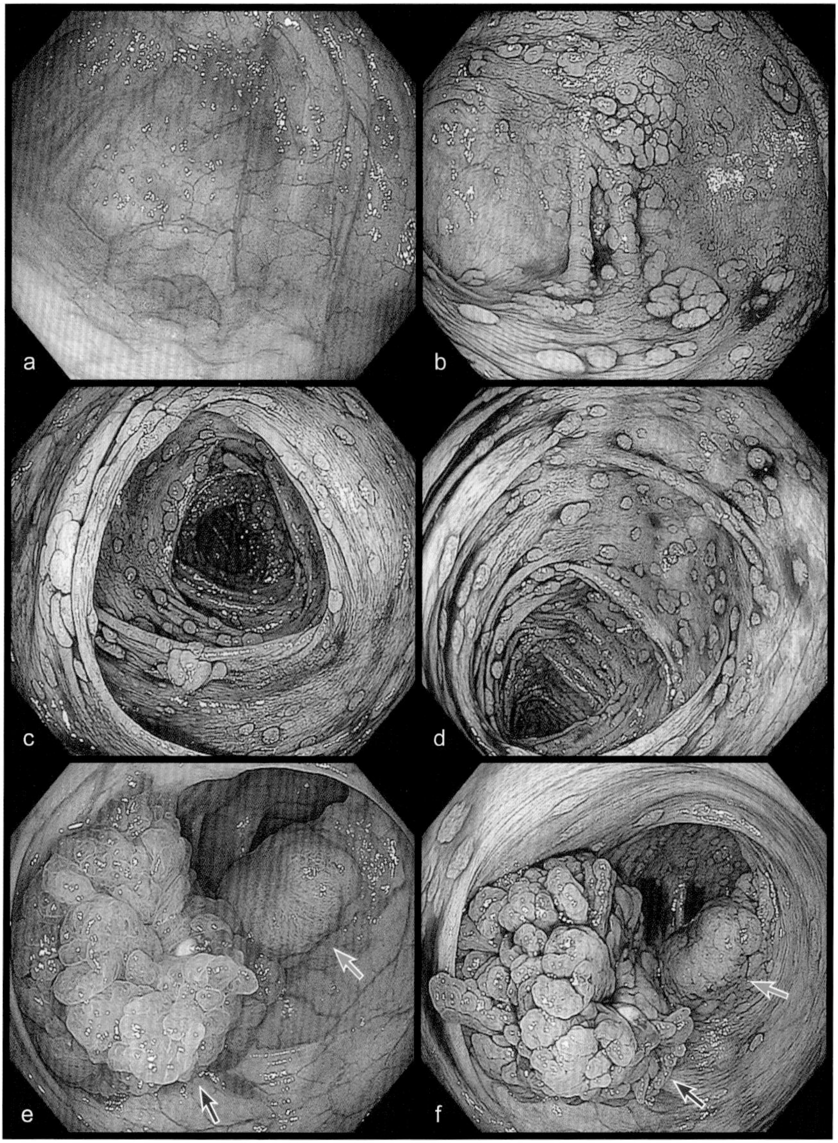

【30 余岁女性。家族性腺瘤性息肉病】

a： 常规内镜所见（盲肠）。可见大小不等的 0-Ⅰs 型隆起。

b： 靛胭脂染色所见（盲肠）。除了常规观察见到的隆起外，还可见到散在的小型隆起。

c，d： 靛胭脂染色所见〔升结肠（**c**），横结肠（**d**）〕。可见大小不等的 0-Ⅰs 型隆起。

e： 常规内镜所见（降结肠）。可见伴有乳头状结构的腺瘤（➡）与 1 型肿瘤（➡）。

f： 靛胭脂染色所见（降结肠）。可见伴有乳头状结构的腺瘤（➡）与 1 型肿瘤（➡），同时周围可见散在小型隆起。

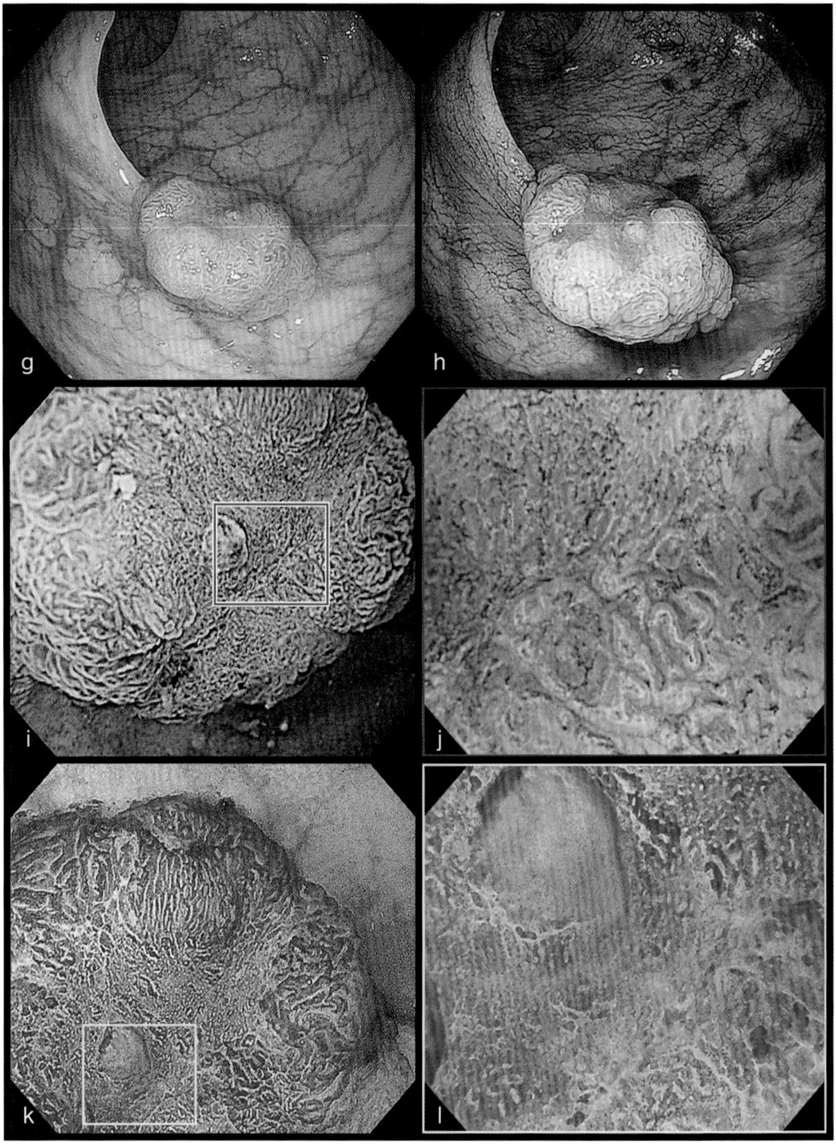

【30 余岁女性。家族性腺瘤性息肉病】（续）

g，h： 常规内镜所见（直肠）（**g**），靛胭脂染色所见（**h**）。可见 0-Ⅰs + Ⅱc 型肿瘤。

i： NBI 观察所见（直肠）。

j： **i** 的□处放大所见。可见白色不透明物质（white opaque substance；WOS）的沉积及相当于日本 NBI 专家学组（the Japan NBI Expert Team；JNET）分类中 Type 2B 的不规则血管。

k： 结晶紫染色所见（直肠，中倍放大）。边缘可见 V_I 型轻度不规则～高度不规则 pit，中央区域可见 V_N 型 pit。

l： **k** 的□放大所见（最高倍放大）。可见 V_I 型高度不规则 pit 及 V_N 型 pit。

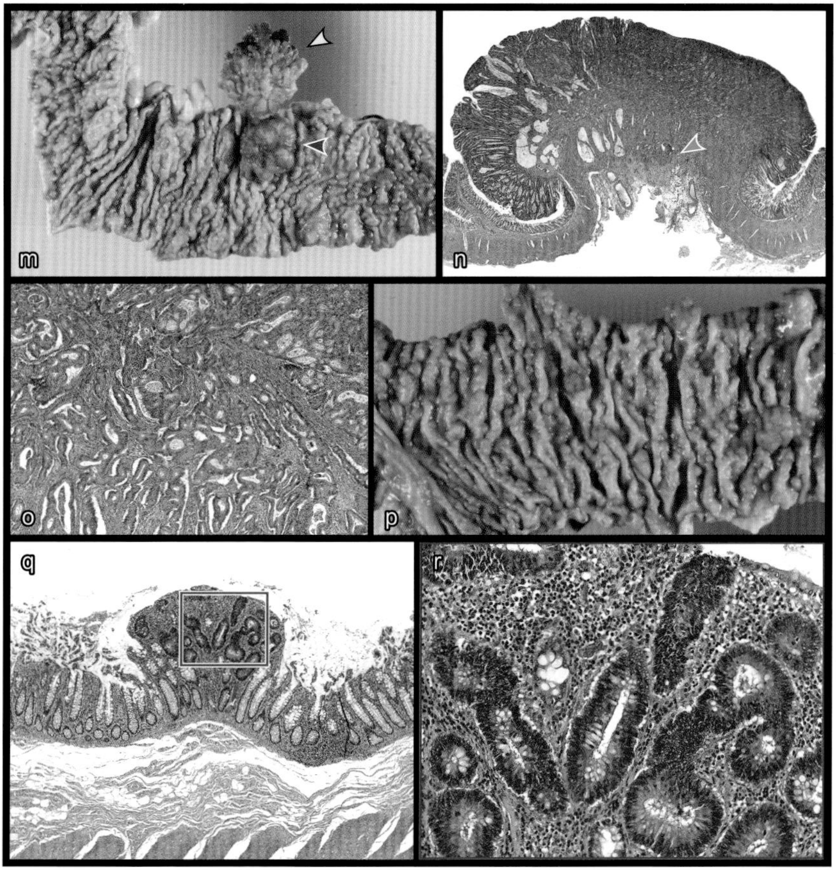

m： 切除标本所见（降结肠）。可见乳头状腺瘤（▷）及 Borrmann-Ⅰ型病变（►），周围伴有多发 0-Ⅰs 隆起型病变。

n： 病理组织学所见（降结肠，Borrmann-Ⅰ型病变的病理组织全貌）。病变中央浸润至浆膜下层（►）。

o： 病理组织学所见（降结肠，Borrmann-Ⅰ型病变的中倍放大所见）。可见增生、融合的异型腺管，符合中分化管状腺癌的表现。

p： 切除标本所见（升结肠）。可见大量 0-Ⅰs 及 0-Ⅰsp 型隆起。

q： 病理组织所见（升结肠，弱放大）。可见隆起型的管状腺瘤。

r： **q**的（▭）处放大所见（高倍放大）。可见低异型度的管状腺瘤。

Cowden 综合征

食管 ▶ ㊤39 页
胃 ▶ ㊤188 页

- Cowden 综合征是一种以皮肤、口腔黏膜病变为特征，全身脏器呈现以错构瘤为主的肿瘤性遗传性病变。
- *PTEN* 基因被认为是本病的致病基因，本病属于 PTEN 错构瘤综合征（PTEN hamartoma tumor syndrome）的一种。虽然本病为常染色体显性遗传，但在日本散发病例也不少见。
- 特征性表现除了颜面部的外毛根鞘瘤、口腔黏膜乳头状瘤、四肢角化性丘疹及消化道息肉病以外，还可见到多个脏器丰富的肿瘤性病变。
- 相比消化道恶性肿瘤，其他脏器，特别是乳腺、甲状腺、子宫内膜、肾脏更容易合并恶性肿瘤，因此必须进行严格的临床随访。

内镜所见及诊断技巧

- 本病食管内可出现弥漫分布的息肉，而其他消化道息肉病则无此表现，因此具有非常重要的鉴别诊断价值。
- 全消化道均可出现病变，小肠可见白色调～与周围黏膜同色调的、数毫米大小的息肉散在分布（**a～d**）。
- 大肠病变也与小肠病变一样，可见与周围黏膜同样色调的、数毫米大小的息肉散在分布，病变多发于直肠到乙状结肠之间（**e，f**）。组织学上为错构瘤性息肉或增生性息肉。

（乌谷 洋右）

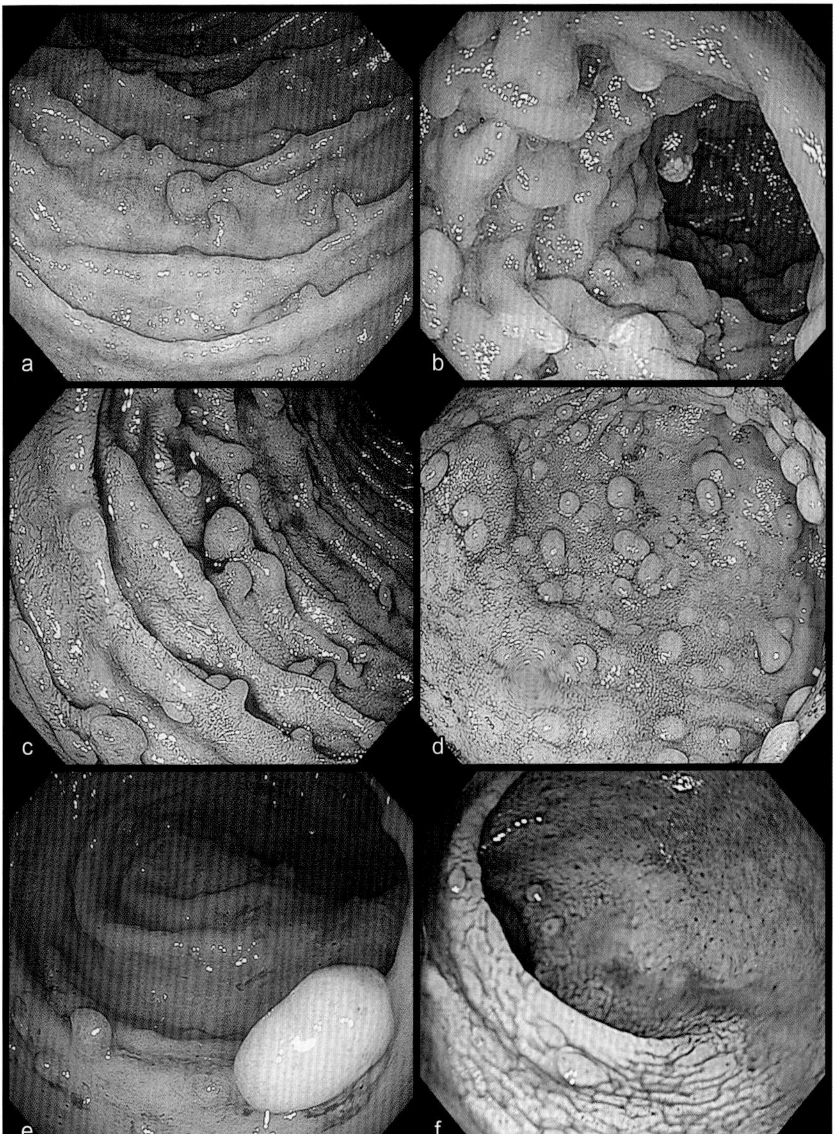

【Cowden 综合征（小肠）】
a： 常规内镜所见。小肠可见与周围黏膜同色调、大小约 5mm 的息肉散在分布。
b： 小肠可见多发与周围黏膜相同色调 ~ 部分白色调的息肉。
c： 靛胭脂染色所见。小肠可见数毫米大小的多发性息肉。
d： 小肠可见大小约 5mm、色调与周围相同的息肉密集分布。
【Cowden 综合征（大肠）】
e： 常规内镜所见。直肠可见大小不一、散在分布的息肉。
f： 靛胭脂染色所见。乙状结肠可见与周围黏膜相同色调 ~ 部分发红的平坦性隆起散在分布。

Cronkhite-Canada 综合征

胃 ▶ ㊤184 页
十二 ▶ ㊤243 页

- Cronkite-Canada 综合征（Cronkite-Canada syndrome；CCS）是一种在消化道息肉病基础上伴有脱发、指（趾）甲萎缩、皮肤色素沉着 3 个特征性皮肤症状的非遗传性疾病。与其他消化道息肉病一样，全消化道多发同一组织学类型的息肉。
- 2013 年日本全国调查显示，2000 年后确诊的 CCS 有 210 例，平均年龄为 63.5 岁，男女比例为 1.84：1。
- CCS 由于消化道息肉病和炎症性改变引起消化道吸收障碍，故以腹泻为主要症状的病例较多，约占 70%。
- 本病特征性的脱发、指（趾）甲萎缩、皮肤色素沉着表现在初诊时仅见于 50%~60% 的病例，疾病初期不少病例缺乏上述皮肤症状。

内镜所见及诊断技巧

- 虽然整个消化道都可见病变，但是以腹泻为主要症状行肠镜检查而被诊断的情况较多见。
- CCS 在肠镜检查中可见伴有黏液附着的发红色调的无蒂~亚蒂息肉密集分布。本病特点是息肉之间的黏膜也呈现发红、水肿改变和黏液附着（**a ~ c**）。
- 放大内镜观察可见息肉部的 pit 结构相比正常略显粗大，但结构相对规则，可见以腺管开口部为主的发红、肿胀（**d**）。
- 在病理组织学上，CCS 的息肉是以囊泡状腺管扩张为特征的错构瘤性息肉，伴有黏膜固有层明显水肿及炎症细胞浸润等炎症表现（**f**）。息肉间的黏膜也具有轻度、相似的病理表现。
- 幼年性息肉病在病理组织学上可见息肉部有间质水肿及囊泡状腺管扩张等，仅凭息肉部病理组织学表现难以与 CCS 进行鉴别。但与 CCS 不同的是，本病息肉之间的黏膜基本正常。
- 本病合并肠癌概率（15.0%）或合并肠腺瘤的概率（18.9%）较高，必须在随访观察时多加留意。
- 约 50% 的 Cronkhite-Canada 综合征可见小肠病变。不过与胃及大肠相比，小肠表现相对轻微（**e**）。

（藏原 晃一）

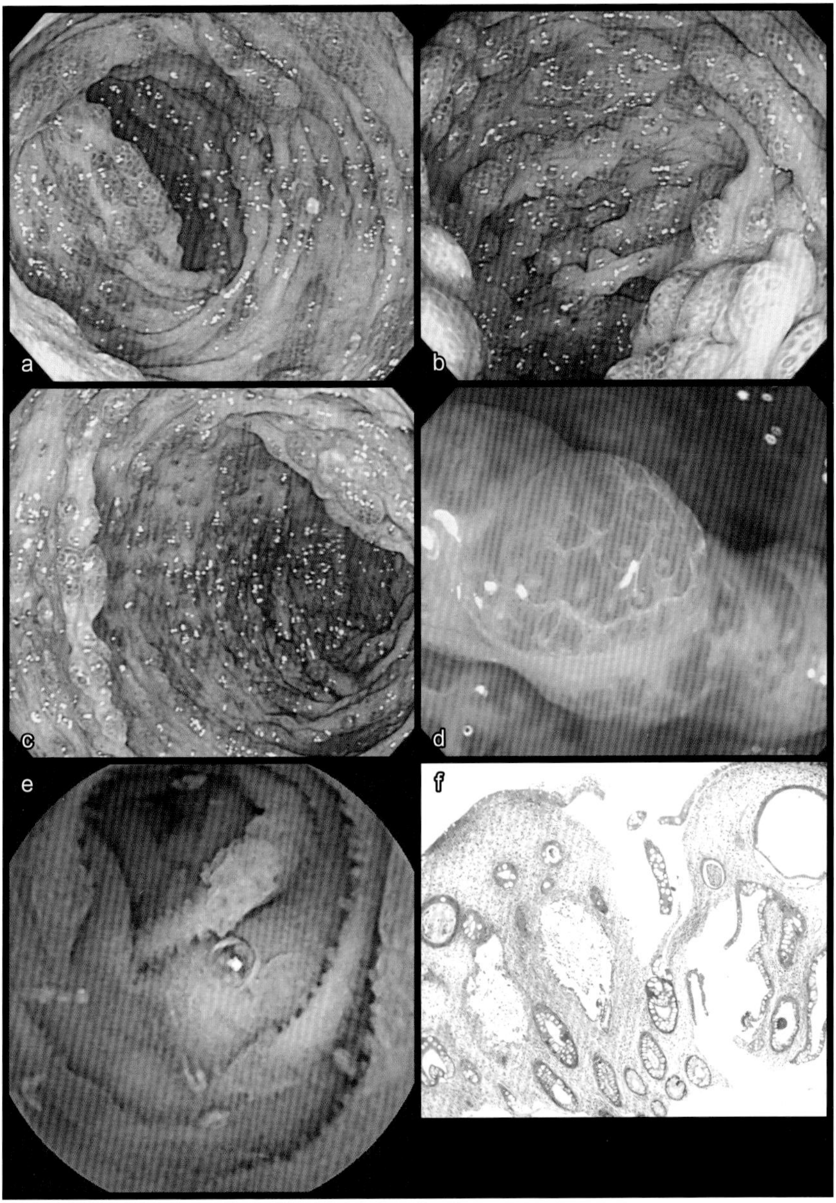

【40 余岁男性。Cronkhite-Canada 综合征】

a ~ d： 结肠镜所见〔升结肠（**a**），横结肠染色所见（**b**），乙状结肠染色所见（**c**），乙状结肠近距离观察（**d**）〕。全大肠可见密集、发红的无蒂隆起，隆起间的黏膜也伴有发红、水肿。

e： 胶囊小肠镜所见（小肠上段）。可见散在发红色调小隆起。

f： 结肠活检组织所见（乙状结肠处息肉活检）。可见间质水肿、慢性炎症细胞浸润以及囊泡状腺管扩张。

幼年性息肉病

胃 ▶ ㊤186 页

- 幼年性息肉病（juvenile polyposis syndrome；JPS）是指全消化道可见多发错构瘤性幼年性息肉的疾病。
- 第 18 号染色体长臂（18q21.1）上的 *SMAD4* 基因以及存在于第 10 号染色体长臂（10q22.3）上的 *BMPR1A* 基因被认为是本病的致病基因。但需注意，幼年性息肉病中有 20% ~ 30% 为无明确家族史的散发病例。
- 在本病的数个亚型中，日本最常见的为胃部局限型，其后依次为全消化道型、未确定型、大肠局限型、新生儿期 / 婴儿期发病型。
- 本病患者为消化道肿瘤发病的高风险人群，故推荐进行消化道随访监测或治疗。
- 息肉多发时可伴有蛋白漏出性胃肠病，导致低蛋白血症和营养不良。

内镜所见及诊断技巧

- Jass 等提出的下列诊断标准在临床普遍应用：①大肠内可见 5 个以上的幼年性息肉；②整个消化道（2 个器官以上）存在多个幼年性息肉；③任何个数的幼年性息肉伴幼年性息肉病家族史。满足上述标准的任意一条或多条即可做出幼年性息肉病的临床诊断。
- 息肉可见于整个消化道，但好发部位依次为大肠（98%）、胃（14%）、空回肠（7%）、十二指肠（7%）。
- 大肠病变表现为多发发红的隆起型病变（**a**）。放大观察下可清晰观察到大小不一的类圆形的 Ⅰ 型 pit 样结构（**c**），但也可见各种形态或正常的表面结构。带蒂息肉可呈分叶状，顶部也可见白苔附着。
- 胃部病变则表现为多发、乳头状或舌状外观、大小不一的发红的息肉，息肉密集分布，几乎难以见到残存的正常黏膜，呈类似钟乳石洞内石柱样外观（**d**）。

参考文献

Jass JR, et al. Juvenile polyposis—a precancerous condition. Histopathology 13：619-630：1988.

（高雄 晓成）

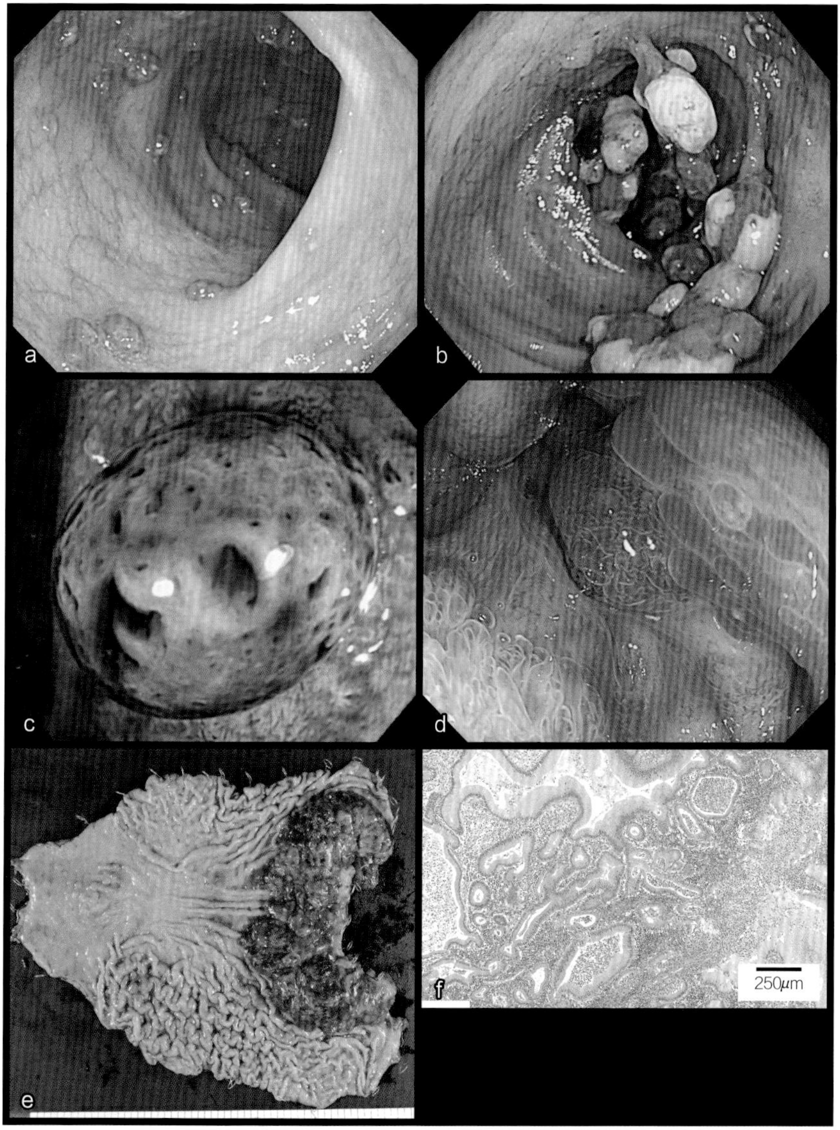

【幼年性息肉病】

a： 肠镜所见（乙状结肠）。可见大量发红的隆起型病变。

b： 肠镜所见（乙状结肠）。可见顶端附着白苔的带蒂病变。

c： 靛胭脂染色所见（乙状结肠）。可见大小不一的类圆形 I 型 pit 样结构。

d： 上消化道背景所见（胃贲门处）。可见弥漫分布的乳头状发红小隆起。

e： **d** 的切除标本所见。

f： **e** 的病理组织学所见。在增生性改变的背景中可见异型腺管。

锯齿状息肉病综合征（SPS）

大肠 ▶ 164, 170 页

- 锯齿状息肉病综合征（serrated polyposis syndrome；SPS）也被称为增生性息肉病（hyperplastic polyposis；HPS）。根据定义，满足下述① ~ ③中的 1 项标准即可诊断为 SPS：①乙状结肠口侧的肠段出现 2 个以上长径 >10mm 的肿瘤；②乙状结肠口侧的结肠出现锯齿状息肉，且一级亲属患有 SPS；③不论病灶大小，整段结直肠出现 20 个以上的锯齿状息肉。
- 通常认为 SPS 不属于遗传性疾病，但也有部分遗传性 SPS 病例的报道。
- 本病好发年龄为 50 ~ 60 余岁，男女比为 4：1，男性居多。

内镜所见及诊断技巧

- 构成 SPS 的息肉有丰富的肉眼形态，从带蒂性病变到无蒂性病变均可见到。
- 构成 SPS 的息肉的组织学类型主要有以下 6 种：①通常的增生性息肉；②锯齿状腺瘤（serrated adenoma；SA）；③传统性腺瘤（traditional adenoma）；④无蒂锯齿状腺瘤 / 息肉（sessile serrated adenoma/polyp；SSA/P）；⑤大型增生性息肉（large hyperplastic polyp；LHP）；⑥混合性息肉（mixed polyp）。
- SPS 合并癌的风险较高，一项对 152 名 SPS 的随访监测研究表明，3 年间有 3% 的患者合并肠癌。
- 具有以下表现的 SPS 患者需要严格随访监测：①结直肠多发息肉；②右半结肠息肉；③大小超过 10mm 的息肉（含锯齿状腺瘤）；④ SSA/P 等。

参考文献

Rodríguez-Alcalde D, et al. High incidence of advanced colorectal neoplasia during endoscopic surveillance in serrated polyposis syndrome. Endoscopy 51：142-151, 2019.

（卜部 祐司，冈 志郎）

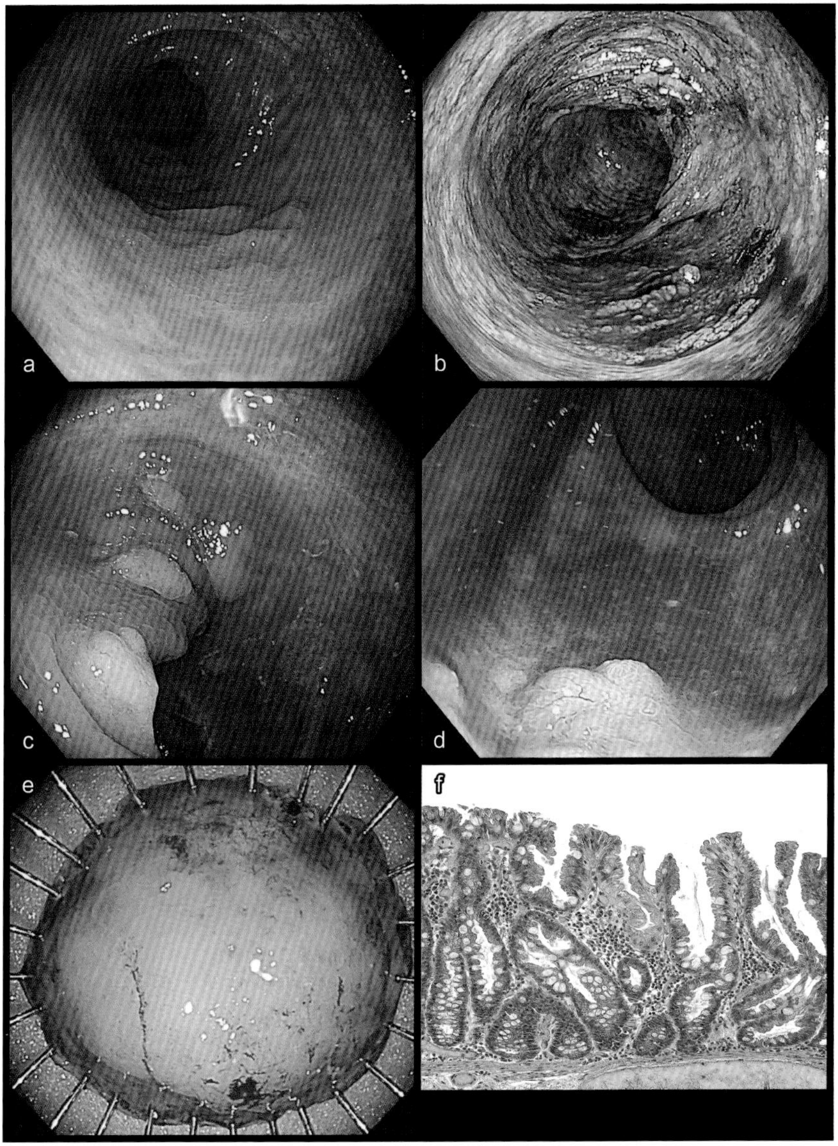

【50 余岁女性。锯齿状息肉病综合征（SPS）】

a： 肠镜所见。升结肠可见长径约 40mm 的白色 0-Ⅱa 型病变。

b： 靛胭脂染色所见。

c： 远端结肠可见多发白色的 0-Ⅰs 或 0-Ⅱa 型病变。

d： 直肠也可见长径约 5mm 的 0-Ⅰs 型病变。

e： 切除的标本。

f： 病理组织所见。隐窝上部可见醒目的锯齿状结构。

肛管尖锐湿疣

- 肛管尖锐湿疣是 HPV（human papilloma virus）6 或 11 基因型感染所致的病毒性疣赘性疾病，好发于外阴部和肛门区域。
- 病毒主要经由性行为从微小伤口侵入皮肤、黏膜。日本每年约有 4000 人患病，潜伏期为 3 周~8 个月。
- 病变发生于肛门及肛周，有时可经肛管延伸到直肠内。表面具有多发细小颗粒状小丘疹，呈乳头状或鸡冠状。有时疣状的隆起可集簇、融合成菜花样的隆起。
- 就诊时主诉主要有肛门部触及肿物、瘙痒、出血、疼痛等。HIV（human immunodeficiency virus）感染是尖锐湿疣发病的危险因素。因此，对于尖锐湿疣的患者需采取相应措施明确有无 HIV 感染。

内镜所见及诊断技巧

- 病变通常呈白色调，有时伴有发红。大小从数毫米~数厘米不等，肉眼形态可见乳头状隆起（43%）、平坦隆起（48%）、息肉样隆起（9%）等。
- 表面结构呈现微细颗粒状、绒毛状、鸡冠状。醋酸喷洒可使病灶白化，卢戈氏碘染色可使病灶变黄。NBI 放大观察下的血管结构呈现特征性的发卡状、线圈状、分布不均匀的上皮内乳头状毛细血管襻（intra-epithelial papillary capillary loop，IPCL）状等表现。
- 病理组织学表现为角化、舌状表皮肥厚、伴有上皮细胞乳头状增生的良性疾病。可见核浓缩和细胞质空泡化的挖空细胞。
- 需要鉴别的疾病有肛管鳞状细胞癌等。

参考文献

上田 涉，他. 肛門管尖圭コンジローマ. 胃と腸 52：824-826, 2017.

（松田 圭二，松田 大助）

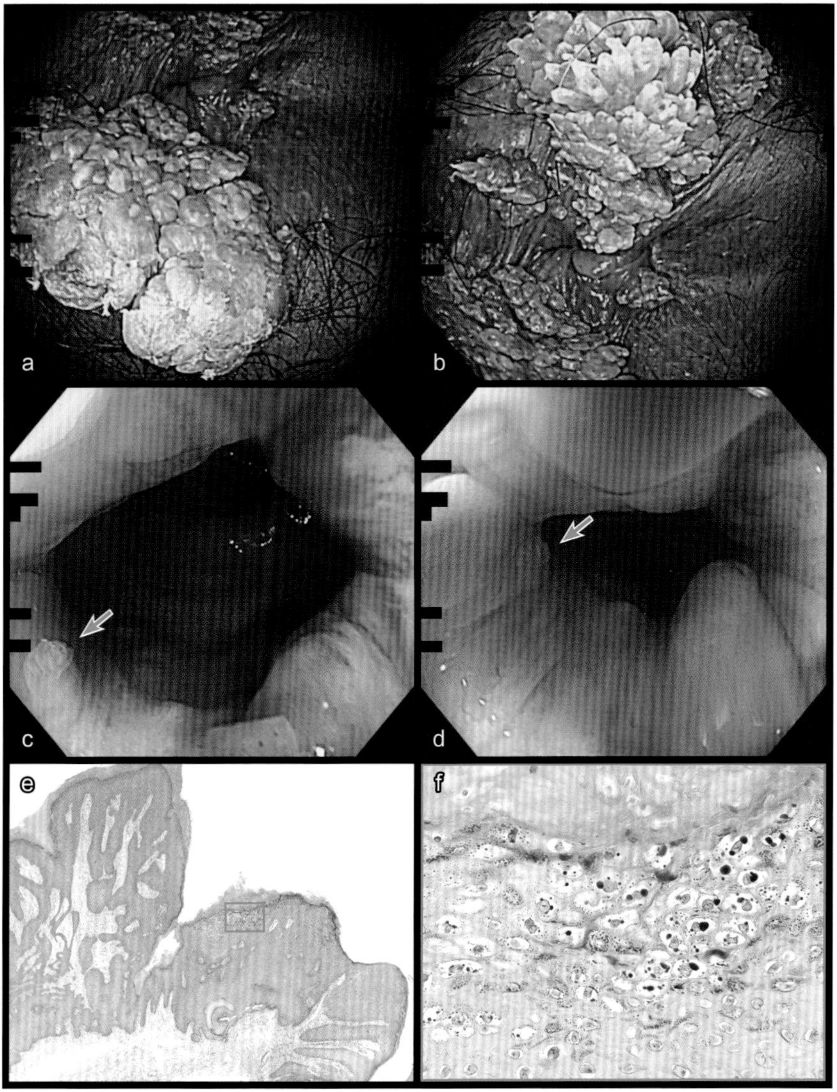

【30 余岁男性。肛管尖锐湿疣】

a：结肠镜所见。肛门外皮肤可见白色乳头状隆起型病变。

b：大型隆起型病变与小型隆起型病变混杂在一起。

c：可见延伸至肛管内的白色颗粒状病变（➡）。

d：可见肛管内白色颗粒状病变（➡）。

e：切除标本的病理组织全貌。可见凹凸不规则、肥厚的复层鳞状上皮组织。

f：e 的□放大所见。表层部可见核肿大的挖空细胞。

肛管癌

- 肛管是从肛缘到耻骨直肠肌附着部上缘的部分。但在这短短数厘米的区域却可发生多种类型的恶性病变。
- 欧美以鳞状细胞癌最常见，日本则以腺癌最常见。在日本，最常见的组织类型依次为腺癌和黏液癌，这两种类型已占半数以上，其次是鳞状细胞癌以及肛瘘发生的癌变。
- 腺癌通常是由直肠黏膜产生，并向肛管和肛周皮肤进展的直肠来源型癌，可表现为血便、排便困难、疼痛等。
- 鳞状细胞癌与 HPV（human papillomavirus）感染密切相关。对于没有远处转移的进展期癌，可选择化疗及放疗。
- 肛瘘长时间不断流出胶体状物质时，就要高度怀疑肛瘘癌变。应积极在局部麻醉或腰麻下对瘘孔处进行诊刮，将黏液及刮取到的组织送检病理以明确诊断。

内镜所见及诊断技巧

- 由于肛管是被肛门括约肌收紧的部位，所以内镜插入时即使注气也难以充分伸展，因此很难获得正面观，观察较为困难。在内镜检查前，应通过肛门指诊仔细确认肛管处有无病变。若怀疑有病变存在，在插入内镜后应反转镜身观察肛管。
- 肛管癌不能仅依靠内镜观察，肉眼下直接观察肛门和肛门外的皮肤也有助于确认本病。
- 腺癌（直肠来源型）类似于通常的直肠癌，多表现为 2 型进展期癌。但需注意在病灶肛侧也可有非肿瘤性鳞状上皮覆盖。肛门腺来源的腺癌和肛瘘癌变在内镜下常难以诊断，如果内镜下活检无法确诊，需在麻醉下进行组织诊刮。
- 鳞状细胞癌早期缺乏色调变化，表现为凹凸不明显的平坦的隆起型病变，但若进一步进展则会呈现各种各样的形态。
- 乳房外 Paget 病可通过观察肛门外皮肤的色调变化来诊断。

参考文献

松田圭二，他．肛門管悪性腫瘍の臨床的特徴と治療方針．胃と腸 51：295-308, 2016.

（松田 圭二，松田 大助）

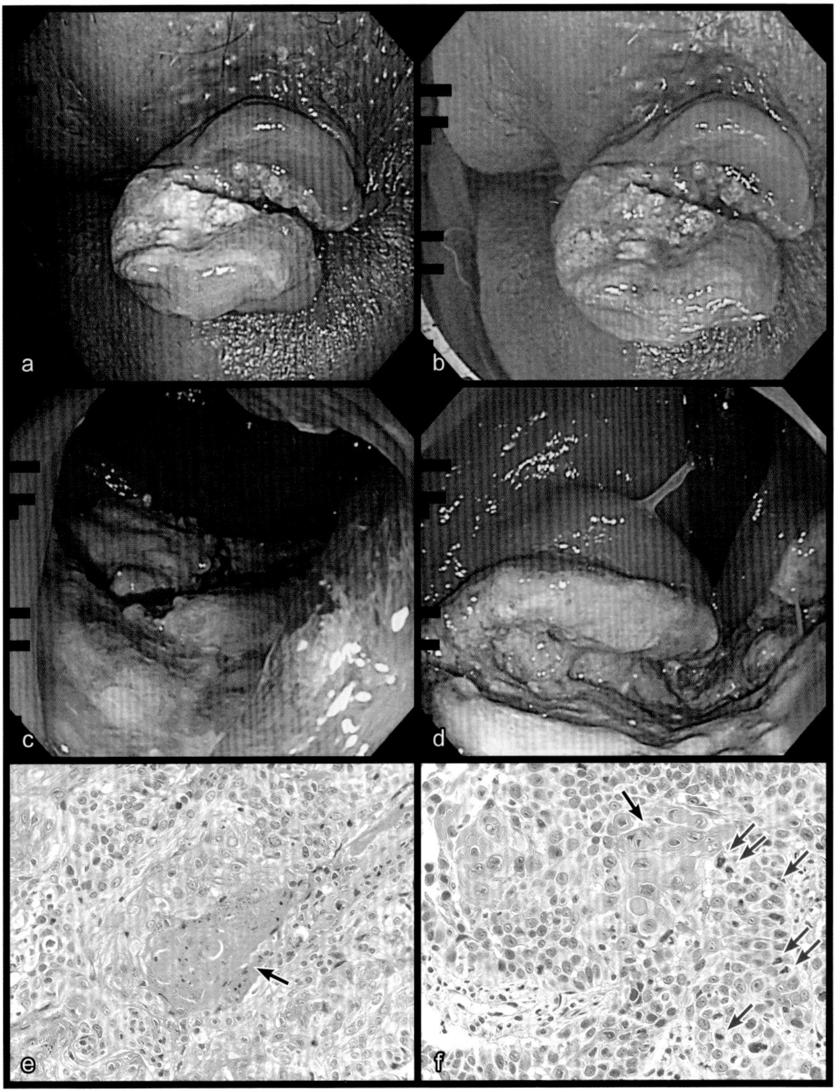

【70 余岁女性。肛管鳞状细胞癌】

a，b：结肠镜所见〔白光（**a**）、NBI 观察所见（**b**）〕。可见脱出于肛门外的溃疡性病变。

c：在肠镜进入时可观察到宽基底的溃疡性病变。

d：反转观察更容易看到病变全貌。

e：活检组织所见。可见角化明显的复层鳞状细胞癌（➡）。

f：可见伴有角化（➡）与核分裂象（➡）的鳞状细胞癌。

Authorized translation from the Japanese Journal, entitled
下部消化管内視镜診断アトラス
ISBN 978-4-260-04156-0
编集：松本主之
Published by IGAKU-SHOIN LTD., TOKYO Copyright© 2020

著作权合同登记号：第06-2021-227号。

图书在版编目（CIP）数据

下消化道内镜诊断图谱 /（日）松本 主之编著；谢威，祝建红主译. —沈阳：辽宁科学技术出版社，2022.4（2025.3重印）
ISBN 978-7-5591-2351-0

Ⅰ. ①下…　Ⅱ. ①松…　②谢…　③祝…　Ⅲ. ①消化系统疾病—内窥镜检—图谱　Ⅳ. ①R570.4-64

中国版本图书馆CIP数据核字（2021）第242704号

出版发行：辽宁科学技术出版社
（地址：沈阳市和平区十一纬路25号　邮编：110003）
印 刷 者：沈阳丰泽彩色包装印刷有限公司
经 销 者：各地新华书店
幅面尺寸：145 mm × 210 mm
印　　张：7.75
字　　数：195 千字
出版时间：2022 年 4 月第 1 版
印刷时间：2025 年 3 月第 4 次印刷
责任编辑：郭敬斌
封面设计：图格设计
版式设计：袁　舒
责任校对：黄跃成

书　号：ISBN 978-7-5591-2351-0
定　价：128.00元

编辑电话：024-23284363　13840404767
E-mail：guojingbin@126.com
邮购热线：024-23284502
http：//www.lnkj.com.cn